Moving from the Inside Out

Moving from the Inside Out

7 Principles for Ease and Mastery in Movement

A Feldenkrais Approach

LESLEY McLENNAN AND JULIE PECK

Copyright © 2020 by Lesley McLennan and Julie Peck. All rights reserved. No portion of this book, except for brief review, may be reproduced, stored in a retrieval system, or transmitted in any form or by any means—electronic, mechanical, photocopying, recording, or otherwise—without the written permission of the publisher. For information contact North Atlantic Books.

Feldenkrais®, Feldenkrais Method®, Functional Integration®, Awareness Through Movement®, and Guild Certified Feldenkrais Practitioner® are service marks of the Feldenkrais Guild® of North America.

『일러두기』

* 본문에서 원저자가 중요하게 생각하고, 새롭게 정의하는 개념들은 한글 옆에 영어를 같이 표기했다.
* 원저자가 inch와 pound로 제시한 길이와 무게 단위는 meter와 kg 단위로 환산해서 표기하였다.
* 본문에 나오는 인명과 지명은 외래어 표기법을 따르며 관행상 굳어진 표기는 그대로 실었다.
* 본문에서는 겹따옴표(" ") 하나로 강조와 인용문, 직간접 화법을 모두 처리하였다.
* 본문의 의학용어는 구용어를 기준으로 신용어를 적절히 병기하였다.

Moving from the Inside Out
인사이드 아웃

역자 서문

리사 카파로는, 『소마지성을 깨워라』(군자출판사, 2021년, p. 36) 서문에서 다음과 같은 말을 합니다.

"하와이 사람들은 달$_{moon}$을 표현하는 28개의 단어를 가지고 있다. 남극이나 북극 또는 유럽의 사미족은 수백 개의 단어를 활용해 눈$_{snow}$을 표현한다."

하와이 사람들과 사미족이 달과 눈을 표현하는 단어를 많이 갖고 있는 이유는 그것이 생존과 직결되어 있기 때문입니다. 그들은 달을 구별(차별화)하여 항해하는 기술을 개발하고, 눈을 구별하여 추운 환경을 극복할 수 있었습니다. 이 단어 차별화 또는 개념 구별의 중요성은 새로운 영역을 탐험하는 이에게 있어 아무리 강조해도 지나치지 않습니다. 이 책의 저자들도, 책의 앞부분에서 "구별의 힘"이라는 문단을 통해 다음과 같은 이야기를 합니다.

"구별$_{Distinctions}$은 차이를 정의함으로써 이루어지지만, 아직 밝혀지지 않은 유사성이나 간과했던 공통점이 드러나면서 통합을 이룬다. 인간은 구별을 통해 학습한다. 그렇기 때문에 좀 더 엄밀하게 구별할 수 있다면, 보다 명확하게 이해하고 통제할 수 있는 상태에 이를 수 있다."

소마틱스는 체화가 중요한 학문입니다. 소마틱스에 이제 막 입문한 이라면 어려운 개념보다는 직접 몸과 마음으로 느끼고 수련하는 것이 중요합니다. 소마틱스 분야는 다른 어떤 학문보다 "움직임을 통한 인지"를 통해 변화를 체화하는 과정이 중요하기 때문이죠. 하지만 초보 수준을 지나 체화의 깊이를 높이기 위해서는 보다 적극적인 태도가 필요합니다. 자신의 다양한 감각수용기를 통해 감각정보를 받아들이고, 인지를 통해 피드백하는 작업

Moving from the Inside Out
인사이드 아웃

이 고도화될수록 더 깊은 체화가 가능하기 때문입니다. 앞의 한 문장만 해도 "감각수용기", "감각정보", "인지", "피드백", "체화"라는 5개 중요한 움직임 탐험 관련 용어가 사용되었습니다. 용어를 정확하게 이해하는 것이 소마틱스 세계를 탐험할 때에도 매우 중요하다는 방증입니다.

이 책을 펼친 당신이 한 번도 소마틱스를 경험하지 못했다면, 일단 펠든크라이스 메소드가 아니더라도, 이 분야의 워크숍 또는 온라인 영상(유튜브나 소마틱스 관련 온라인 강좌를 검색하면 나온다)을 통해 소마틱스 기반의 움직임 탐험을 한 번이라도 경험해 보길 권합니다. 만일 본격적으로 이 분야를 깊게 탐험하길 원하는 이라면 체화 수련과 함께 중요한 개념들을 하나하나 "구별"하는 연습부터 해 나가는 편이 낫습니다. 그래야 학문의 기반이 견고해진다. 어떤 학문이든, 비록 그게 체화에 기반을 둔 학문이라 하더라도, 용어 구별을 하지 못한다면 결국엔 피상적인 수준을 벗어나기 힘듭니다. "좀 더 엄밀하게 구별하여야, 보다 명확하게 이해하고 통제할 수 있는 상태"에 이르기 때문입니다.

이 책의 장점은 소마틱스 움직임 탐험을 할 때 중요한 개념을 하나하나 정의하는 것부터 시작한다는 점에 있습니다. 이전에 제가 번역해 출간한 다양한 소마틱스 분야 책에서도 개념 정의는 중요하게 다루었습니다. 하지만 이 책만큼 섬세하게 다루고 있지는 않습니다. 그렇기 때문에 소마틱스를 좋아하고, 더 깊은 영역에 발을 들이고 싶은 이들에게 이 책은 중요한 참조 문헌이 되리라 확신합니다.

저자들은 이성이 지닌 "구별의 힘"을 적극적으로 활용하여 체화의 깊이를 심화하기 위한 작업을 하면서, 이를 보완하기 위해 감성을 자극하는 "이야기의 힘"도 활용합니다. 7가지 움직임 구조화 원리가 적용된 사례를 구체

Moving from the Inside Out
인사이드 아웃

적이고 다양한 형태의 이야기로 풀어낸 점이 그것입니다. 그레고리 번스는 『나라는 착각(The Self Delusion)』(흐름출판사, 2024, p. 13, p. 20)에서 다음과 같은 말로 "이야기"의 중요성을 강조합니다.

"인간은 과거, 현재, 미래의 자아를 연결하기 위한 독특한 인지 기술을 발전시켜 왔다. 이야기가 그것이다."

"당신이 소비하고 듣는 이야기는 당신의 서사를 형성하므로, 당신이 소비하고 생산하는 이야기를 바꾸면, 자아 또한 바꿀 수 있다."

우리의 자아는 말 그대로 "이야기의 집합체"입니다. 그러므로 자신이 접하는 이야기를 바꿀 수 있다면 "자아"를 바꿀 수 있습니다. 펠든크라이스가 그의 책 『움직임을 통한 인지(ATM, Awareness Through Movement)』 서문에서 "자기이미지"를 변화시키기 위해 "자기교육"을 강조한 이유도 본질적으로 이와 다르지 않다고 봅니다. 구별의 힘으로 바탕을 깔고, 이야기의 힘으로 인지를 높이며, 움직임 탐험을 통해 자기피드백을 해나간다면, 나의 자기이미지 즉 자아를 변화시킬 수 있습니다. 물론, 이때의 변화는 "긍정적"이고 "활기찬" 것이면 더욱 좋겠습니다. 소마틱스가 단지 "운동"으로 치부되지 않는 이유가 바로 여기에 있습니다. 소마틱스는 인지의 학문이고 체화의 학문이기도 하지만, 자아와 자기이미지를 긍정적으로 변화시켜 인간의 미래에 희망을 줄 수 있는 사회 철학으로써의 가능성도 충분히 있습니다. 이 학문은 자신의 몸을 조금이라도 움직일 수 있고 그 움직임을 인지하고자 하는 마음이 있다면 청소년부터 노인까지, 아이에서 성인까지, 누구에게나 열려 있습니다.

이 책에서 제시한 7개의 움직임 구조화 원리(OPs, Organizing Principles)는 소마틱스 움직임 탐험 분야뿐만 아니라, 몸을 움직이면서

Moving from the Inside Out
인사이드 아웃

하는 모든 학문 또는 스포츠에 적용 가능합니다. "구별의 힘", "이야기의 힘"은 "원리의 힘"을 만나 그 힘이 끝없이 증폭됩니다. 하지만 하나의 개념을 구별하고, 하나의 이야기를 듣고 희망을 품는 것에 비해, 하나의 원리를 깨닫고 체화하는 것은 결코 쉽지 않습니다. 근의 공식으로 2차 방정식을 풀었던 경험을 떠올려보면, 공식만 달랑 외워서는 다양한 문제 상황에 일관되게 그 원리를 적용하기가 쉽지 않다는 사실을 깨닫게 됩니다. 공식이 왜 그렇게 나왔는지 이해해야 하고, 다양한 문제에 그 원리를 적용해 여러 방식으로 풀어보고 나서야 제대로 "체화"되기 때문입니다. 막상 체화가 되었어도, 시간이 지나면 가물가물해지기도 합니다. 그러니 집중력과 인지력을 활용해 반복 피드백하며 뇌회로에 세팅하는 작업이 필요합니다. 이 과정에서, 잘못 기록되어 습관화된 신경회로를 발견하고 새로운 회로로 자기 교정하는 일도 즐거운 소마탐험이 됩니다.

여기서 배우게 될 7가지 움직임&학습 원리는 평생을 두고 유용하게 활용할 수 있는 "웰빙 잠재력"이 매우 높은 것들입니다. 이 원리들이 깨달음이 되고, 체화되고, 삶이 될 때까지 탐구하시길 바랍니다. 이 책을 읽는 여러분 모두, 자신의 "움직임 서사"를 써 나가는, 주도성을 지닌, 자기 삶의 진정한 작가(作家)가 되길 희망합니다.

Moving from the Inside Out
인사이드 아웃

목차

역자 서문 .... 6 p

시작점 .... 16 p
    원리의 힘 .... 19 p
    구별의 힘 .... 20 p
    이야기의 힘 .... 22 p
    7가지 움직임 구조화 원리 .... 26 p
    알아차림을 통해 움직임의 잠재력 회복하기 .... 28 p
    신경가소성 .... 30 p
    이 책을 활용하는 방법 .... 34 p

OP1. 균형은 역동적이다 .... 38 p
    균형의 시작 .... 42 p
    지면을 가로질러 나아가기 .... 48 p
    감지하기 .... 54 p
    이동과 균형 .... 56 p

OP2. 골격이 정렬되어야 움직임이 자유로워진다 .... 68 p
    정렬과 행동 .... 72 p
    중력 거스르기 .... 75 p
    힘과 정렬 .... 81 p

OP3. 발달은 주기적으로 진행된다 .... 88 p
    척추 움직임 .... 92 p
    동측 움직임 .... 96 p
    편측 움직임 .... 101 p
    대측 움직임 .... 107 p
    움직임 발달 패턴의 지속적인 재평가가 필요하다 .... 112 p

Moving from the Inside Out
인사이드 아웃

OP4. 질 좋은 움직임으로 삶의 방향을 개선시켜라 .... *116 p*

    애쓰지 않기 .... *119 p*

    저항하지 않기 .... *123 p*

    가역성의 허용 .... *128 p*

    호흡의 자유 .... *134 p*

    움직임의 질 탐구하기 .... *138 p*

OP5. 머리가 가이드하고 골반이 추진력을 준다 .... *142 p*

    머리가 가이드한다 .... *145 p*

    척추를 통한 연결 .... *155 p*

    추진력의 원천: 골반 .... *164 p*

    전체와 부분의 관계를 재발견하라 .... *182 p*

OP6. 힘은 중심에서, 정확성은 말단에서 담당한다 .... *184 p*

    근위부와 원위부가 협응하여 동작이 발생한다 .... *188 p*

    중심에서는 힘을, 지체에서는 방향을 담당한다 .... *195 p*

    지체를 자유롭게 하라 .... *200 p*

OP7. 압력이 구조에 영향을 미친다 .... *204 p*

    횡격막과 골반기저부의 상호작용 .... *206 p*

    강한 근육이 약한 구조를 감싸고 있으면 생기는 일 .... *209 p*

    압력과 근력의 관계 .... *212 p*

    압력과 불안 .... *216 p*

    접촉에 의해 생기는 압력 .... *218 p*

Moving from the Inside Out
인사이드 아웃

인사이드 아웃 방식으로 학습하기	*224 p*
과정의 힘	*226 p*
7가지 학습 과정	*228 p*
원리를 기반으로 수련하기	*262 p*
펠든크라이스: 학습을 위한 프레임워크	*265 p*
다시 시작하기	*268 p*
참조 문헌	*274 p*
역자 후기	*276 p*
저자 소개	*282 p*

Moving from the Inside Out
인사이드 아웃

TIY(Try It Yourself) 리스트

TIY1-1. 빨기와 삼키기 동작 다시 해보기	46 p
TIY1-2. 서고 걷는 법 감지하기	50 p
TIY1-3. 몸통의 가동성 찾기	62 p
TIY2-1. 손, 팔목, 그리고 전완의 정렬	77 p
TIY2-2. 앉기에서 서기로 몸무게를 이동시키는 탐험	85 p
TIY3-1. 척추 움직임 탐험하기	93 p
TIY3-2. 동족 움직임 패턴으로 기기	98 p
TIY3-3. 편측 패턴으로 기기 재학습	104 p
TIY3-4. 사람들의 걷는 모습 관찰하기	110 p
TIY4-1. 애쓰는 것이 몸에 미치는 영향 확인하기	121 p
TIY4-2. 거울을 통해 애쓰는 모습 확인하기	122 p
TIY4-3. 회전 탐험	124 p
TIY4-4. 가역성을 지닌 채로 앉기	129 p
TIY4-5. 호흡하기	135 p
TIY4-6. 비습관적인 방식에서 단서 찾기	139 p
TIY5-1. 머리의 회전축 발견하기	147 p
TIY5-2. 눈, 머리, 어깨 협응 훈련	152 p
TIY5-3. 척추에 대한 이미지 설정하기	157 p
TIY5-4. 척추 이미지 다시 설정하기	160 p
TIY5-5. 척추의 실제 모습 확인하기	162 p
TIY5-6. 골반 탐험	168 p
TIY5-7. 빗자루를 활용한 골반의 삼차원 움직임 탐험	174 p
TIY5-8. 골반, 척추, 머리를 협응시키는 방법	178 p
TIY6-1. 주의를 집중하며 물체 들어 올리기	189 p
TIY6-2. 발을 들어 몸통 방향으로 향하기	196 p
TIY7-1. 대근육으로 몸을 지탱했을 때 일어나는 일	210 p
TIY7-2. 대근육이 몸을 지지하지 못하게 하기	213 p
TIY7-3. 원위 압력과 근위 구조의 관계	219 p
TRY IT YOURSELF. 자신을 감지하는 수련	240 p

Moving from the Inside Out
인사이드 아웃

시작점
STARTING POINTS

인간의 감각, 사고, 행동, 감정은
모두 움직임과 관련되어 있고,
그게 바로 삶이다.

· 복부의 긴장 때문에 발성 문제가 생기곤 하는데, 어떤 과정으로 그런 일이 일어나는 걸까?

· 성인 남자가 도끼를 들고 휘두르는 움직임과 갓난아기가 몸을 밀고 나가는 움직임 사이에는 어떤 공통점이 있는 걸까?

· 욕실에 있는 체중계로 골격계의 정렬을 검사할 수 있을까?

· 기린이 균형을 잡는 모습을 통해 배울 수 있는 것은 무엇인가?

· 이 모든 정보를 활용해 어떻게 더 잘 살아갈 수 있을까?

이 책의 주제는 움직임movement이다. 다시 말해, 이 책의 내용이 삶life과 관련되어 있다는 뜻이다. 태아가 어머니 뱃속에서 처음으로 꿈틀대던 순간부터 죽음에 이르러 신경계가 마지막으로 명멸하는 순간까지 우리의 삶은 움직임으로 가득하다. 인간의 감각, 사고, 행동, 감정은 모두 움직임과 관련되어 있고, 그게 바로 삶이다.

사람들은 대체로 자기 행동의 결과에는 관심이 많지만 몸이 어떻게 움직이는지는 잘 알아채지 못한다. 그래서 보통 통증과 기능장애가 있을 때, 또는 새로운 동작을 익히거나 고난도의 퍼포먼스를 습득하려고 할 때에만 자신의 움직임 패턴과 습관patterns and habits of movement에 관심을 기울인다.

이 책엔 7가지 움직임 구조화 원리OP, organizing principles가 소개되어 있다. 이 원리를 통해 여러분은 자신과 타인의 움직임에 대해 관심을 갖게 될 것이다. 이 책에서는 해부학과 생리학을 자세히 다루지 않는다. 하지만 코치, 치료사, 교사, 연구자들은 여기서 제시하는 다양한 관점들을 통해 자신이 이미 지니고 있는 통찰을 확장시킬 수 있을 것이다. 인간은 누구나 살아가면서 전문가를 필요로 하고, 그들은 우리가 원하는 결과를 얻게 해줄 수 있는 지침과 방법을 제공한다. 여기서 제시하는 7가지 구조화 원리는 전문가가 필요한 다급한 순간을 위한 것이 아니다. 이 7가지 원리를 통해 여러분은 일상에서 스스로의 몸을 탐험하고, 이를 통해 자신의 움직임 패턴 전문가가 될 수 있는 기반을 구축할 수 있을 것이다.

원리의 힘

먼 옛날부터 인간은 복잡한 것을 이해하는 핵심 원리를 발견해왔다. 그것은 바로 복잡한 것 아래에 깔린 동질성, 즉 연결 패턴과 설명 원리를 찾는 것이다. 어떤 원리 또는 법칙은 너무나도 근본적이어서 아이들의 이야기처럼 전해지기도 한다. 여러분은 아르키메데스가 욕조에 들어가 부력의 원리를 발견한 후, 가짜 황금왕관의 진위 여부를 가려냈다는 유명한 이야기를 들은 적이 있을 것이다. 그리고 뉴턴이 떨어지는 사과를 보고 중력의 법칙을 발견한 후, 달이 지구를 도는 원리를 설명했다는 이야기도 듣고 자랐다.

좋은 원리는 인간에게 깨달음을 선사한다. 이 원리를 통해 이미 우리의 사고 안에 존재하지만 자연계에는 없는 경계를 뛰어넘을 수도 있다. 흥미로운 연결 패턴이 출현하면 새로운 해법이 등장한다. 몸과 마음이 분리되었다는 생각은 오랜 시간 서양인들의 사고를 지배해왔다. 하지만 현재는 이러한 생각의 폐해에 대해 여기저기서 다양한 토론이 이루어지고 있다. 몸과 마음이 분리되었다는 생각 덕분에 중요한 발견이 이루어지기도 했지만, 전혀 도움이 되지 않는 문제도 생겨났다. 마찬가지로 이 책에서도 때때로 생각, 감지, 느낌에 대해 개념적으로 구분하겠지만, 이는 단지 좀 더 통합적인 생각을 탐구하는데 도움을 주기 위해서이다. 예를 들어, 여기서 소개하는 의도 intention 라는 개념은 움직임에 대한 우리의 이미지를 고립시키거나 분리시키는 것이 아닌 재통합시키기 위해 새롭게 정의되었다.

견고한 원리는 문화와 인종 심지어 종족을 막론하고 쉽게 받아들여진다. 이런 원리는 치료법, 운동법, 무예, 자기계발, 그리고 동물 사육 등과 같이 다양한 분야에 적용할 수 있다. 그러므로 독자들은 이 책을 읽고 배운 원리를 자신이 흥미를 느끼는 분야에 적극적으로 적용시켜 보길 권한다.

우리가 이 책에서 제시하는 7가지 움직임 구조화 원리는 위계적인 순서로 배열되어 있지 않다. 각각의 원리는 서로 연결되어 있으며, 궁극적으로는 추상적 이론 세계와 명료한 움직임의 세계를 가교하도록 구성했다. 가벼운 마음으로 접근하여 즐거운 마음으로 탐구해보라. 그리고 배운 것을 다양하게 적용해보라.

구별의 힘

구별Distinctions은 차이를 정의함으로써 이루어지지만, 아직 밝혀지지 않은 유사성이나 간과했던 공통점이 드러나면서 통합을 이룬다. 인간은 구별을 통해 학습한다. 그렇기 때문에 좀 더 엄밀하게 구별할 수 있다면, 보다 명확하게 이해하고 통제할 수 있는 상태에 이를 수 있다.

물체의 형태나 위치 변화를 가시적으로 확인할 수 있는 것을 보통 움직임movement이라고 한다. 그러므로 눈꺼풀을 깜박거리는 것부터 공중으로 크게 도약하는 것까지 모두 움직임이다. 우리는 보통 물리적인 활동physical activity을 움직임으로, 정신적인 활동mental activity을 생각thinking으로, 그리고 감정적인 활동emotional activities을 감지sensing와 느낌feeling이라는 용어로 구분하여 범주화 해왔다. 하지만 이 책에서는 움직임을 생각, 감지, 느낌이 동작action과 통합된 것으로 바라보며, 하나의 변화가 전체의 변화에 영향을 주는 것으로 간주한다. 각각의 요소를 대략적으로 구분할 수도 있지만, 이들은 서로 분리되기 어려우며, 살아서 기능하는 인간의 움직임을 형성한다.

이렇게 용어를 사용하는 것이 실질적인 움직임 탐험에 얼마나 큰 도움이 되는지는 다음 장에서 전개되는 내용을 통해 경험적으로 알게 될 것이다. 일단은 다소 혼동하기 쉬운 개념 두 개를 명확히 구별해 보도록 하자.

감지 Sensing   감지란 신경계의 감각수용기를 통해 정보를 받는 행위이다. 이 감각수용기를 통해 우리는 인체의 내부 환경과 외부 환경으로부터 정보를 받는다. 인간은 온도, 압력, 빛, 색깔, 진동, 위치 등의 여러 정보를 감지할 수 있는데, 질감, 무게, 부피, 그리고 간격 또는 강도와 같은 용어로 자신의 감각 경험sensory experience을 표현할 수 있다. 우리는 보통 "느낀다"라는 단어를 통해 그러한 차이를 구분하곤 하지만, 감각수용기를 통해 감지하는 것은 느낌feelings이 아니라 감각sensations이다.

느낌 Feeling 느낌은 감각, 그중에서도 내부수용기interoceptors를 통해 전달된 내부 감각 정보에 의해 형성된다. 보통 생리적 느낌(피곤한, 배고픈, 초조한)과 감정적 느낌(행복한, 역겨운, 매혹적인)을 구분하기도 하지만, 이 책에서는 움직임과 관련된 맥락에서 이 모두를 "느낌"이라는 용어로 표현하도록 하겠다.

감지 능력 덕분에 우리는 몸 내부와 외부 환경에 대해 중요한 정보를 파악할 수 있다. 무엇이 더 가볍고 무거운지, 짠맛의 강약 등과 같은 객관적인 정보를 보통 감각 정보sensory information라고 한다. 느낌이란 좀 더 주관적인 정보이기 때문에 개인차가 존재하지만, 그렇다고 해서 감각 정보에 비해 덜 중요한 것은 아니다. 기쁨과 불쾌함은 1차적인 느낌 분류에 속하는데, 이러한 느낌은 그 속도가 매우 빨라서 느린 인식 과정(생각)에 포착되기가 쉽지 않다. 그렇기 때문에 기쁘거나 불쾌한 느낌은 우리가 매일 경험하는 감정의 시발점이 된다.

인간의 움직임(또는 다른 동물의 움직임)은 다양한 내부 요인뿐만 아니라 외부 환경에 의해서도 영향을 받는다. 사회 환경, 문화 환경, 그리고 물리적인 몸의 환경은 우리가 세상 안에서 움직이며 성장해 나가는 과정에서 떼려야 뗄 수 없는 관계로 이어져 있기 때문에, 움직임을 개선, 변화시키거나 발전시키려 할 때 항상 이들을 염두에 두어야 한다.

이야기의 힘

이야기stories는 이론과 실재를 가교한다. 우화에서 임상 연구에 이르기까지, 우리는 이야기를 통해 의미를 명확하게 파악하고, 기억을 촉진할 수 있으며, 무언가를 더 잘 활용할 수 있는 단서를 얻는다. 처음엔 거대 담론이나 추상적 개념으로 시작했던 것들도 이야기의 힘을 통해 구체적으로 실현 가능한 개념으로 변화시킬 수 있다. 이 책에서는 다양한 이야기를 통해 추상적인 개념들을 구체적으로 설명한다. 이 개념들은 우리와 동료들 그리고 함께 했던 교사들의 경험을 통해 도출되었다. 물론 그 이름과 세부적인 항목은 필요에 따라 변형시켰다.

먼저 오래된 우화 하나를 소개하겠다. 앞으로 여러분이 만나게 될 이 책의 핵심 주제들은 여기서 소개하는 우화를 통해 구체화될 것이다.

관점 변화의 중요성과 관련된 우화

삶의 가장 큰 기쁨 중 하나는 쉽고 편하게 몸을 움직이는 것이다. 하지만 우리는 어린 시절부터 규칙, 제약, 권위에 의해 선택의 제약을 받으며 살아간다. 일단 이러한 규칙과 교리가 내재화되면 그것을 인식하기조차 어려워진다. 그렇기 때문에 우리는 매 순간 새로운 관점을 지닐 필요가 있다. 여기에서 이야기하는 장님과 코끼리The blind men and the elephant라는 우화가 바로 그것과 관련되어 있다.

옛날 옛적, 한 마을에 코끼리가 나타났다. 이 지역 사람들은 코끼리라는 동물을 몰랐기 때문에 신기하게 생각했다. 그들은 자신의 눈을 믿을 수가 없어서 코끼리를 마을에 있는 일곱 명의 장로들에게 데리고 갔다. 그들은 모두 맹인인데, 마을 사람들은 이 코끼리에 대해서 장로들이 설명해 주기를 바랐다.

마을의 장로들은 코끼리의 서로 다른 부위에 손을 뻗어 꼼꼼히 만져보고 조사한 뒤 자신의 생각을 말하기 시작했다. 옆에서 만져본 장로는 코끼리가 벽처럼 느껴졌다. 귀를 만진 장로도 벽과 같은 느낌을 받기는 했지만 섬세하게 팔랑거리는 커다란 로브 모양을 감지하고는 코끼리가 부채에 가깝다는 의견을 내놓았다. 몸통을 만진 장로는 커다란 뱀과 같다고 했으며, 꼬리와 다리 그리고 상아를 만진 장로들 또한 그와 유사한 것으로 코끼리를 묘사했다.

하지만 일곱 번째 장로는 다른 이들보다 좀 더 모험심이 강했다. 그래서 나무를 타고 올라가서 천천히 코끼리 위쪽에 드리워진 가지를 잡고 앞으로 나아갔다. 그 가지 밑에 코끼리가 있기를 바랐는데, 다행히도 예상대로 넓은 코끼리 등 위에 편안하게 안착할 수 있었다.

이때 지상에 있던 마을 사람들은 점차 혼란스러워졌다. 현명한 장로들이 자신의 관점을 마을 사람들에게 관철시키려고 웅변하듯 각자의 의견을 떠들어대고 있었기 때문이었다. 의견이 다르면 늘 그렇듯 다툼이 일어났다. 그러자 시끄러운 소리에 놀란 코끼리가 일곱 번째 장로를 등에 태운 채로 날뛰며 질주하였다. 등 위에 있던 장로는 떨어지지 않으려고 발을 넓게 벌려 코끼리 어깨에 매달렸고, 마을 사람들은 두려움에 떨며 도망가기 시작했다. 도로로 뛰쳐나온 마을 사람들은 공포에 질려 사방 팔방 흩어졌다. 이때 일곱 번째 장로는 재빠르게 몸을 굴려 코끼리 어깨 위에 두 다리를 벌리고 안착했다.

그는 코끼리 등이 정말 멋지고 명예로운 좌석과 같다고 생각하며, 그 위에서 몸 전체의 움직임을 느껴보았다. 그러자 피부, 근육, 뼈뿐만 아니라 그보다 훨씬 더 깊은 움직임까지 감지할 수 있었다. 커다란 코끼리의 머리가 앞으로 나아갈 때, 어깨와 척추가 자신의 몸 아래에서 비틀리고 기우는 것도 느낄 수 있었다. 코끼리의 늑골은 숨을 쉴 때마다 율동적으로 움직였고, 거기에 맞춰 다리도 앞으로 전진하고 있었다. 등에 타고 있던 일곱 번째 장로의 놀란 마음이 가라앉자 코끼리의 두려움도 조금씩 줄어들었으며, 이에 따라 생기는 미묘한 변화까지 느낄 수 있었다. 점차 장로와 코끼리는 즐거운 리듬 안에서 마치 파트너가 된 것 같은 느낌을 받았다. 장로는 단지 코끼리의 외양 설명이 아니라, 코끼리와 사람이 하나로 움직이는 통합된 느낌을 다음과 같이 표현하였다.

"코끼리와 내가 마치 하나의 춤을 추는 것 같은 느낌이었어요!""

코끼리 등에서 무사히 내려온 장로는 얼마 동안 땅 위에 가만히 서 있었다. 그는 자신이 코끼리 등 위에서 느꼈던 것이 매우 색다른 것이었음을 깨달았다.

그는 단순한 호기심 때문에 특별한 경험을 할 수 있게 되었지만, 다른 여섯 명의 장로들은 평소처럼 자기 손과 머리로만 코끼리를 평가했다. 그에 따라 그들은 하나의 견고하고 고정된 관점을 도출해 냈을 뿐이다. 하지만 일곱 번째 장로가 했던 경험은 매우 독특한 것이었고, 기존의 고정관념으로는 도달할 수 없는 경지였다.

일곱 번째 장로는 이전보다 확장된 인지의 영역으로 진입하게 되었다. 코끼리 등 위에서 그는 다르게 생각하고, 움직이고, 감지하고, 느낄 수 있었기 때문이다. 그가 이전에 상상해왔던 것과는 다른 방식, 즉 더 거시적이지만 단순한 방식으로 세상을 이해할 수 있게 되었다는 뜻이다. 결국 그는 자신의 남은 인생 모두를 여기에 헌신하며 살았다.

우화에서 경이로움으로

여섯 맹인과 코끼리의 우화는 매우 오랜 역사적 전통을 지니고 있다. 이 이야기는 약 2000년 전부터 역사에 등장하여 다양한 형태로 전래되어왔다. 확실히 인간은 뭔가 고려해야 할 중요한 요소가 많을 때 단일한 관점에 집착하는 경향이 있다.

우리는 원래 있던 이야기에 일곱 번째 맹인을 등장시켰다. 비록 이 맹인도 코끼리의 특정한 형태에 대해 자신의 의견을 피력했지만, 그가 코끼리 등에서 겪었던 것들은 좀 더 자신의 모든 감각을 활용하여 안에서 밖으로 inside out 경험한 내용을 표현하고 있다. 맹인은 코끼리의 피부, 근육, 뼈의 움직임을 느낄 수 있었고 리듬과 반응을 단지 코끼리뿐만 아니라 자기 자신의 몸에서도 감지할 수 있었다.

일곱 번째 맹인이 겪었던 경이로운 일들은 여기서 전하려고 하는 것과 본질적으로 동일하다. 우리는 이 책에서 여러분이 자신과 다른 사람 그리고 주변 세상에서, 움직임을 통해 가장 직접적으로 체득할 수 있는 것들을 전하려고 한다.

7가지 움직임 구조화 원리

여기에서 제시하는 7가지 움직임 구조화 원리 (OPs, Organizing Principles)는 신경계가 방해받지 않고 발달했을 때 인체에 내재하거나 내재될 수 있는 움직임 패턴들을 이해하는 것을 목표로 한다.

잘 구조화된 움직임은 다음 세 가지 기준으로 구분해서 생각해볼 수 있다.

1) 그 움직임이 효과적effective인가? 자신의 의도intentions와 부합되는가?

2) 그 움직임이 효율적efficient인가? 자신의 신체 구조와 현재 능력을 최적으로 활용하는 움직임인가?

3) 그 움직임이 지적, 감정적, 신체적, 그리고 영적으로 지속 가능하면서 수행할 수 있는 것인가?

구조화 원리 Organizing Principles   왜 구조화 원리인가? 앞에서 "구조화"라는 단어는 이미 여러 번 언급했다. 하지만 움직임과 구조화라는 단어는 보통 연결해서 사용하지 않는다. 구조화란 무질서한 것에 시스템을 부여하여 질서를 유도할 때 사용하는 단어이다.

몸의 움직임에 있어 질서는 외적으로 부가되는 게 아니라 내재된 요소이다. 움직임이 일어날 때 신경계는 오고 가는 무질서한 신호들에 질서를 부여한다. 그러므로 신경계가 발달할수록 움직임도 더욱 구조화된다. 인체에 내재하는 구조화된 움직임은 몸이나 신경계가 손상되었을 때보다, 사회적이고 개인적인 기대가 강제되었을 때 더 큰 문제를 일으킨다.

여기에서 제시하는 7개의 움직임 구조화 원리에 대해서는 다음 장에서부터 좀 더 자세히 다룰 것이다.

OP1. 균형은 역동적이다.
모든 움직임은 안정성과 불안정성 사이에서 역동적 균형을 필요로 한다.

OP2. 골격이 정렬되어야 움직임이 자유로워진다.
골격이 정렬되어 인체를 제대로 지지해주면, 큰 근육들이 자유로워져 매끄러우면서도 가볍고 힘 있는 움직임이 발생한다.

OP3. 발달은 주기적으로 진행된다.
인간이 똑바로 서서 세상을 360도로 바라볼 때까지의 진화 과정은 오랜 시간 순차적으로 이루어졌다. 그렇기 때문에 인체가 직립을 이루기까지 거쳤던 각각의 발달 단계 또한 살아가면서 움직임에서 큰 변화가 생길 때마다 주기적으로 재현된다.

OP4. 질 좋은 움직임으로 삶의 방향을 개선시켜라.
움직임을 탐험하고, 무의식적인 습관을 알아채고, 새로운 움직임을 학습하려면, 움직임의 질을 높이는데 집중해야 한다. 그래야 내부 참조 시스템 internal reference system이 창출된다.

OP5. 머리가 가이드하고 골반이 추진력을 준다.
효율적인 움직임이 일어나려면 머리가 자유롭게 몸을 이끌고, 골반에서 추진력이 생겨야 하며, 머리와 골반 사이에 있는 척추는 적절히 연결되어야 한다.

OP6. 힘은 중심에서, 정확성은 말단에서 담당한다.
인체 중심부에서는 근력과 힘을 담당하고, 팔다리는 방향성과 정확성을 담당한다.

OP7. 압력이 구조에 영향을 미친다.
내부 또는 외부 압력이 확보되어야 제대로 구조화된 움직임이 발생한다.

알아차림을 통해
움직임의 잠재력 회복하기

각각의 원리는 움직임 패턴과 움직임의 잠재성을 인식하는 하나의 방법이다. 떨어진 움직임의 잠재성을 자극하여 회복시키면 치료 효과가 매우 높아진다. 그리고 그 순간이야말로 앞에서 말한 움직임 구조화 원리가 가장 효과적으로 적용되는 지점이기도 하다. 하지만 우리가 몰랐던 것을 깨닫거나 놓친 것을 발견하는 것이 그리 쉽지 않듯, 떨어진 움직임의 잠재성을 알아채는 것도 말처럼 쉬운 일은 아니다.

움직임의 잠재성을 회복하려면 다음 두 측면을 고려해야 한다. 첫째, 인간은 움직임이 저하된 것보다는 몸에 있는 긴장, 통증, 불편함을 더 빨리 알아챈다. 각각의 움직임 원리를 적용하여 몸에 있는 이러한 불편함이 사라지면 우리는 그 효과를 확신하게 된다. 물론 변화가 일어나려면 며칠, 몇 주, 몇 달이 걸릴 수도 있다. "이걸 시작했을 때는 통증이 있었는데, 언제 바뀌었는지 모르겠어!"라는 말을 하며 감탄한 후, 개선된 상태를 알아챘을 때에는 무엇 때문에 그러한 변화가 발생했는지, 그 차이를 정확히 구분할 수가 없다. 우리는 최선의 변화 자체를 전략적 기반으로 삼지 않는다. 괴로움, 통증, 불편함이 사라지면 편안하고, 평화로우며, 기쁜 상태가 찾아온다. 그러므로 주기적으로 이 세 가지 기분 좋은 변화 과정을 여러분이 보다 전략적, 효율적으로 살피면서 알아채게 하는 것, 그것이 이 책을 통해 우리가 전하고 싶은 핵심이다.

움직임의 잠재성을 회복하기 위해 염두에 두어야 할 두 번째 측면은 바로 움직임에 대한 우리의 이미지다. 인간은 무언가 가능성이 있다고 생각하거나, 달성 가능한 무언가가 존재한다고 믿어야 그것을 찾는다. 예를 들면, 손가락으로 할 수 있는 모든 일들은 발가락으로도 할 수 있다. 발가락으로 깍지를 끼거나, 교차하거나, 타자를 치는 것도 가능하다. 하지만 대부분의 사람들은 이러한 움직임을 경험해 본 적이 없고 그렇게 하려는 생각도 해 본 적이 없을 것이다. 그렇기 때문에 발가락 움직임에 대한 이미지가 머릿속에 형성되어 있지 않다. 인간은 대부분 이러한 움직임 맹점을 지니고 있다. 어떤 것은 우리에게 매우 익숙하기도 하고 또 어떤 것은 매우 독특하기도 하지만, 이러한 맹점 안에도 움직임의 잠재성이 한 조각 정도는 숨겨져 있다. 그 가능성의 조각을 나 자신 또는 다른 이에게서도 쉽게 발견하긴 어렵다. 하지만 그 조각을 발견하기 위해서는 적어도 그러한 움직임이 존재한다고 믿거나 다양한 각도에서 관찰하는 전략이 필요하다. 이 책에서 우리는 이를 가능케 하는 개념들을 설명할 것이다. 때로는 이야기를 하고 또 때로는 이미지를 공유하거나 일련의 실험을 제안하기도 할 것이다. 이를 통해 여러분이 그 간극을 알아채는 데 도움을 받길 바란다. 그리고 열린 마음으로 여러분의 관점을 변화시켜라. 판단하기 전에 호기심을 갖고 접근한다면 안 좋은 움직임을 알아챌 수 있는 기회를 얻을 수도 있다. 올바른 태도로 접근하여 저하된 움직임을 발견한다면, 여러분의 움직임 잠재성을 깨우는 흥미로운 탐험이 시작될 것이다.

신경가소성

살아가는 과정에서 끊임없이 변화가 일어난다는 사실은 우리가 제시하는 모든 원리들의 기반을 이룬다. 지난 수십 년 동안 신경가소성neuroplasticity을 뒷받침하는 방대한 과학적 증거가 쌓였다. 이를 통해 매우 흥미롭고 다채로운 연구가 진행되었으며 성인의 신경계가 고정되어 있다는 오래된 믿음이 무너졌다. 간단하게 말하면, 신경가소성이란 뉴런들 사이에 새로운 연결성을 만들어내는 뇌의 능력이다. 뉴런들 사이에 새로운 연결이 많아지면 뇌의 능력은 확장되고 발전할 뿐만 아니라 뇌 자체가 회복되기도 한다. 우리가 의식을 집중해서 동작을 반복하면 그 탐험이 즐거워지고 우아해지면서 뉴런들 간의 새로운 연결성이 증가한다. 단순한 원리가 대개 그러하듯, 이 신경가소성 이론 또한 다양하게 변화시키고 다채롭게 결합시킬 수 있다.

이 책에서 제공하는 원리를 체득하기 위해 신경가소성에 대해서 모두 이해할 필요는 없다. 하지만 변화가 느리고 나의 능력이 힘에 부칠 때, 이러한 과학적 사실을 활용하면 큰 도움이 된다. 인간의 신경계가 가장 잘 작동될 수 있는 전략, 즉 다양한 방식으로 흥미를 갖고 의식을 집중하고 반복하면서 우아한 움직임을 형성할 수 있는 전략을 활용한다면, 우리의 잠재된 능력을 회복하고 새로운 능력을 개발할 수 있다.

신경가소성은 인간의 뇌가 지닌 속성이지만 그렇다고 좋은 것과 나쁜 것을 구분하는 능력은 아니다. 인간은 고도의 집중력을 요하는 상황에서나, 감정적으로 고양된 상태에서도 반복적으로 멋진 동작을 할 수도 있지만, 이러한 행위는 삶에 부정적인 영향을 주기도 한다. 반면 우리가 하는 행위나 동작에 명확한 의도를 갖고 인지하면 좀 더 긍정적이고 최적화된 결과를 이끌어낼 수 있다.

집중을 통한 학습

이 책에서는 7개의 움직임 구조화 원리를 제공하며, 이를 통해 학습이 일어난다. 움직임과 학습은 DNA 이중 나선 구조처럼 서로 얽혀있다.

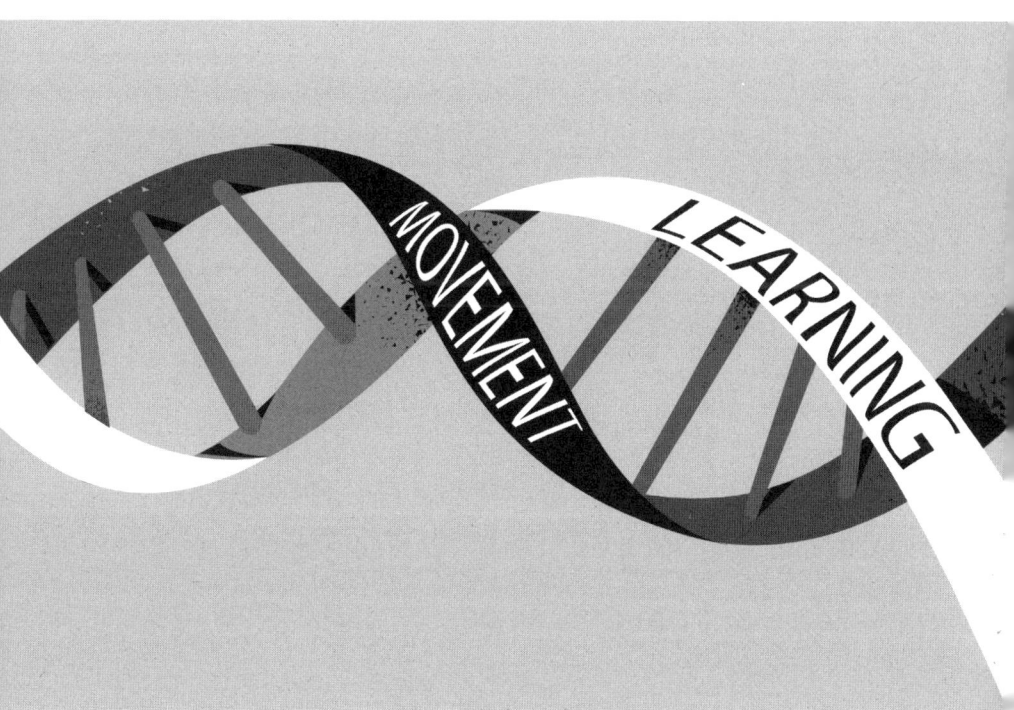

사진 1. 움직임과 학습 모델

학습 Learning   학습은 적응 메커니즘을 통해 변화를 이끄는 과정이다. 지난 1세기 동안 우리는 포유류만이 아니라 단세포 유기체, 식물, 심지어 인공지능까지 학습을 할 수 있다는 결론에 도달했다. 현재는 인간의 신경계가 지속적으로 방대한 영역을 학습할 수 있는 네트워크라는 것을 안다. 물론 신경계는 인간에게 필요한 것뿐만 아니라 불필요한 것까지 수많은 정보를 학습할 수 있기 때문에, 집중과 인지의 힘을 활용해야 그 차이를 구별할 수 있다.

집중 Attention   대부분의 인간에게 있어 학습은 집중의 불빛 아래에서 이루어진다. 우리는 무언가에 집중할 때 모든 감각(내재감각 또는 외재감각)을 동원해 관심있는 것에 초점을 맞춘다. 학습과 달리 집중은 위계적 hierachical이다. 다시 말해, 자극이 클수록 더 큰 집중이 일어난다는 뜻이다. 단순하게 표현하면, 집중은 곧 알아차림 noticing이다. 그래서 집중을 계발시키는 것이야말로 인간의 내부 세계와 외부 세계를 탐구하는 시작점이며, 집중 부위를 신중하게 이동시키거나 또 그 집중을 막거나 확장하고 좁힘으로써 중요한 학습이 일어난다. 그렇기 때문에 성숙한 시스템의 중요한 특징 중 하나가 바로 집중을 통제하는 능력 the ability to control attention이다.

인지 Awareness   인지란 집중력을 넓혀 내부와 외부 세계에 대한 방대한 양의 정보를 알아채고 선택하는 것이다. 예를 들어, 인지 상태일 때 우리는 창문 밖에서 들리는 요란한 소음을 듣고 불편한 느낌이 일어나는 것을 알아챌 수 있다. 그런 다음 그 불편한 느낌이 쌓이도록 내버려두거나, 또는 어떤 생각 때문에 그런 불편함이 가중되는지 알아챌 수 있도록 집중력을 확장시키는 선택까지 할 수 있다. 인지를 통해 우리는 자신의 지식을 넓히고 자극에 대한 반응을 풍부하게 하며, 그 의미와 결과까지 이해를 넓힐 수 있다.[1] 미세한 인지의 불꽃만으로도 의식적인 삶을 살 수 있다. 하지만 인지 없이 위대한 가능성을 달성하는 것은 불가능하다. 왜냐하면 인지야말로 자기창조self-creation의 핵심이기 때문이다. 인지는 오랜 시간 집중력을 통제해야 진화시킬 수 있다.

1. 정신건강 분야의 저명한 선구자인 다니엘 시겔(Daniel Siegel)은 그가 세미나에서 발표한 자료를 모아 출간한 책 『Mindsight』(P.133)에서 인지를 신경로를 재구성시키는 수술용 메스(scalpel)로 정의한다.

이 책을 활용하는 방법

아이처럼 학습하기

우리는 아이의 움직임에서 정말 많은 것을 배울 수 있다. 아이가 꼼지락대거나 끊임없이 같은 동작을 반복하며 때론 실수하고 때론 기뻐하다 때론 좌절하는 모습을 호기심을 갖고 관찰하다 보면 많은 것을 깨달을 수 있다. 아이의 몸에는 강한 근육이 없기 때문에 강압적이지 않으면서 편안한 방식을 통해 움직임을 학습한다. 아이는 누운 자세에서 물처럼 부드럽게 몸을 굴리며 순차적으로 몸을 일으켜 앉는다. 이 과정에서 일어나는 실수마저도 아이들은 호기심 어린 마음으로 즐긴다. 아이들은 자신의 움직임을 분별할 수 있는 언어나 개념조차 지니고 있지 않기 때문에 "옳다", "이상적이다", "마땅히 그래야 한다"라는 외적인 개념도 없으며, 단지 내적, 외적으로 일어나는 감각의 흐름에 따라 행동을 추동한다. 아이들에게는 그 이외에 다른 옵션이 없기 때문에 자신의 외부 세계와 내부 세계를 감지하고 반응하면서 학습을 해나갈 수밖에 없다.

성인은 아이와 달리 인지의 층이 훨씬 더 분화되어 있어서 집중하고 행동하며 의도적으로 반응을 조절할 수 있다. 게다가 무언가를 경험한 이후에 그것을 명명하고 범주화하고 분석할 수도 있다. 성인들은 이렇게 형성된 개념을 이용해 서로 소통하며 살아간다. 그리고 서로 소통한 정보를 통해 예측하고 종합할 수도 있다. 그러나 동시에 이런 능력 자체가 새로운 것을 배우는데 장애가 될 때도 있다. 앞에서 살펴보았던 여섯 명의 맹인들이 지니고 있던 인식의 한계처럼 말이다.

일단 특정한 인식의 층에서 고정관념이 형성되면 그것을 버리기도 쉽지 않고, 또 버리고 싶어 하지도 않는다. 하지만 더 나은 발전을 위해 자신과 타인을 고무시키며 능동적으로 몸에 대한 공부를 하는 사람도 있다. 끊임없이 긍정적인 마음을 지니고, 올바르게 관찰하며, 확신을 가지고 자신을 다

잡는 태도는 잠재성을 확장시켜 미지의 영역으로 나아가는, 마치 로켓의 추진력과 같은 힘을 선사한다.

언어의 의미를 명확하게 하기

언어와 그 의미 사이의 간극을 좁혀나가는 것이야말로 인간의 오랜 도전 과제 중 하나이다.

매우 단순한 동작 하나를 소개하겠다. 손을 머리 "위쪽"으로 올려보라. 만일 방안에 서 있는 사람들에게 이 말을 하면 그들은 대부분 자신의 손을 들어 올려서 천장을 가리킬 것이다. 여기엔 아무 문제가 없다. 이 사람들은 모두 이 단순한 언어의 뜻을 정확히 이해했다. 하지만, 바닥에 누워 있는 사람들에게 손을 머리 위로 들어 올려 보라고 말을 하면 다른 일이 일어난다. 어떤 이는 손을 들어 천장을 가리키기 때문에 이때 손이 몸 앞에 위치한다. 하지만 또 어떤 이들은 손을 머리 옆으로 들어 정수리가 가리키는 곳과 같은 방향을 향하게 된다. "위쪽"이라는 단순한 단어가 몸의 자세와 주변 환경에 따라 다르게 이해될 수도 있다는 뜻이다. 언어의 의미를 이해하는 방식이 사람마다 다르기 때문에 드러나는 동작도 달라지는 것이다.

사람들이 사용하는 아주 단순한 언어 그리고 그들이 하는 단순한 행동 안에 정말 중요한 정보가 담겨있다. 그래서 주의깊게 경청하고 관찰할수록 더 큰 잠재력의 문을 열 수 있다.

그렇기 때문에 개념을 구체적으로 정의하고 공유하는 일은 매우 중요하다. 누구나 아는 일반적인 단어의 개념 역시 명확하게 정의할 필요가 있고, 어려운 용어는 풀어서 설명해야 한다. 우리는 특정 영역의 지식을 필요로 하는 단어들을 명쾌하게 설명하고 실용적으로 해석하여 비전문가조차도 그 개념을 이해할 수 있도록 풀어서 소개할 것이다. 어떤 단어와 문구는 거대한 빙산의 일각이기 때문에 지속적인 탐구가 필요하지만 이 책에서 활용하는 의미는 최대한 명료하게 정의할 것이다. 우리는 독자들이 어려운 개념의 무게에 잠식당하지 않기를 바란다.

이미 앞에서 몇 개의 단어들을 강조하고 그 의미를 명확하게 설명하여 독자들의 관심을 유도했었다. 이를 통해 독자들은 책을 처음부터 읽지 않아도 해당 설명을 가볍게 훑어보며 내용을 상기시킬 수 있을 것이다.

실행에 집중하라

이 책에 소개된 단어와 개념을 반드시 지켜야 할 금언 또는 무시하고 버려도 되는 쓰레기 정도로 여기지 말라. 스스로 해보고(TIY, Try It Yourself) 체득할 수 있어야 한다. 각각의 원리에는 몸의 움직임을 스스로 탐구할 수 있는 여러 가지 지침이 포함되어 있다. 지침에 따라 움직임 학습을 하며 다양하게 응용하고 적용해보면 정형성에서 탈피할 수 있다. 우리는 독자들이 여기서 제시한 개념들을 다양하게 활용하고 체험하면서 많은 정보를 얻길 바란다. 그것이 바로 TIY 탐험의 목적이다. 만일 TIY 탐험에서 제시하는 직임 수련에 집중할 상황이 아니라면 우선 가볍게 훑어보고 넘어가도 된다. 시간적 여유가 생기면 되돌아와서 탐험을 이어가도 괜찮다.

이 책을 읽다 보면 반복되는 테마를 접하게 될 것이다. 여러분이 여기서 제시한 움직임 원리 중 하나를 체득하면 다양한 관점에서 다시 해석해볼 수 있다. 어떤 움직임 원리도 서로 분리되어 있지 않으며, 하나의 원리가 다른 것보다 더 중요한 것도 아니다. 개념의 구별을 위해서 나누기는 했지만 각각의 움직임 원리는 어느 것도 서로 분리되어 있지 않다. 각각의 장을 넘어갈 때마다 TIY 탐험에서 배웠던 내용들이 새로운 차원으로 변형되어 다가올 것이다. 이게 바로 우리가 경험했던 내용이고, 그것을 여러분과 함께 공유할 수 있길 바란다.

많은 분야의 사람들이 이 책을 통해서 흥미롭고 가치 있는 무언가를 찾길 바란다. 우리는 충분한 설명을 제공하려고 노력했지만, 그 설명 때문에 곤란한 상황에 빠지지 않기를 바란다. 여기에서 우리는 추상적인 내용을 명료한 개념으로 설명하려고 노력했다. 그러므로 여러분은 이를 바탕으로 자신만의 방법을 적용하여 능동적으로 탐험해보길 바란다.

이 책에서 제공하는 7개의 움직임 구조화 원리는 처음엔 펠든크라이스 메소드를 배우는 사람을 위해 정리한 것이지만, 이 원리들이 펠든크라이스 메소드에만 고유한 것은 아니다. 각각의 원리들은 자연계에 널리 분포된 패턴이며, 다른 많은 기법들에서도 발견할 수 있는 보편성을 지니고 있다. 그렇기 때문에 오히려 눈에 잘 띄지 않는다. 여러분이 이 원리들을 의식적으로 제대로 이해하고 인지를 활용해 수련해 나가면 교육, 치료, 경영, 그리고 퍼포먼스 등에 다양하게 적용할 수 있는 가능성을 지니고 있음을 알게 될 것이다. 이 원리들의 가장 밑바탕에 있는 것은 바로 우리 인간의 가능성 그 자체이기 때문이다.

여기에서 말하는 인간의 가능성은 선천적이어서 절대 불변하는 그 어떤 것이 아니다. 우리의 가능성은 우리가 어떻게 하느냐에 따라 충분히 변할 수 있다. 일곱 번째 맹인이 코끼리 등에서 미끄러져 내려왔을 때 세상을 바라보던 관점이 변했던 것처럼, 그리고 그때 그가 지닌 삶의 한계와 가능성이 바뀌었던 것처럼, 여러분 또한 이 원리들을 통해 변화를 이끌어 나갈 수 있을 것이다.

OP1.
균형은 역동적이다

모든 움직임은
안정과 불안정 사이의
역동적 균형을 필요로 한다

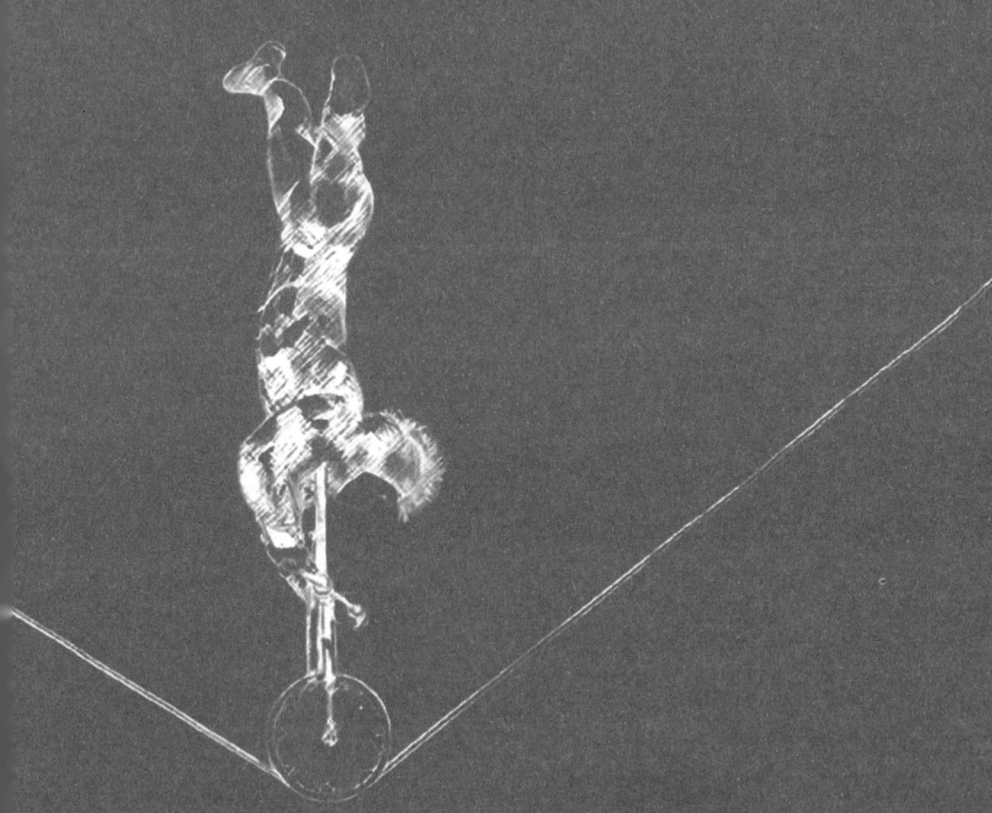

두 개의 높은 기둥 사이에 낭창낭창한 줄이 길게 걸려있고, 그 고요한 줄 위로 몸이 유연한 젊은이가 인간의 가능성을 시험하기 위해 올라섰다. 리 웨이Li Wei 라는 이름을 가진 이 청년은 재주를 넘으며 줄 사이를 반복해서 오가는 모습을 보여준다.[1] 놀랍게도 이건 단지 준비운동에 불과하다. 그가 줄 위에서 움직이는 동안, 다시 묘하게 구부러진 막대를 받더니 비스듬하게 이리저리 움직여 균형을 잡는다. 최종적으로 그는 누군가에게 받은 외발자전거 위에 몸을 싣고 물구나무를 선 후 손으로 페달을 밟아 앞으로 나아가는 놀라운 모습을 보여준다. 그는 극도로 불안정한 시스템 안에서 순간에서 순간으로 안정성을 끊임없이 유지하며 줄과 외발자전거 위에서 균형을 조절하고 있다.

리 웨이 정도의 기술을 원하거나 이정도 신체능력을 갖춘 사람은 정말 세상에 한 줌 정도밖에 안 될 것이다. 대부분의 사람들은 그가 가진 능력의 일부에도 도달하지 못하고 살아간다. 우리는 살아오면서 자전거, 스케이트보드, 또는 아버지의 어깨 위에 올라타서 끊임없이 균형을 잡는 연습을 해 왔다. 인간은 적어도 불안정한 상황에서 안정성을 유지하는, 다시 말해 역동적 균형Dynamic Balance을 유지할 수 있는 능력을 지니고 있다.

1. 리 웨이가 줄 위에서 공연한 영상은 인터넷에 여러 편 올라와 있다. 세계적으로 유명한 태양의 서커스(Cirque du Soleil) 오보쇼(The OVO show)에도 그의 공연이 포함되어 있다.

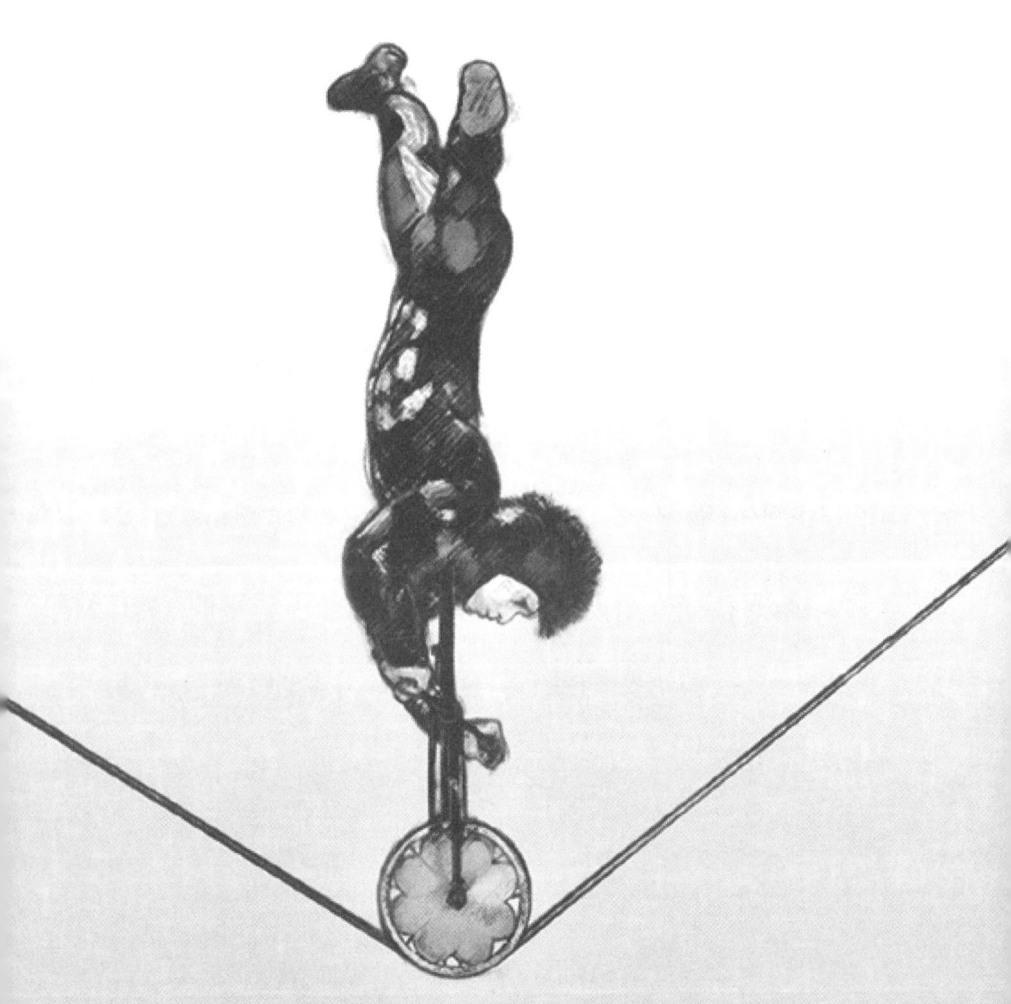

사진 2. 리 웨이가 느슨한 줄 위에서 균형을 잡고 있는 모습

물론, 우리는 이러한 일들을 매일같이 하고 있다. 성공적으로 한 발을 떼서 앞으로 나아갈 때 한 다리 위에서 새로운 안정점을 찾으면, 그 균형 감각이 골반과 연결된 구상관절(절구관절)에 전달되어 끊임없이 안정성을 조절해 나간다. 그리고 무게가 실린 다리와 골반 위에는 척추가 이어져 있다. 척추 마디마디가 지닌 자유도의 흐름을 따라 그 끝에는 커다랗고 둥근 머리가 놓여 있는데, 이때 팔다리의 그 어느 부위보다 머리가 척추 끝부분에 평방 센티미터당 가하는 무게가 더 크다. 이렇게 인간은 한 걸음 걸을 때마다 인체의 경부조직과 연부조직을 통해 끊임없이 균형의 파동을 재창조해 나간다.

균형의 시작

인간은 불안정한 직립 자세를 선택한 유일한 포유류이다. 그래서 아이는 태어난 순간부터 두 다리로 서서 걷는데 필요한 균형을 갖추어야만 한다. 이러한 균형잡기는 머리부터 시작된다.

간호사나 부모가 신생아를 품에 감싸 안는 모습을 관찰해보라. 갓난아기는 스스로 목을 가누는 능력이 없기 때문에 처음에는 한 손으로 머리를 조심스럽게 받쳐주어야 한다. 아이는 끊임없이 머리를 들고 균형을 잡고 방향을 가누면서 시도하고 실수하면서 독립적인 움직임의 기반을 확보한다. 아이의 머리 뒤쪽에는 척추를 신전시키는 기다란 근육이 있어서 머리를 들어 올리는데 도움을 주고, 목을 앞쪽으로 굴곡시키는 근육들은 굽히고 돌리고 반응하는데 관여한다.

굴곡(굽힘)과 신전(폄)은 이 책에서 앞으로도 계속 논의될 주제이며, 해부학적으로 매우 특수하게 정의되어 있다.

굴곡 Flex   굴곡은 신체의 두 부위 또는 그 이상의 부위가 가까워지거나 해당 관절 사이의 각도가 감소할 때 일어난다. 이러한 동작을 만드는 근육을 굴곡근(굽힘근)이라 한다. 상완이두근(위팔두갈래근)은 전완(앞팔)과 상완(위팔)을 서로 가까워지게 하기 때문에 굴곡근에 해당된다. 그리고 복부의 근육들은 가슴과 골반을 가까워지게 하기 때문에 마찬가지로 굴곡근으로 분류된다.

신전 Extend   신전은 두 개 또는 그 이상의 신체 부위가 서로 멀어지거나, 관절들 사이의 각도가 증가할 때 일어난다. 그러므로 신전근(폄근)은 굴곡근의 반대 방향으로 작용한다. 굴곡근은 몸을 안쪽으로 굽히는데 관여하지만, 신전근은 몸을 외부로 확장해 길어지게 하거나, 보다 편평한 모양으로 만드는데 관여한다. 예를 들어, 상완삼두근(위팔세갈래근)은 팔꿈치 관절의 각도를 증가시켜서 전완과 상완을 서로 멀어지게 하고 팔을 똑바로 펴게 한다. 등 뒤쪽을 길게 지나가는 근육은 몸통을 펴기 때문에 신전근으로 분류되며, 이 근육의 작용으로 몸 앞쪽이 열리고 신장된다. 쉽게 말해 주먹을 꽉 쥐면 굴곡이고 손바닥을 활짝 펴면 신전이다. 손에 있는 굴곡근과 신전근이 협응하면 주먹을 쥐고 손을 펴는 동작 사이에 온갖 조합이 만들어진다.

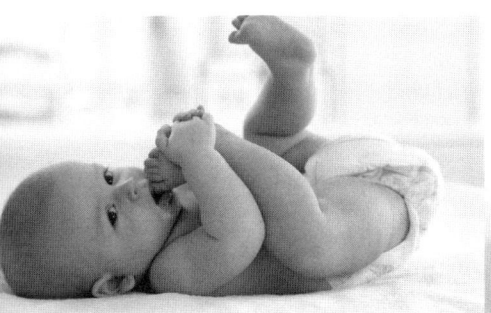
사진 3. 아이가 몸을 굽히는 모습

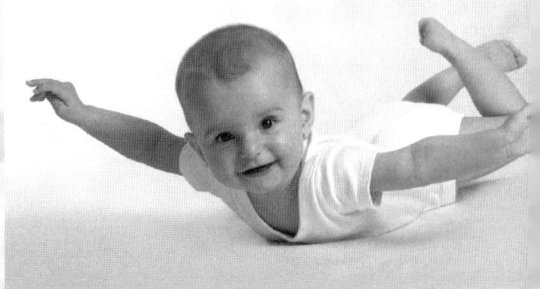
사진 4. 아이가 몸을 펴는 모습

아기들은 뒤로 눕거나 앞으로 엎드리는 동작, 또는 오른쪽이나 왼쪽으로 돌아눕는 동작을 통해 여러 방향에서 굴곡과 신전 근육들을 협응하는 연습을 한다. 그러다 몸을 굴릴 수 있는 시기가 되면, 팔꿈치로 밀고, 다음으로는 무릎까지 동원해 미는 동작을 연습한다. 그러다 길 수 있는 단계에 이르면, 굴곡과 신전 동작의 복잡성이 더욱 증가한다.

각 단계를 거치면서 굴곡과 신전 근육의 섬세한 협응이 이루어지면, 이를 통해 무거운 머리를 척추 꼭대기에서 자유롭게 움직여 균형을 잡는 단계까지 도달한다. 결국 아이는 자신이 원하는 동작을 마음껏 하며, 마침내 두 다리로 서서 가장 높은 위치에 머리를 위치시키는 방법까지 학습한 후 아장아장 첫걸음을 뗀다.[2]

먼저 굽혀야 한다

아이가 등을 대고 누운 자세에서 굴곡근이 작용하면, 바닥에 닿은 등의 접촉면은 점차 줄어든다. 그래서 접촉면의 모양과 위치가 변할수록 안정성은 줄어들지만 다양한 방향으로 움직일 수 있는 자유도는 증가한다. 아이는 자신의 굴곡근을 활용해 최대 가동범위 내에서 몸을 늘이거나 줄이며 지면에서 떨어지는 법을 배우고, 좌우로 흔들고 앞뒤로 구르는 과정을 거쳐 일어서는 법을 학습한다.

로사Rosa는 출산 예정일보다 빨리 태어났지만, 유능한 의료팀과 그녀를 사랑하는 부모님의 극진한 보살핌으로 필요한 발달 과정을 잘 넘길 수 있었다. 그래서 몸의 문제가 드러나기 전까지는 모든 것이 괜찮아 보였다. 어느 날 로사의 어머니는 그녀가 등을 바닥에 대고 누워 있을 때 다른 아이들에 비해 몸을 더 축 늘어뜨린다는 사실을 누구보다 먼저 알게 되었다. 로사는

---

2. 로이스 블라이(Lois Bly)는 [Motor Skill acquisition in the Year] 라는 책을 통해 생후 12개월 동안에 진행된 아이의 움직임 발달에 관한 사진을 제시하고 인상적인 설명을 제시한다.

손을 흔들거나, 그 손을 바라보는 동작조차 하지 않았다. 반사적으로 다리를 펼 뿐 몸을 굽히지도 못했다. 몸을 굴곡하기 위해서는 팔꿈치와 무릎이 몸의 중심으로 가까워져야 한다. 하지만 로사는 불가사리처럼 팔다리를 바닥에 늘어뜨린 자세에서 전혀 움직이지 못했다. 로사에겐 "복부를 중심으로 몸을 굽히는 동작"이 필요했다. 그 동작을 할 수 있도록 로사의 어머니와 아버지는 기저귀를 갈고, 씻기고, 놀아줄 때마다 골반을 가슴 쪽으로 굴곡시키는 단순한 동작을 도왔다. 다양한 각도에서 팔꿈치와 무릎이 가까워지고 손과 발이 가까워지도록 접촉, 리듬, 소리 등을 활용해 아이의 집중력을 이끌기도 했다. 어머니와 아버지는, 로사도 다른 아이들처럼, 바닥에서 몸을 작은 공처럼 말고 구를 수 있도록 기회가 닿을 때마다 도움을 주었다.

로사는 빠르게 몸을 굴곡시키기 위해 부모의 도움을 받았지만 대부분의 아이들에겐 이런 도움이 없어도 된다.

List Number	**빨기와 삼키기 동작 다시 해보기**
TIY 1-1	Revisit sucking and swallowing

빨대와 물 한 컵을 준비한다. 그런 다음 빨대로 물을 천천히 빨면서 빨기sucking, 삼키기swallowing, 호흡breathing 사이의 관계를 탐구해보라. 그런 다음 빨기, 삼키기, 복부 움직임abdominal activity 사이의 관계도 탐구해보라. 탐구가 섬세해 질수록 늑골(갈비뼈)과 횡격막(가로막) 주변에 있는 근육과 뼈에 의식을 좀 더 쉽게 집중할 수 있을 것이다. 이때 손을 하복부 쪽에 가져다 대고 그 주변에서 일어나는 미세한 움직임도 확인한다.

빨대로 들어오는 액체의 밀도나 점성을 잘 분별하기 위해서는 보다 섬세한 집중이 필요하다. 이런 탐구를 좀 더 차분하고 부드럽게 해 나가다 보면 훨씬 깊은 층의 근육 활동까지 감지할 수 있게 될 것이다.

이제 엄지손가락을 입에 대고 빨아보라. 팔꿈치를 무릎에 가져가며 몸을 말거나, 등을 젖혀 아치 자세를 하며 약간 위쪽을 바라보면서 동작을 한다. 어떤 자세에서 엄지손가락을 빠는 힘이 가장 강하게 느껴지는가? 삼키기 동작을 하면서도 같은 탐구를 해보라. 그 차이를 구별하기 어렵다면 몸을 말거나 펴는 각도를 다양하게 조절한다. 한 자세에서 빨거나 삼키는 힘의 차이가 느껴질 만큼 오랫동안 탐구하라. 이때 목과 하악골이 어떻게 움직이는지 주의를 집중한다. 더 적은 노력으로 보다 큰 힘을 내는 방법을 찾아야 한다. 이게 바로 아이가 발달을 해 나가는 방식이다.

아이가 얼마나 자주, 얼마나 다양한 자세에서 빠는 동작을 연습하는지, 그리고 이를 통해 빠는 힘이 어느 정도나 강하고 효율적으로 변해가는지 한번 상상해 보라.

아이는 다양한 자세에서 음식을 섭취하며 몸 전체를 협응시키는 법을 학습한다. 복부의 움직임, 호흡, 그리고 삼키기 동작이 점점 복잡하게 결합되면, 여러 자세에서, 다양한 조합으로, 그리고 강도를 변화시키면서도 움직이는 법을 익히게 된다.

섭식과 협응

아이가 어머니 젖을 빨 때 굴곡 동작이 시작된다. 어머니의 젖을 빨기 위해 아이의 혀와 호흡은 반사적으로 협응을 하는데, 이때 작은 신체에 있는 다른 굴곡근 또한 섬세하게 본능에 맞춰 움직인다.

빠는 동작이 역동적 균형의 시작이라는 것을 알면 여러분은 아마 깜짝 놀랄지도 모른다. 어른들은 선형적인 방식으로 새로운 기술을 배우거나, 이미 갖고 있는 능력을 향상시키려는 경향이 있지만 이런 선형적 방식은 학습의 속성이 아니다. "분주하게 다른 계획에 몰두하는 동안 삶이 진행된다"라는 존 레논John Lennon의 유명한 노래 가사가 있다. 똑같은 원리가 움직임 학습에도 적용된다. 아이의 협응력과 움직임 발달은 분주하게 코를 만지고 음식을 먹는 도중에 일어난다.

신경학적 손상이 없고 좋은 환경에서 잘 먹고 자란 아이일수록 정상적인 발달 과정에 꼭 필요한 기술을 간섭받지 않고 제대로 습득한다. 아이는 본능과 호기심을 충족시키고 학습 능력을 기하급수적으로 확장시키면서 성장한다. 그러다 손과 발을 사용하는 법에 눈을 뜨면 머리를 회전시키며 다른 호기심의 대상을 찾는다. 결국 몸을 굴릴 수 있는 단계에 이르면 그 호기심에 이끌려 더 넓은 세계를 탐험한다. 부모 입장에선 매우 피곤한 일이지만, 일단 움직임 협응력이 기기 단계까지 발전하면, 아이들은 무엇이든 탐험할 준비가 된 것이다.

지면을 가로질러 나아가기

네 발로 균형을 유지하는 법을 익히는 일은 매우 중요하다. 네 발로 엎드린 자세에서는 지면과 안정적으로 접촉을 유지하면서도 땅을 박차고 움직일 수 있을 만큼의 거리를 확보할 수 있다. 네 발로 균형을 잡는 일은 동물의 왕국에서부터 성공적으로 복제되어온 행동 템플릿이다. 이렇게 사점패턴 the four-point pattern 으로 균형을 잡는 방식은, 비록 서식지와 먹는 음식 그리고 위협을 받는 환경이 서로 확연하게 차이가 나지만, 바다표범, 산양, 두더지에게서 공통적으로 발견할 수 있는 움직임 패턴이다.

지면을 가로질러 움직이는 동물에게는 안정성 stability 과 불안정성 instability 을 동시에 창출할 수 있는 메커니즘이 구비되어 있어야만 한다. 지나치게 안정적이면 움직임이 속박당하고, 지나치게 불안정하면 통제력을 잃어 위험한 상황에 처하게 되기 때문이다. 그러므로 물리적, 정신적, 감정적인 모든 종류의 움직임은 안정성과 불안정성 사이의 역동적 상호작용을 필요로 한다. 많은 경우 인간은 이와 반대되는 행동을 하기 때문에, 이러한 사실을 경험적으로 이해할 필요가 있다. 인간들은 보통 큰 움직임이 필요할 때 긴장하며 몸을 고정시키거나, 작은 움직임이 필요할 때 크게 움직여 문제를 일으키는 경우가 많다.

에스텔 Estelle 을 예로 들어보자. 그녀는 20년 이상 점진적으로 시력을 상실해 가다 결국 겨우 빛과 어둠만 희미하게 인지하는 상태가 되었다. 마침내 시력을 잃고 세상이 암흑으로 변한 후엔 그녀를 이끌어줄 가이드가 필요해졌다. 하지만 가이드의 팔을 잡는 순간 그녀의 몸은 세상을 못 본다는 두려움으로 완전히 경직되었다. 꽉 움켜쥔 손으로 가이드를 강하게 당기자, 흉곽(가슴우리) 주변 근육이 수축되어 마치 무너질 것만 같았다. 결국 긴장된 자세에서 아무런 반응도 하지 못하고 가이드를 곤란하게 만들었다. 몸이 긴장되어 방어적으로 변하니 그녀의 사회적 관계 또한 어려워지면서 점차 폐쇄적인 사람으로 변모해 갔다. 그러다 에스텔을 잘 아는 한 친구의 설득으로 연극 단체에 가입하게 되었다. 거기서 그녀는 다양한 동작들과 즉흥 춤을 배웠는데, 그걸 계기로 자신이 지니고 있던 방어적인 성향이 변해가는 것을 알아차리게 되었다. 팔은 부드러워졌으며 목소리 톤까지 변했다. 이제 그녀는 예전처럼 무거운 발걸음으로 걷지 않고도 가이드의 도움으로 자신이 원하는 곳까지 매끄럽고 신속하게 이동할 수 있다. 이전에 긴장되어 움직임을 방해하던 근육들도 이젠 자유롭게 반응한다. 에스텔의 안전을 위협하던 상황은 변한 게 없지만, 그것을 다루는 그녀의 능력은 변했다.

| List Number | 서고 걷는 법 감지하기 |
| TIY 1-2 | Sense how you stand and walk |

"정상적"으로 서서 어떤 자세가 여러분에게 정상적인지 살펴보라. 양발 사이의 간격은 어떠한가? 시선이 자연스럽게 머무는 곳은 어디인가? 수평면인가? 아래쪽 바닥을 내려다보는가? 아니면 위쪽 수평면을 올려다보는가?

한 발을 지면에서 가볍게 들어(높게 들지는 않는다) 뒤쪽으로 내려놓는다. 이제 다음 질문에 충분히 의식을 집중할 수 있을 때까지 느리게 여러 번 동작을 반복하라. 들어 올린 다리에서 지지하는 다리로 몸무게가 이동하는 방식은 어떠한가? 몸통이 정확히 앞쪽에 고정되는가? 아니면 몸통의 어느 부분이 돌아가는가? 단순히 발을 들어 올리는 동작을 하는데 시선이 왼쪽 또는 오른쪽, 위쪽 또는 아래쪽, 어느 방향으로 이동하는가?

많은 이들이 이 동작을 할 때 몸통을 전혀 교정하지 못하기 때문에, 몸 전체가 에펠탑처럼 한쪽 다리로 기운다. 정말인지 확인해보라. 시선 또한 머리와 함께 심하게 돌아간다는 것을 알아챌 수 있을 것이다. 이런 방식으로 걷는다면, 걸음을 새롭게 뗄 때마다 머리가 크게 아치를 그리며 좌우로 움직일 것이다. 이 방식으로 폭이 좁은 평균대나 줄 위를 걷는다면 무슨 일이 일어날지 상상해보라.

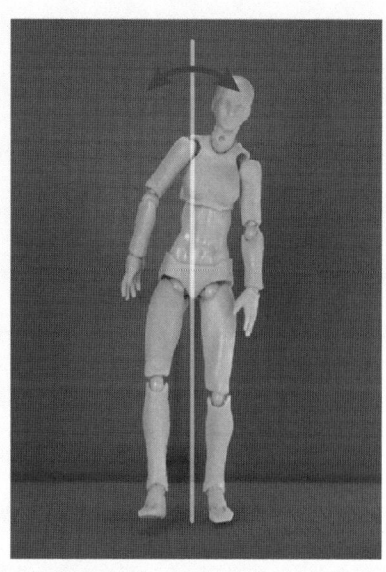

사진 5. 한쪽 다리로 몸이 기운 자세로 걷기. 머리가 긴 아치를 그린다.

걸으면서 점진적으로 머리가 기우는 정도를 줄여나가라. 그러면 결국엔 머리가 몸 중심에 위치하고, 어깨는 정확히 정면에 위치할 것이다. 이 자세에서 앞으로 계속 걸어나가라. 많은 사람들이 습관적으로 이렇게 걷는다.

이제 똑바로 서서 다시 한 발을 들어보라. 이번엔 다리를 들면서 몸통이 가볍게 회전할 수 있게 한다. 그러면 들어 올린 다리와 반대쪽에 있는 팔이 앞쪽으로 약간 이동하여 몸 중심선에 다가가며, 그쪽 어깨도 앞으로 이동한다. 에펠탑처럼 몸을 기울이며 걸을 때와 비교해 다리가 좀 더 가벼워진 느낌이 나는가? 이 두 방식을 서로 비교하면서 앞쪽, 뒤쪽으로 움직여보라. 몸무게 이동 방식에 어떤 차이가 있는지 확인한다.

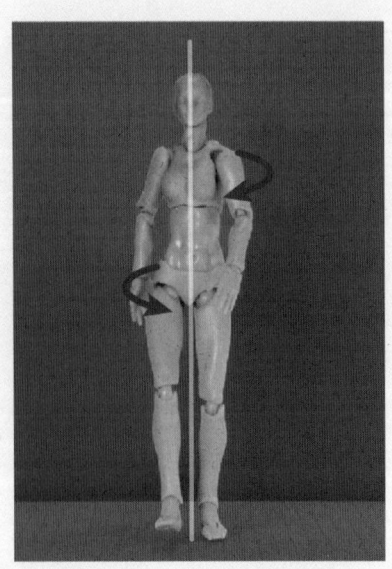

사진 6. 몸통을 회전하며 걷기. 머리는 중심에 위치한다.

팔을 가볍게 흔들고 어깨를 돌리면서 앞으로 걸어보라. 서로 반대쪽에 있는 허벅지와 어깨가 동시에 앞으로 이동하는 것을 감지할 수 있는가? 머리가 중심에 위치한 상태에서 시선을 일정하게 유지하는 것이 이 자세에서 얼마나 쉽게 느껴지는지 확인한다. 이런 방식으로 움직인다면 평균대 위에서 훨씬 쉽게 균형을 유지할 수 있지 않을까? 보행이 정상적으로 느껴질 때까지 과도한 움직임을 줄여나가라.

이제 이 방식으로 걸으면서 한 손은 주먹을 쥔다. 주먹을 쥔 쪽 팔 전체가 자연스럽게 긴장되면, 계속 걸어나가면서 팔의 긴장이 목까지 쭉 뻗어나가는지 확인한다. 더 깊게 집중하면 목 안쪽까지 긴장된 느낌을 받을 수 있다. 한쪽 팔을 뻣뻣하게 한 상태에서 걷는 것만으로도 가슴의 움직임이 변하고 호흡이 불안해진다. 머리 위치도 변하는 것을 알아챌 수 있을 것이다. 팔 한쪽을 긴장시키며 걷는 방식과 부드럽게 푼 상태에서 앞뒤로 움직이며 걷는 방식을 서로 비교해보라. 집중력을 확장해 몸에서 일어나는 다양한 변화를 감지해본다.

> 이제 다시 몇 분간 움직이지 말고 가만히 서서 기다린다. 그 자세에서 양발의 자연스러운 간격은 어떤지, 시선의 방향은 어디로 향하는지 확인한다. 어떤 변화가 생겼는가?

앞을 볼 수 없어 웅크리며 걸었을 때, 적응력이 떨어진 에스텔의 몸에서는 계속 안 좋은 현상이 일어났다. 이런 일들은 매우 흔하게 일어난다. 사건이나 환경, 습관에 의해 생긴 문제로 수개월 또는 수년간 비대칭 경향이 몸 전체로 퍼져나가면, 이전에 가볍고 편안하게 할 수 있었던 움직임들은 변형되어 그 힘을 잃게 된다.

감지하기

행동에 집중하는 방식에는 여러 가지가 있다. 예를 들어 자신의 습관적인 행동이 과연 도움이 되는지, 방해가 되는지, 질문을 던지는 것도 하나의 방법이다. 인체에서 균형은 자동적으로 유지되기 때문에 문제가 있는 상황에서도 거의 알아채기 힘들다. 발걸음이 꼬이거나 헛발을 딛는 상황에서도 잠시 당황하기는 하지만 이내 그 사실을 알아차리지 못하고 넘어간다. 감각계를 통해 지속적으로 정보가 들어와 운동계로 전해지는 일은 주로 무의식적으로 일어난다. 하지만 인간은 이런 정보를 의식적으로 향상시킬 능력을 갖고 있다. 겉보기엔 단순하지만 한편으로는 매우 어려운 "인체의 감각수용기에 좀 더 섬세하게 집중하는 능력"이 바로 그것이다. 이 중요한 능력을 기르는 단서를 앞선 TIY와 앞으로 보게 될 모든 장에서 제시해 놓았다.

인체의 균형을 유지하는 데 꼭 필요한 감각수용기는 총 다섯 개로 분류할 수 있다. 여러분이 각각의 감각수용기를 활용하기 위한 집중력을 기른다면, 현재 자신이 어떻게 움직이는지 알아채고, 어떻게 하면 다르게 움직일 수 있는가에 대한 풍부한 정보를 확보할 수 있을 것이다.

원격수용기 Teleceptors   원격수용기는 눈과 귀 그리고 코에 있는 감각수용기이다. 이 수용기들은 외부 세계에 대한 정보를 받아들이며, 인간은 이를 통해 공간 안에서 세상을 보고 들을 수 있다.

전정계 Vestibular system   전정계는 내이에 존재하는 감각수용기이며, 머리가 기울어진 정도나 돌아간 각도, 그리고 머리가 움직이는 방식과 관련된 필수적인 정보를 처리한다.

인체의 균형을 정밀하게 조정하기 위해서는 머리가 자유로워야 하는데, 원격수용기와 전정계가 바로 이 일을 담당한다. 머리가 기울면 이 두 종류의 수용기가 받아들이는 정보가 왜곡된다. 따라서 시선이 어디에 머무는지 집중함으로써 습관적으로 머리가 기우는 문제를 교정할 수 있다. 주변을 살필 때 머리가 얼마나 가볍게 움직이는지, 턱은 얼마나 꽉 물고 있는지 확인해보면, 자신의 머리 움직임이 얼마나 자유로운지 체크해 볼 수 있다.

외부수용기 Exteroceptors   외부수용기는 피부와 모든 외재감각 기관에 존재하며, 인체 외부로부터 오는 정보를 받아들인다. 인간은 서 있을 때 지면과 발바닥이 접촉하고 있다는 사실을 외부수용기를 통해 감지한다. 외부수용기를 통해 우리는 피부에 전해지는 압력, 접촉 감각, 그리고 몸무게가 이동할 때 생기는 변화를 알 수 있다.

내부수용기 Interoceptors   내부수용기는 인체 내부에 존재하는 감각수용기이다. 내 몸에서 일어나는 호흡 변화를 알아챌 수 있는 것은 이 내부수용기가 있기 때문이다.

고유수용기 Proprioceptor   고유수용기는 공간 안에서 팔과 다리의 위치와 근육에 걸리는 장력의 양을 감지하는 수용기이다.

이동과 균형

발걸음을 내딛거나 특정한 동작을 할 때마다, 몸무게가 이동하면서 균형이 흐트러지는데, 이렇게 무게를 이동시키며 균형을 잡는 것과 관련된 원리들은 대부분 중력중심center of gravity과 지지기반base of support이라는 개념을 내포한다. 이 원리는 로켓을 발사해 달로 보내거나, 집에 지붕을 올리는 일, 또는 무예를 할 때 상대와 맞서는 상황에서도 적용된다.

중력중심 Center of gravity   중력중심이란 삼차원상의 물체가 상하좌우에서 같은 무게를 지닌 지점이다. 이론적으로, 중력중심을 외부에서 지지받으면 해당 물체는 그 점을 중심으로 균형을 이룬다. 정적인 물체는 명확한 중력중심을 지니지만, 인체는 움직이면서 모양이 변하기 때문에 이 중력중심이 계속해서 변한다. 모양의 대칭성이 줄어들수록 중력중심은 물체나 인체의 외부에 형성될 가능성이 커진다. 이게 바로 건축물에서 고정보 구조물 cantilever construction이 작동하는 방식이다. 일단 중력중심이 외부에 위치하면, 디자인적으로 확실히 고정되거나 지속적으로 움직이는 부분을 필요로 한다.

지지기반 Base of support   지지기반은 물체와 지면이 연결된 지점 또는 그 지지면을 가리킨다. 동물의 몸에서는 중력중심이 이동하면 그 지지기반이 계속 변한다. 지면에 고인 물을 마시는 기린을 관찰한다면 이 두 개념이 어떻게 작용하는지 확인할 수 있다. 기린이 기다란 목을 굽혀 물을 마시려 하면, 중력중심이 아래쪽 그리고 꽤 앞쪽으로 이동한다. 이때엔 중력중심이 지지기반 위에 위치하기 어렵다. 그래서 기린은 앞다리를 매우 넓게 벌려 몸무게를 좀 더 뒷다리 쪽으로 이동시킨 후 코가 바닥으로 박히는 위급한 상황을 피한다.

그렇다면 실제로 이 개념들이 우리에게 어떤 의미를 지니고 있을까? 첫째, 지지기반이 넓고 중력중심이 낮을수록 움직일 때 더 큰 힘이 든다. 이는 스모 선수의 움직임을 떠올려보면 알 수 있다. 스모 선수는 다리를 넓게 벌리고 지면에 가까워지도록 쪼그려 앉는다. 이 자세에서는 중력중심은 낮게, 지지기반은 넓게 형성된다. 전형적인 스모 자세에서는 안정성과 부동성이 확보되는데, 여기에 바로 스모의 핵심이 존재한다. 여기서 한 다리를 들어 올리기 위해서는 몸을 한쪽으로 심하게 기울이면서 몸무게를 이동시켜야 한다. 머리가 크게 아치를 그리며 움직일 때 몸무게를 지지하는 다리는 곧게 펴져야 다른 다리를 편안하고 자유롭게 들어올릴 수 있다.

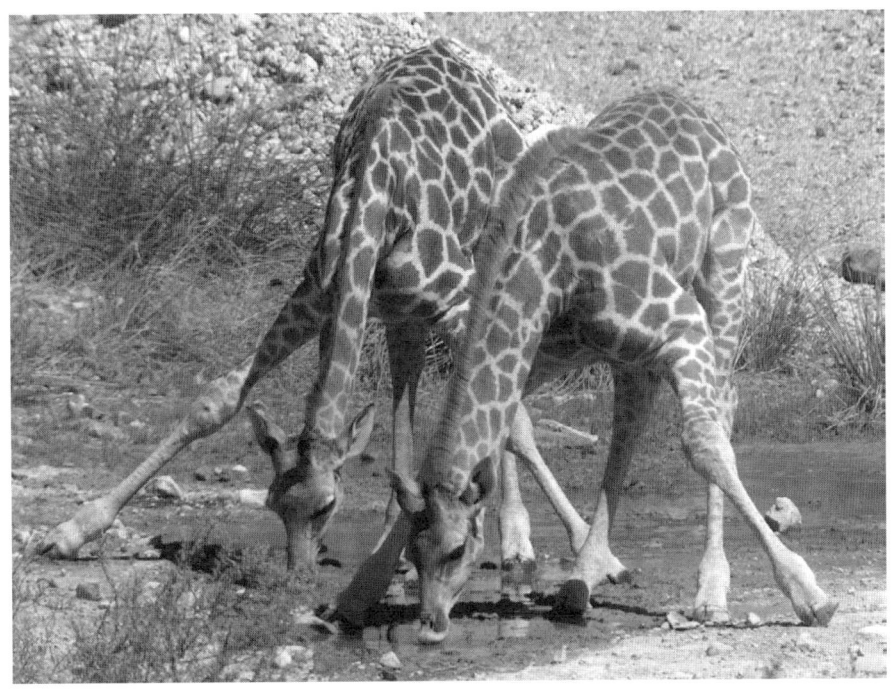

사진 7. 물을 마시는 기린

스모 선수와는 반대로 발레리나는 두 발로 또는 한 발로 정지해 있는데도 지지기반은 최소화된다. 양팔을 머리 위로 펴고 있는 발레리나의 몸에서 중력중심은 그녀의 작은 지지기반 위쪽 최상단 지점에 형성된다. 이렇게 극단적인 자세를 취하려면 힘과 지속적인 움직임이 필요하다. 왜냐하면 머리가 조금만 기울어져도 중력중심에서 멀어질 수 있기 때문이다.

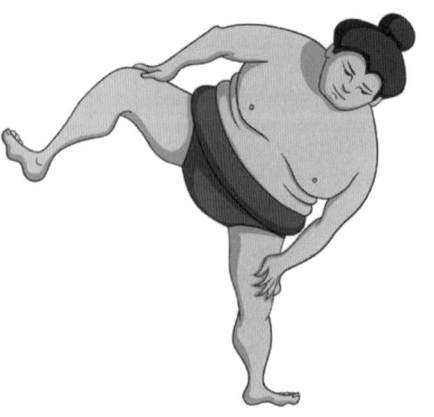 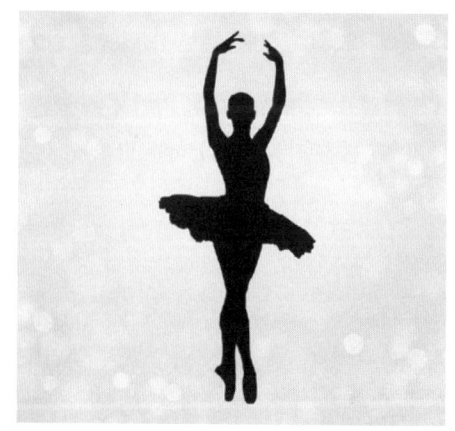

사진 8. 다리를 들어 올리는 스모 선수   사진 9. 발끝으로 서 있는 발레리나

스모 선수와 발레리나는 인간들 중에서도 매우 뛰어난 퍼포먼스를 자랑한다. 이들처럼 예술에 가까운 동작을 하기 위해서는 움직임 원리를 깊게 체화해야만 한다. 스냅사진을 찍은 듯한 두 장의 그림을 보여주고 이들의 움직임을 묘사했지만, 이 그림만으로도 중력중심과 지지기반이라는 개념을 명확하게 이해할 수 있을 것이다. 오히려 이러한 개념이 담기지 않은 동작을 제시하는 것이 더 어렵다. 움직임 구조화 원리가 명확하게 드러나지 않거나 잘 이해되지 않을 때, 그리고 그것을 인지하는 데 어려움을 겪는 사람에게 도움을 주기 위해서는, 이렇게 원리가 명확히 드러난 그림을 보여주면 된다. 이 책의 첫 번째 장에서 언급했듯, 움직임 구조화 원리가 제대로 활용될 수 있다면 그 치료적 가치는 무궁무진해질 것이다.

낙상에 대한 두려움

에드워드_{Edward}의 마음속에서 일어나는 일들을 따라가 보기로 하자. 그는 보행 보조기를 써서 느리면서도 뻣뻣하게 걸어 다니는 노인이다. 에드워드는 양발을 몸통 넓이보다 넓게 벌린 채로 손을 쭉 뻗어 보행 보조기를 잡고 몸을 살짝 앞으로 기울이며 걷는데, 이게 바로 그가 몸의 안정성을 확보하기 위해서 취하는 전형적인 자세이다. 하지만 스모 선수나 기린과 비교해 봤을 때, 에드워드는 이미 놀라울 정도로 안정적인 자세를 취하고 있다. 그의 문제는 안정성이 아니다. 바로 보행 보조기를 잡은 자세에서 이동할 때 일어나는 긴장이 그의 문제점이다.

에드워드의 자세를 좀 더 확대해서 바라보자. 그는 낙상에 대한 두려움 때문에 몸의 굴곡근을 과도하게 긴장시키고 있다. 어머니는 소리를 지르거나 우는 아이를 굴곡 자세로 달래는데, 아이를 모포에 감쌀 때도 이 자세로 만든다. 굴곡 자세에서 아이는 저절로 편안해지기 때문이다. 그러므로 굴곡 자세야말로 불안함을 느끼는 아이와 어른의 쉼터라고 할 수 있다. 목의 굴곡근은 턱을 가슴으로 당기고, 복부의 굴곡근은 늑골(갈비뼈)과 골반을 가깝게 만든다. 그런데 몸통을 굽힌 채로 직립 자세를 유지하기 위해서는 등에 있는 신전근에 엄청난 힘이 들어간다. 이 자세에서 앞쪽을 보기 위해서는 머리를 충분히 들어야 하고, 그렇게 하기 위해서는 목 뒤쪽 근육이 수축해야만 한다. 결국 이 상태에서는 몸 앞쪽의 굴곡근과 뒤쪽의 신전근 사이에서 전쟁이 일어나 몸이 경직될 수밖에 없다.

앉거나 서 있을 때 이런 자세를 취하면 몸을 옆쪽으로 기울이거나 회전시키는 일이 매우 어렵다는 것을 금방 알 수 있다. 사실 이 자세에서는 몸이 쉽게 경직된다. 그러므로 에드워드와 같은 자세로 걷는 것은 매우 힘든 일이다. 그가 한 발을 떼기 위해서는 그 다리를 들어 올리며 몸을 한쪽으로 기울여야만 한다. 매우 불안정한 보행이 되는 것이다. 결국 그의 보폭은 짧아지고, 다리를 드는 높이는 줄어들며, 지면과의 안정성을 확보하기 위해 다급한 형태의 보행이 된다. 걷는 걸음마다 엄청난 힘이 들기 때문에 아주 조금씩 앞쪽으로 기듯이 걸을 수밖에 없다. 여기에 낙상에 대한 두려움이 그를 잠식하면, 걷는 시간이 길수록 피로가 쌓이게 된다.

질병, 부상, 트라우마로 인한 영향과 잘못된 습관이 오랜 시간 지속되어 쌓인 문제로 힘든 시간을 보내는 이들에게 움직임 원리를 체득시키는 일은 쉽지 않다. 통증이 있는 사람뿐만 아니라 그들을 돕고 싶어하는 치료사들은 특정 기능장애에 이름을 붙이고, 그 기능장애를 측정하는 과정에서 덫에 걸리곤 한다. 우리는 이 책에서 좀 더 실용적인 접근법을 따른다. 바로 관찰하고, 생각하고, 느낄 수 있는, 모든 인간이 좀 더 쉽게 접근할 수 있는 방법을 제시하고자 한다.

여기서 제시하는 원리는 나이 든 신사로 살아가는 에드워드에게만 적용되지는 않는다. 척추손상을 지닌 젊은이, 뇌성마비를 앓고 있는 어린아이에게도 여기서 설명하는 안정성 대 불안정성 패턴stability vs instability pattern과 관련된 문제가 생길 수 있다. 좀 더 효율적이며 안전하게 움직이기 위해, 에드워드와 같은 문제를 지닌 이들은, 좀 덜 안정되어 있지만 경직되지 않은 몸의 중심을 유지하는 법을 체득해야만 한다. 특정한 문제를 지닌 이들의 몸은 쉽게 경직되기 때문에, 특정 부위를 좀 더 특수하게 움직일 필요가 있다. OP1 도입부에서 우린 줄 위에서 곡예를 하는 리 웨이에 대해 소개했다. 그가 줄 위에서 변하는 환경의 요구에 맞춰 언제든 몸의 일부분을 약간씩 이동시킬 준비가 되어 있었다는 사실을 떠올려 보라.

List Number	**몸통의 가동성 찾기**
TIY 1-3	Find mobility through the torso

바닥에 줄이 그어져 있다고 상상하라. 이 직선 위에서 정면을 보고 앞으로 걷는 연습을 여러 번 해보라. 이때 양발은 최대한 줄 근처에서 움직이게 한다. 이제 양발 사이 거리를 평소보다 넓게 유지하고 걸으면서 보행의 느낌이 어떻게 변하는지 체크해보라. 줄 위에서 최대한 직선으로 이동하려면 시선을 아래로 내리고 싶은 마음이 들지도 모른다. 하지만 이 훈련의 목적은 그게 아니다. 줄 위를 걸을 때 양발 사이의 거리를 넓게 해서 걷든 좁게 해서 걷든 상관없이, 머리의 "정상" 위치를 유지하며 이동하는 것이 중요하다. 이때 몸을 살짝 굽히는 것은 상관없다.

이제 벽을 보고 선다. 양손은 자신의 어깨 높이 정도로 들고 벽에 댄다. 양발 사이는 골반보다 넓게 벌리고 무릎은 부드럽게 편다(완전히 굽히는 것도 아니고 쫙 펴는 것도 아니다). 이 자세에서 얼마나 다양한 방식으로 몸통의 커브를 변화시킬 수 있는가?

몸을 왼쪽으로 측굴하면 왼쪽 액와(겨드랑이)와 장골능(엉덩뼈능선)이 서로 가까워진다. 이 동작에 따라 자연스럽게 머리를 움직일 수 있는가? 얼굴은 계속해서 벽을 향하지만 몸의 왼쪽 측면이 수축하면서 머리가 왼쪽으로 아치를 그리면서 이동할 수 있도록 하라. 이 동작을 할 때 척추 좌우 커브는 어떻게 변하는지 확인할 수 있는가? 아코디언처럼 왼쪽 흉곽에 있는 늑골이 서로 가까워지면 오른쪽은 열리면서 척추가 전체적으로 C-커브를 그린다. 이 동작을 좀 더 쉽게 하기 위해서 양발과 양손에 가해지는 무게를 재분배 시키려면 어떻게 해야 하는가?

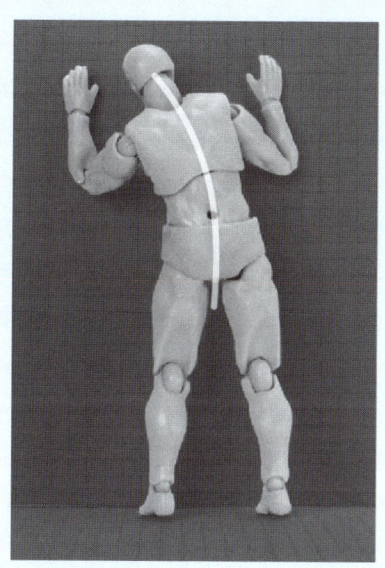

사진 10. 왼쪽 액와와 장골능이 서로 가까워지면서 C-커브를 그린다

반대쪽으로도 C-커브를 그려보라.

동작 탐험을 느리고 편안하게 할수록 근육과 뼈가 좀 더 부드럽게 움직인다는 사실을 알 수 있다. 대부분의 사람들은 측면에서 일어나는 움직임을 인지하는 훈련을 해본 적이 없다. 따라서 측면의 움직임을 인지하기 위해서는 시간이 걸린다. 뇌는 우리가 이전에 하지 않았던 움직임을 감각으로 분류하는데 어려움을 겪는다. 따라서 몸통을 좌우로 C-커브를 그리며 움직일 때 되도록 느리고, 기분 좋게 접근하라. 동작에 대한 집중력이 높아질수록 더 많은 것을 감지할 수 있다.

몸통과 척추의 커브를 변화시키면서 다른 부위가 얼마나 많이 관여하는지 알아채기 위해 의식을 집중하는 것이 이 동작의 목적이다. 몸을 앞으로 굽히고 뒤로 펴는 것뿐만 아니라, 좌우로 측굴할 때 골반에서 머리까지 얼마나 긴 커브를 만들 수 있는지도 확인하라.

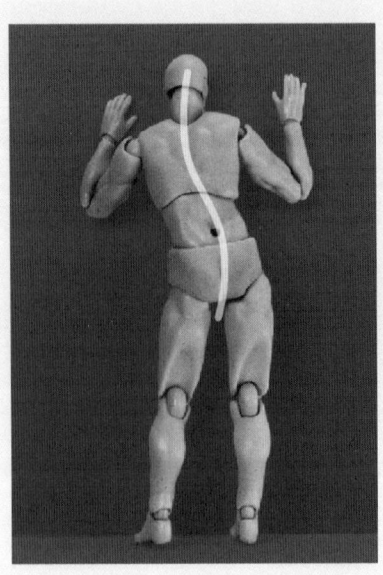

사진 11. 척추의 위쪽과 아래쪽의 커브를 반대로 해서 S-커브를 만든다

허리까지의 커브는 바꾸지 않고 가슴 쪽의 커브를 반대로 바꿀 수 있는가? 반대쪽도 가능한지 확인하라. 척추의 아래쪽과 위쪽의 커브가 반대로 바뀌면 S-커브를 그린다. 집중력이 유지될 수 있도록 동작을 편안하고 부드럽게 하라.

이렇게 척추의 좌우 커브를 변화시키는데 익숙해지면 더 넓은 범위로 집중력을 펼칠 수 있다. S-커브를 그리며 움직일 때 양손과 양발에 가해지는 지지력과 무게 변화는 어떤지 확인할 수 있는가? 커브가 생기면 한 손에 가해지는 압력이 가벼워지지만, 커브의 방향이 바뀌면 다른 쪽 손에 가해지는 압력이 가벼워질 것이다.

더 많은 것을 감지할 수 있게 될수록 움직임의 크기나 범위를 더 쉽게 조절할 수 있다. 또한 양손과 양발에서 지지점을 변화시키는 것도 좀 더 편안하게 할 수 있다는 사실을 알게 될 것이다.

이렇게 몸통에서 일어나는 서로 다른 움직임에 의해 머리가 공간 안에서 움직이는 방식이 어떻게 변하는지 확인한다. 그리고 위아래, 좌우의 다양한 움직임으로 인해 세상을 바라보는 방식이 얼마나 여러 각도로 변하는지 찾아보라.

바닥의 줄을 따라 걷는 훈련을 다시 해보라. 안정성에 대한 여러분의 감각은 어떻게 변했는가? 머리를 똑바로 세우고 몸의 중심을 유지한 자세로 걸을 때 얼마나 편안해졌는가?

신경계에 정보를 풍부하게 전달하기 위해서는 동작을 할 때 의식을 집중해야 한다. 에드워드가 이와 같은 방식으로 집중해서 움직인다면 신경계의 중심에서부터 변화가 일어나며, 그로 인해 좀 더 안정적이며 효율적인 보행이 가능해질 것이다.

보행 연습만으로 에드워드가 걷는 방식을 변화시키기는 어렵다. 이 사실을 이해하는 것이 중요하다. 우린 아이였을 때도 이렇게 움직임을 학습하지 않았을 뿐만 아니라, 어른이 되어서도 그러하다. 보행 연습을 무작정 하기보다는 침대에서 구르는 동작을 탐구하며, 점진적으로 자신의 몸을 조금씩 더 쉽게 움직일 수 있는 방법을 발견하는 쪽이 에드워드에게 더 많은 도움이 될 수 있다. 이런 방식의 동작 탐험은 훨씬 안전하게 가동성을 높여준다. 몸무게를 이동시키거나 걷는 범위를 확장하기 위해서는, 먼저 앉는 법을 학습하고, 그다음엔 앉은 자세에서 일어서는 법을 학습하는 것이 좋다. 안정적인 자세와 불안정한 자세에서 집중력을 동원해 동작을 학습해 나갈수록 에드워드의 신경계는 더 크게 변할 것이다. 신체를 보호하기 위해 무의식적으로 방어하던 신경계에 안정성에 대한 감각이 일깨워지고, 움직임이 즐거운 일로 받아들여지면, 에드워드의 보행 방식도 변하게 될 것이다.

이 장에서 우리는 이상적인 균형에 대해 이야기했다. 인간은 평생 동안 일과 삶의 균형을 추구하고, 균형 잡힌 식습관을 다짐하며, 감정적으로 균형이 잡힌 사람을 존경하면서 살아간다. 하지만 어떤 경우든 균형은 정적이지 않다. 균형이란 내적, 외적인 요구에 맞춰 지속적으로 변하는 환경에 대한 능동적인 반응이다. 줄 위에서 곡예를 하던 리 웨이처럼, 우리 또한 크고 작은 교정을 하면서 지속적으로 균형을 맞추며 계속 앞으로 움직여야만 한다.

OP2.
골격이 정렬되어야
움직임이 자유로워진다

골격이 정렬되면 지지력이 높아지고
큰 근육들이 자유롭게 움직일 수 있게 된다.
이때 인체는 훨씬 가볍고 강하게 움직인다.

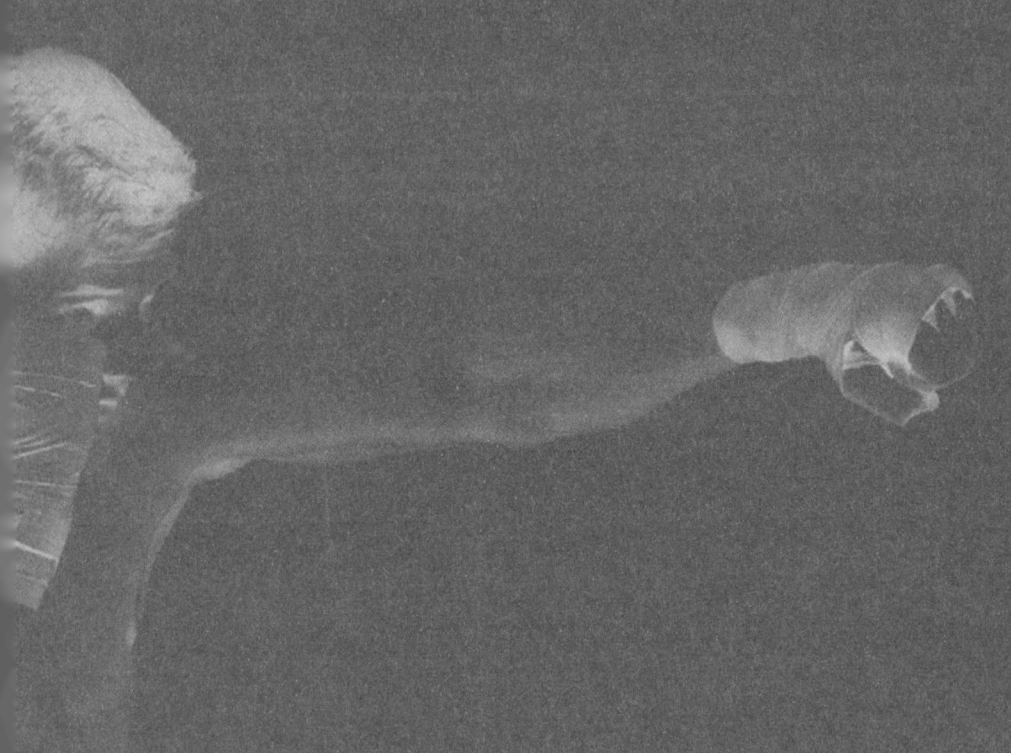

여기 두 명의 그레이스Grace가 있다. 둘 다 20대 중반의 젊고 영리한 여성이지만, 이들은 매우 다른 삶을 살아간다.

첫 번째 그레이스 A는 호주 출신의 젊은 여성으로 활기차고 우수한 대학생이었지만 부끄러움이 많았다. 그녀는 많은 시간을 컴퓨터 앞에서 공부하거나, 영화를 보고, 게임을 즐기는 데 할애하면서도 건강을 위해 달리기도 하고 자전거를 타기도 했다. 하지만 혈기 왕성한 나이임에도 불구하고 집중이 필요할 때 잠깐 온 힘을 다해 버티는 경우를 제외하면, 허리를 바르게 세우지 못하는 문제를 겪고 있었다. 그레이스의 문제는 점점 깊어져 날이 갈수록 근시, 복부 근육 단축, 긴장성 두통, 소화기관 기능장애를 일으켰다. 인체 중심선을 기준으로 옆에서 바라본 그녀의 모습은 목과 머리가 상당히 앞으로 튀어나온 거북목 형태를 이루고 있었다. 또, 어깨는 앞으로 둥글게 말려 있고, 흉곽 중심은 움푹 꺼져 있으며, 등은 뒤로 튀어나와서 기능적 보상을 이루고 있었다. 전반적으로 무게가 앞으로 쏠린 모습인데, 이런 보상 패턴이 아래쪽으로 내려오니 무릎이 과신전되면서 관절이 잠긴 상태이며 발목 역시 고정되었다. 중력이 제대로 골격계를 통해 효율적으로 전달되지 못하여 머리와 어깨를 당기는 형국이었다. 그레이스 A는 중력의 무게로 인해 그야말로 축 처진 상태를 유지하고 있었다. 골격계가 충분히 몸을 지지하지 못하고 있기 때문에, 그녀는 가까이에 있는 무언가에 기대거나 부드럽고 푹신한 의자에 몸을 던지듯 맡겨야만 했다.

그레이스 A는 대학 졸업 후 교사로서 본격적으로 일하기 전에 마다가스카르 자원봉사를 떠났다. 그리고 그곳에서 동갑내기 젊은 여성인 그레이스 M을 만났다. 그녀 또한 직업이 교사였다. 그레이스 M이 살고 있던 마을의 최고 부자는 벽돌로 지은 집을 가지고 있었다. 그 마을에서는 물 빠진 논에 있는 축축한 진흙을 직접 손으로 반죽해서 벽돌을 만들었는데, 마을 여성들이 그것을 머리에 이고 들판을 가로질러 건물을 짓는 곳으로 운반했다. 그런 다음 가마에서 벽돌을 구워 건축 자재로 사용했다. 주로 젊은 여성들이 머리에 벽돌을 이고 진흙길, 바윗길, 먼지 쌓인 들판, 구덩이나 언덕을 가로지르며 다니곤 했다. 그녀들은 물동이, 나뭇단, 벽돌 뭉치 등 온갖 종류의 물건들을 나르면서 때로는 등에 아이까지 업고 있었다. 고르지 않은 지면에서 머리에 무거운 물체를 이고 똑바로 서서 걷기 위해서는, 물체가 가하는 무게를 뼈를 통해 효과적으로 바닥까지 전달할 수 있어야 한다. 동시에 그 상황에서도 몸의 큰 근육들은 자유롭게 움직일 수 있어야 한다. 그레이스 M은 비록 교사지만, 일을 쉬는 시기에는 다른 여성들처럼 무거운 짐을 머리에 이고 옮기는 일을 해야만 했다. 그레이스란 이름을 지닌 두 사람이 만나는 순간에도, 그레이스 M은 아직 굽지 않아서 축축한 벽돌 16개를 머리에 이고 논을 지나서 거친 언덕길을 올라 도로 옆에 있는 가마터로 옮기는 중이었다.

그레이스 M은 낯선 사람을 만나면 약간 수줍어했지만 본래 쾌활한 여성이었다. 그녀는 매우 바른 시선을 지니고 있었으며, 똑바로 선 자세에서 불필요한 힘을 쓰지 않으면서도 경쾌하게 걷고 뛰어다녔다. 그녀는 유동적이고 가벼운 걸음으로 거친 들판을 가로질러 다닐 수 있었고, 어디에 기대지 않고도 장시간 서거나 쪼그려 앉을 수도 있었다.

그레이스 A와 M의 몸은 각각 다른 환경에 적응해왔다. 두 사람 모두 자신의 신체를 변형시킬 수 있는 환경을 의식적으로 선택한 것은 아니다. 다만 처한 환경이 달라서 몸도 거기에 맞게 변형된 것이다. 우리의 몸은 처한 환경, 바라는 목표, 그리고 삶에 대한 태도에 따라 다르게 변화한다. 그레이스 A는 그레이스 M보다 살아가면서 훨씬 더 다양한 선택의 기회를 지니고 있었지만, 자신의 선택이 체형에 좋지 않은 영향을 미친다는 사실은 자각하지 못했다.

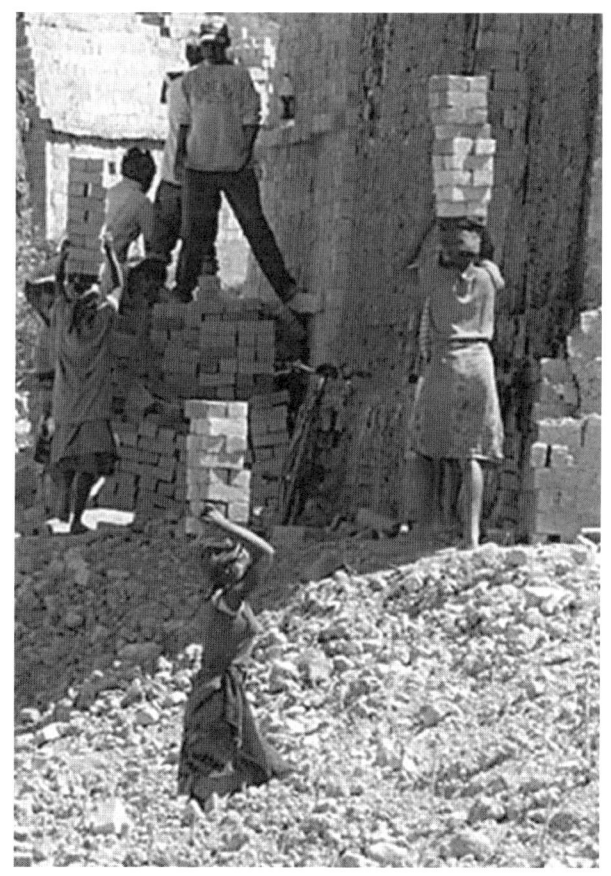

사진 12. 벽돌을 가마터로 옮기는 마다가스카르 여인들

정렬과 행동

우리가 타인을 보자마자 인간이라고 판단할 수 있는 이유는 그에게 골격계가 있기 때문이다. 골격계를 이루는 뼈들은 비정형적인 형태를 하고 있으며, 결합조직을 통해 서로 관절을 이루고 있다. 그래서 인체에 있는 모든 근육이 활동을 멈춘 상태에서 골격이 제자리를 유지하고 있다면, 이론적으로는 그 상태에서 직립 자세가 가능하다. 물론 이는 이론적으로만 가능한 일이지만, 상상력을 활용한 훈련을 한다면 자기사용_{self-use}을 하는데 도움이 되는 발상이다.[1] 이제 이런 이상적인 상태에 가까워질 수 있는 실용적인 방법과 그 원리를 탐구해보도록 하자.

---

1. "자기사용"이라는 용어는 use of self와 self-use를 번역한 말로, 알렉산더 테크닉과 펠든크라이스 메소드에서 자주 사용된다. 프레데릭 알렉산더는 아마도 이 용어를, "사람이 행동을 할 때 자기 자신을 습관적으로 협응시키는 방식(the way a person habitually coordinates themselves for actions)"을 가리키는 의미로 사용한 최초의 인물일 것이다. 그는 1932년에 『The Use of the Self』 라는 제목의 책을 출간했다(한국에서는 2017년 『알렉산더 테크닉, 내 몸의 사용법』이라는 제목으로 판미동 출판사를 통해 번역/출간되었다). 이 책에서는 웅변을 하거나 운동을 할 때에 초점을 맞추어 설명하면서, 근골격계를 잘 사용하는 방식과 잘못 사용하는 방식(use and misuse)에 대해 다루고 있다.

대근육 Global muscle   복직근(배곧은근), 대퇴사두근(넙다리네갈래근), 광배근(넓은등근), 대둔근(큰볼기근) 등은 우리가 그 이름만으로도 위치를 알 수 있는 큰 근육large muscle이다. 그리고 이러한 큰 근육들은 인간이 공간 안에서 춤추고, 도끼를 휘두르고, 공을 던지는 동작을 잘할 수 있도록 디자인 되어 있다. 큰 근육은 여러 개의 관절을 가로지르기 때문에 한 번에 여러 개의 뼈를 동시에 움직일 수 있다. 예를 들어 복부 근육들은 척추, 갈비뼈 그리고 골반을 동시에 움직이게 할 수 있다. 이렇게 넓은 범위를 연결시키는 근육을 우리는 대근육이라고 한다. 하지만 이 대근육은 장시간 직립 자세를 유지하는데 적합한 근육이 아니다.

소근육 Local muscle   뼈 가까이에 붙어서 인체 골격 구조를 유지하는데 특화된 작은 근육small muscle도 있다. 이들은 인체에 안정성을 제공하지만 하나의 관절만 지나며 뼈와 뼈를 효과적으로 "묶어주는" 역할을 한다. 단일한 척추 마디에 붙어있는 작은 척추 근육들이 여기에 해당된다. 작은 근육들은 타고나기를 국소적인 움직임을 담당하기 때문에 소근육local muscle이라 부른다.

대근육은 다른 말로 페이직 근육phasic muscles이라 하고, 소근육은 토닉 근육tonic muscles이라 한다. 이는 근섬유에서 차지하는 빠른 연축fast twitches 섬유와 느린 연축slow twitches 섬유가 차지하는 비율에 따른 분류이다. 대근육이며 페이직 섬유를 지니고 있으면 강하고 빠른 속도로 스위치가 켜졌다 꺼지기 때문에 빠른 연축을 한다고 표현하고, 소근육이며 토닉 섬유를 지니고 있으면 쉽게 피로해지지 않으면서 오랜 시간 일을 할 수 있기에 느린 연축을 한다고 표현한다. 인체의 모든 근육들은, 비율이 비록 서로 다르기는 하지만, 이 두 종류의 섬유가 혼재되어 구성되며, 빠른 동작을 할 때는 빠른 연축 섬유가, 인내력을 필요로 하는 동작에는 느린 연축 섬유가 주로 사용된다. 따라서 모든 근육들은 빠른 동작을 하면서 동시에 지구력을 유지하는 능력도 갖추고 있지만, 어느 한쪽에 좀 더 적합하다. 페이직 성향이 우세한 근육은 몸을 움직이는 데 적합하고 토닉이 우세한 근육은 몸을 지지하는데 적합하다.

요약하자면, 앞에서 소개한 대로 우리는 대근육이자 페이직 근육이며 빠른 연축을 하는 큰 근육을 지니고 있어 공간에서 최적의 움직임을 만들 수 있을 뿐만 아니라, 소근육이자 토닉 근육이며 느린 연축을 하는 작은 근육 또한 지니고 있어 안정적인 자세를 제대로 유지할 수도 있다.

예를 들어, 골격계를 이루는 뼈와 작은 근육들이 잘 정렬되어 바른 자세에서 지지력이 확보된다면, 크고 강력한 근육들은 짧고 폭발적인 활동을 하는데 주도적으로 사용된다. 하지만, 힘든 일상을 보내느라 목이 뻣뻣해지고 어깨와 허리에 통증이 생긴 사람의 몸에서는 작은 근육보다 큰 근육이 중립 자세를 유지하는 데 더 많이 관여하는 경향이 있다.

중력 거스르기

몸이 중력 안에서 제대로 정렬된 상태라면 소근육은 구조를 지지하는데 쓰이고, 대근육은 자유롭게 큰 동작들을 수행하는데 쓰인다. 하지만, 정렬이 깨져 지지기반이 무너지면 대근육들이 구조를 지탱하는데 어쩔 수 없이 동원되는 경향이 발생한다. 이는 매우 중요한 내용이기 때문에 뒤에서 다루게 되는 다른 구조화 원리를 설명할 때 다시 여러 차례 언급할 예정이다. 특히 대근육이 구조를 지탱해서 몸에 문제가 발생하는 경우에 대해서는 OP7에서 "압력"에 관해 소개할 때 자세하게 다룰 것이다.

인간은 뼈가 있기에 중력 안에서 버티며 살아갈 수 있고, 근육이 있기에 뼈를 움직일 수 있다. 하지만 여기에서 신경계는 뼈와 그다지 관련이 없어 보인다. 왜냐하면 인간은 피부를 통해 차가운 감각을 느끼고, 근육이 움직이는 것도 알 수 있지만 뼈 자체를 신경계를 통해 감지하지는 못하기 때문이다. 단지, 뼈와 뼈가 서로 마주하여 관계를 맺고 있는 부위와 뼈 주변을 감싸고 있는 조직들 사이의 관계에는 신경계가 매우 깊게 관여하고 있음이 분명하다. 관절 주변에는 수많은 고유수용기proprioceptors가 존재하기 때문에, 거기에 가해지는 압력과 위치 정보에 대한 피드백을 받을 수 있다. 뼈 주변의 살과 안쪽의 장부에는 내부수용기interoceptors가 존재한다. 그래서 누구든지 뼈가 부러지면 고통스럽다는 것을 알고 있지만, 뼈 자체가 통증 신호를 보내는 것은 아니다. 바로 뼈 주변을 감싸고 있는 조직의 변화에 의해 자극을 받은 감각수용기가 해당 정보를 신경계에 전달하기 때문에 통증을 느끼는 것이다.

우리가 뼈를 의식적으로 감지하지 못하듯 중력도 마찬가지다. 중력은 환경을 구성하는 근본 요소에 해당하고 늘 가까이에 존재하지만, 이 중력이 존재한다는 사실을 잘 알아차리지 못한다. 우리는 중력을 느끼지 못한다. 단지 몸 곳곳에 각인된 중력의 작용과 평소의 생각에 끼친 영향력이 그 존재를 간접적으로 입증하고 있을 뿐이다. 위 또는 아래로 향한다는 말과 무겁거나 가볍다는 표현이 과연 중력이 없다면 구별 가능한 개념일까? 탄생의 순간부터 인간의 생리와 마음은 매우 강력하게 중력에 적응되었다. 그러므로 자기 삶의 중력 중심부를 확보하기 위해, 부하를 발생시키는 중력을 사용하고, 무시하고, 거기에 저항하는 법을 이해하기 위해 충분한 시간과 노력을 기울일 필요가 있다.

잠시 리 웨이 Li Wei 와 곡예사들의 세계로 눈을 돌려보자. 뛰어난 곡예사들은 두 명, 세 명, 혹은 그 이상이 허공으로 뛰어올라 서로의 어깨 위로 착지하는 묘기를 부리곤 한다. 그런데 그렇게 만든 인간 탑의 최하단에 가장 강한 사람이 위치해 있는 것을 보고, 단지 그의 근력이 특별하기 때문에 맨 아래에서 받치는 역할을 한다고 생각할 것인가? 뛰어서 다른 사람의 어깨로 올라가 역동적 균형을 잡는 사람을 대단하게 여길 것인가? 아니면 이들 모두가 주인공이라고 여길 것인가? 여기서 눈에 띄지 않은 영웅이 있다는 사실을 생각해 본 적은 있는가? 그 영웅은 사람이 아니라 꼭대기에서 맨 아랫단까지 균형을 유지하기 위해 정렬을 유지하는 뼈 자체의 능력이다. 비록 세 사람이 층을 이룬 높이만큼 간격이 있긴 하지만, 층층이 쌓인 몸의 무게를 맨 위에서부터 곧바로 땅에 있는 사람의 뼈까지 전달하는 능력 자체가 서커스 공연의 영웅이지 않을까? 뼈를 통해 몸무게가 지면으로 직접적으로 전달된다면, 그때 우리는 몸무게가 사라진 듯한 경험을 하게 될 것이다.

List Number	**손, 팔목, 그리고 전완의 정렬**
TIY 2-1	Align your hand, wrist, and forearm

책상 위에 팔꿈치를 대고 전완(아래팔)을 수직으로 세운다. 이때 전완과 동일한 선상에 위치하도록 손목도 곧게 펴고, 손가락을 가볍게 구부려 주먹을 말아 쥔다. 전완이 수평면에 대하여 정확히 수직을 유지하고 있는지 앞으로 기울지는 않았는지 확인해 본다. 이 상태가 되어야 팔을 정확히 세웠다고 할 수 있다.

이제 반대쪽 손바닥으로 주먹을 위에서 아래로 가볍게 누르며 바닥과 닿는 팔꿈치로 전달되는 느낌에 집중해보자. 부드럽게 누르는 동시에 수직으로 세워진 팔을 아주 미세하게 움직이다 보면, 팔꿈치와 지지하고 있는 바닥 사이에서 미묘한 형태 변화를 느낄 수 있다. 이때 팔과 손 사이에 정렬이 잘 이루어졌다면 여러분은 손목에 어떠한 압박도 느낄 수 없을 것이다. 이는 마치 손목의 관절들 전체가 하나의 고체 구조처럼 복합체로 작용하면서, 누르는 힘이 손목의 무수히 많은 관절을 지나 곧장 타고 내려가기 때문이다. 이 동작을 계속 진행하면서 천천히 살피다 보면 "스위트 스팟Sweet spot"이라고 하는, 상완(위팔)과 어깨 그리고 등 위쪽 근육들의 긴장이 이완되는 지점을 찾을 수 있다. 더 이상 애쓸 필요가 없다는 신호가 전달되면서 근육에 긴장이 빠지는 현상이다.

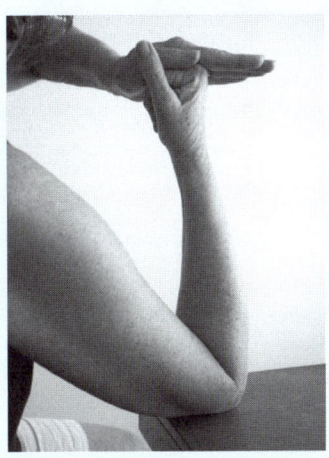 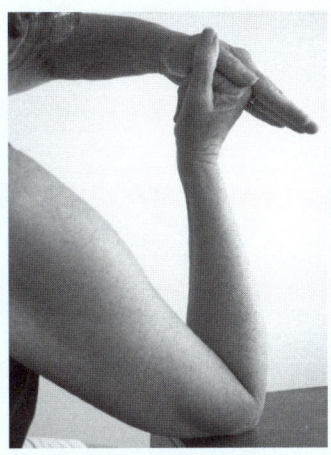

사진 13. 힘을 잘 전달하기 위해서는 손목과 팔의 정렬이 이루어져야 한다

사진 14. 힘이 비껴가면 손목이 손상될 위험이 있다

이번에는 위에서 아래로 가볍게 누르는 동시에 테이블에 직각으로 세운 쪽 손목을 원하는 방향으로 살짝 구부리면서 그때의 느낌을 살펴보자. 물리력이 변하면 바닥과 닿는 접지면에서 관절까지 정렬이 무너지면서 힘의 집중력이 떨어진다. 이때 가벼운 압력을 유지하며 주먹의 각도에 미세한 변화를 주면 상완과 어깨의 근육들에 긴장이 다시 생기는 것을 느낄 수 있다. 이는 힘이 더 이상 관절을 타고 지지면까지 수직으로 관통하지 않기 때문에 발생하는 현상이다. 약하게 그 힘을 버티며 유지하고 있지만 손목에 잠깐 가해지는 스트레스를 생각해보면, 팔목을 안전하게 보호하기 위해 팔과 몸통 근육 전체로 넓게 버티는 힘이 필요하단 사실을 알 수 있다.

앞의 그림 속 곧게 뻗은 팔과 손의 모습을 보면 골격계가 어떻게 무게를 지탱하고 있는지 알 수 있다. 정렬된 라인을 따라 힘이 그대로 바닥까지 똑바로 전달되면, 손가락, 손, 손목, 그리고 전완에 무리가 가지 않는다. 그래서 이 상태에서는 공간에서 해당 신체 구조를 바르게 유지하는 데 그다지 큰 근력이 필요 없다. 이는 골격계가 잘 정렬되어 있으면 주먹에 무거운 무게가 실려도 스트레스를 받지 않는다는 의미이다. 하지만, 구조적 정렬이 깨진 상태라면 동일한 힘이 가해져도 해당 관절에 비틀리는 힘에 의한 스트레스가 발생한다. 이때 무게를 버티기 위해 대근육들은 활성화되고 소근육들은 더 이상 몸의 직립을 버틸 수 없는 상태에 이른다. 안 좋은 정렬 상태가 습관이 되면, 손목, 전완, 팔꿈치에 통증이 발생할 수 있고, 목과 어깨에도 잠재적인 문제가 유발될 수 있다.

머리가 전방으로 이동되어 있는 사람을 생각해보자. 그 사람은 척추 꼭대기에 놓인 머리의 균형을 유지하기 위해 매일같이 엄청난 투쟁을 하며 살아간다. 앞으로 나간 머리 무게를 지탱하려고 견갑대는 불안해질 수밖에 없다. 또한 견갑대에 매달린 팔은 거기에 끊임없이 적응하며 움직이고, 척추와 관절을 이루는 늑골(갈비뼈) 또한 카운터밸런스를 맞추기 위해 변형되며 구조가 약화된다. 이건 중력장 안에서 신경계의 통제를 받는 근골격계가 일상의 매 순간마다, 붕괴된 구조에 맞춰 나름의 안정성을 확보하기 위해 벌이고 있는 투쟁의 일부분에 불과하다.

이러한 설명을, 바르게 선 자세를 갖춰야 한다는 단순한 논의 정도로 생각할 수도 있지만, 우리가 목표로 하는 지점은 아니다. 우리는 힘을 확보하고, 무게감이 없어진 것 같은 감각을 경험할 수 있는, 보다 흥미로운 상태를 추구한다.

우리는 대체로 자세posture라는 단어를 매우 고정된 개념으로 이해하고 있다. 과거 기억을 한번 떠올려보자. 누군가 "자세"라는 말을 한다면, 여러분은 무엇을 먼저 생각할까? 들린 턱, 내민 가슴, 안으로 들어간 배, 허리를 똑바로 또는 쭉 펴고 서 있는 모습이 연상되는가? 혹은 경직된 자세로 피아노, 컴퓨터, 또는 식탁 앞에 허리를 바르게 하고 앉아 있는 누군가를 떠올렸는가? Posture는 "고체처럼 딱딱하거나 움직이지 않는 무엇"이라는 의미를 지니고 있는 post를 어원으로 한다. 그러므로 Posture에는 고정된 위치 개념이 담겨 있다.

사람들은 남들이 보고 있다고 느낄 때나 최고의 모습을 보여주고 싶을 때, 애써서 바른 자세good posture를 취하려는 경향이 있다. 이는 남에게 인상 깊은 모습을 남기고자 하는 스트레스 때문에, 이상적인 형태의 자세 이미지를 따르는 것이다. 하지만 그런 마음이 오히려 몸을 뻣뻣한 통나무처럼 만든다. 그래서 몸이 경직되면 생각이나 말도 자연스럽게 나오지 않게 되어, 말 그대로 정말 괜찮은 post가 되어버린다.

사실 좋은 자세는 가만히 선 자세를 말하는 것이 아니다. OP1에서 언급한 기린의 예를 생각해보자. 기린의 자세는 가만히 서서 어슬렁거릴 때와 물을 마시기 위해 몸을 숙일 때가 매우 달랐다. 마찬가지로 모델, 축구 선수, 유리 공예를 하는 이가 바르다고 여기는 자세가 각각 매우 다르다. Posture 와 Acture 라는 개념에 대해서 생각해 볼 필요가 있다. 모델들은 특정한 포즈를 제대로 취하는 것을 good posture로 본다. 캣워크catwalk로 걷는 모델, 축구 선수, 유리 공예가 그리고 대부분의 사람들에게 필요한 것은 good acture이다. Acture란 동작을 할 때 나타나는, 효율적으로 잘 정렬된 골격 구조가 만들어내는 자세이다. 하지만 일반 영어 사전에는 이 Acture란 단어가 따로 등재되어 있지 않아서 Posture 하나로 이 두 개념을 총칭하여 사용한다. 인체는 공간 안에서 역동적인 구조를 지니고 움직인다. 그러니 자신의 몸에 스스로 제한을 가해 자유로운 움직임을 억제하는 어리석음을 범할 필요는 없다.

힘과 정렬

주먹, 손 그리고 전완을 테이블 위에 정렬시키는 탐험을 했던 TIY 2-1을 잠시 떠올려보자. 그런 다음 테이블 위에서 정렬시켰던 팔을 들고 그대로 일어나서 마치 복싱 선수처럼 자세를 취해본다. 직접 몸으로 해봐도 되고, 상상으로만 해도 괜찮다. 만일 이 탐험을 통해 팔의 바른 정렬에 대해 이해했다면, 강력한 펀치를 내뻗을 수 있는 완벽한 전완의 정렬 상태 또한 깨달을 수 있을 것이다. 사실 복싱 선수들이 손과 손목에 붕대를 칭칭 감아 주먹에서 팔까지 일렬로 정렬을 이루게 하는 이유는, 이 자세가 부상 위험을 줄이고 펀치력을 높일 수 있기 때문이다.

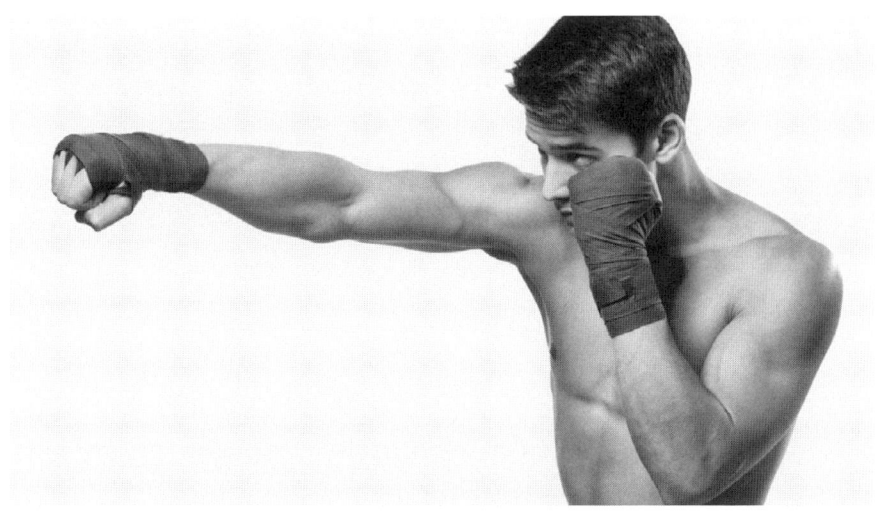

사진 15. 손과 손목에 붕대를 감아 펀치력을 안전하게 전달시키는 복서

근력Strength과 힘power, 이 두 개념의 비밀을 밝히고 싶다면 복싱이 좋은 예이다. 복싱을 하는 모습을 보면 근육량이 경기를 결정하는 요소가 아니라는 것을 금방 알 수 있다. 복싱 훈련 과정에 근력을 키우는 훈련이 포함되어 있다. 하지만 근력 자체가 힘, 즉 펀치력의 핵심 요소는 아니다(OP5와 OP6에서 힘에 대해 더 직접적으로 다룰 것이다). 복싱 선수들은 민첩성, 지구력, 그리고 근력을 두루 훈련하는데, 이는 오직 빠르고 가벼운 움직임을 목표로 한다. 무하마드 알리Muhammad Ali가 이야기한 "나비처럼 날아 벌처럼 쏜다"라는 말은 무게가 우리의 골격 구조를 통해 직접 전달될 때 느낄 수 있는 무게없음weigthlessness 에 대한 아름다운 묘사이다.

복싱 선수는 전통적으로 줄넘기 훈련을 한다. 지구력을 위한 훈련의 일부로 보일 수도 있지만, 여기엔 훨씬 더 많은 의미가 존재한다. 깡충깡충 줄을 넘는 동작은 몸을 위아래로 빠르게 움직여 중력장 안에서 신체 구조를 효과적으로 정렬시키는 연습을 가능케 하기 때문이다. 구조 정렬이 잘 될수록 빠르게 발을 움직일 수 있으며, 적은 힘으로도 지면에서 지속적으로 움직이는 것이 가능해진다. 두 발이 지면과 닿아있을 때 나선 형태의 신전근은 길게 늘어나며 수동적인 상태가 되지만, 이내 폭발적으로 짧아지면서 로켓처럼 몸을 공중으로 띄우는 힘을 제공한다. 여기서 신전근은 다음 사이클을 위해 스위치가 잠시 꺼진다.

아프리카의 마사이Massai와 삼부루Samburu 족 전사들은 두 발을 모으고 줄넘기를 하는 것과 같은 점프 능력으로 유명하다. 그들이 의식을 진행하면서 추는 춤은 기본적으로 점프로 구성되어 있는데, 가볍고 효율적으로 뛰어오르는 모습이 마치 가젤과도 같다. 우리 상식에서는 불가능해 보일 정도로 높게 위로 튀어 오르면서 중력에 저항하는 모습을 보여주기 때문이다. 더욱이 그들은 몇 시간 동안 쉬지도 않고 이 춤을 계속 출 수 있다.

하지만 이 전사들이 대수롭지 않게 여기는 중력이 우리에겐 척추뼈를 점차 무너뜨리고 호흡을 방해하며 몸이 앞으로 굽어지게 만드는 무게로 작용한다. 그래서 우리는 이 무게가 전달하는 힘을 골격을 통해 곧바로 바닥으로 전달하는 능력을 길러야 한다.

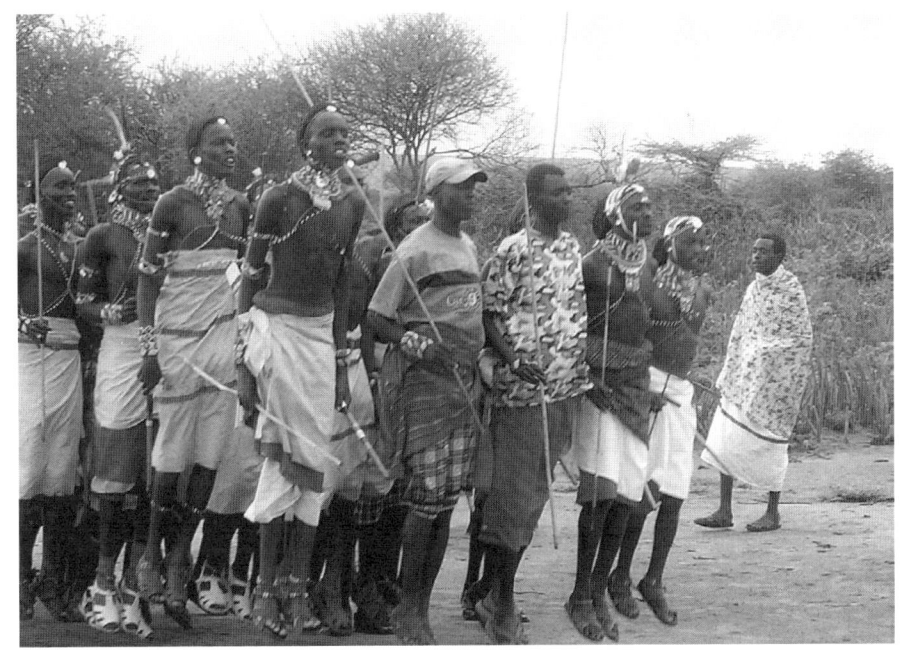

사진 16. 춤을 추는 삼부루 전사들

앞에서 두 명의 그레이스를 소개하면서, "우리의 몸은 각자가 처한 환경, 바라는 목표, 그리고 삶에 대한 태도에 따라 다르게 변한다"라는 말을 했다. 인간의 골격 구조는 일생 동안 중력이 가하는 무게와 어떻게 상호작용해 왔는지를 보여주는 명료하고 생생한 기록이다. 수십 년 또는 수천 년에 걸쳐 날씨, 식물, 동물에 의해 풍경이 점차적으로 변하듯, 각자가 처한 환경과 활동에 따라 우리의 몸의 구조도 점진적으로 변한다. 예를 들어, 나무에서 떨어지거나 자동차와 충돌했을 때 골격의 형태가 급격히 바뀔 수 있다는 사실은 모두가 알고 있다. 그뿐만 아니라 자신이 선택한 가구, 취미, 직업 역시 골격 변화에 차이를 만드는 요소이다. 근육의 힘이 커지면 부착된 부위를 당겨서 뼈를 두껍게 만들며, 미묘하게 그 형태를 변화시킨다. 마찬가지로 톤이 떨어져 있거나 잘 사용하지 않아서 약화된 근육은 뼈의 성장을 자극하지 못한다. 그래서 한쪽 근육은 강해져 과도하게 수축되는데, 그 반대쪽의 근육이 약해진다면, 중력장 안에서 뼈의 정렬을 어긋나게 하는 비트는 힘이 형성되며, 그 결과 연골과 뼈가 손상된다.

영상 기술의 진보로 자신의 뼈 구조가 몇 년 동안 얼마나 독특하게 변했는지 파악할 수 있는 사람들이 많아졌다. 하지만 영상을 통해 확인한 몸 안의 무언가가 "정상"으로 보이지 않더라도, 그것이 반드시 통증의 원인으로 작용하지는 않는다. 통증과 기능저하 문제는 보다 복잡한 양상을 띈다.[2] 오히려 출산, 질병, 부상으로 인해 심한 구조적 문제나 손상을 가진 이들이 더 정상적이고 활기찬 삶을 살아가기도 한다. 반면에 완벽한 자세의 표본처럼 보여도 끊임없이 고통을 겪는 사람들도 있다. 이들은 자신의 꿈을 결코 성취하지 못할 것 같은 느낌을 받기도 한다.

이상적인 구조는 겉모습과 거의 상관이 없다. 역사적으로, 인체의 기능보다 겉모습을 더 중시했던 문화에서는 완벽한 모델을 정해두고 사람을 거기에 끼워맞추는 고통스럽고 파괴적인 관행들이 비일비재했다. 기능적으로 이상적인 형태는 이미지가 아닌 움직임에서 드러난다. 따라서 "힘을 낭비하지 않고 온전히 직접적으로 전달할 수 있는 구조"라는 이상적인 형태는 복서의 펀치에도, 삶의 목표를 달성하는 과정에도, 동일하게 적용될 수 있다. 달리거나, 땅을 파거나, 두 발끝으로 서서 춤을 추거나, 원하는 무엇을 하든, 똑바로 선 자세에서 높은 중력중심에서 발생한 운동에너지를 직접적으로 활용할 수 있다면, 우리는 자신이 원하는 삶을 성공적으로 살아갈 수 있다. "애쓰지 않음"을 인지하는 수련에 대해서는 **OP4**에서 좀 더 자세히 다루도록 하겠다.

---

2. 데이빗 버틀러(David Butler)와 로리머 모슬리(Lorimer Moseley)가 쓴 『Explain Pain』을 보라. 그들은 이 훌륭하고 지혜가 가득한 책에서 복잡한 통증의 양상을, 풍자가 섞인 유머를 써가며, 그 신경학적 기원과 실용적 회복 지침까지 소개하고 있다.

전이 테스트

전이Transitions란 근골격계의 효과적인 정렬을 테스트하는 가장 좋은 방법이다. 전이가 일어나려면 대근육과 소근육이 함께 작용하여야 한다. 그래야 손상이나 에너지 손실 없이 골격을 통해 직접적으로 힘을 효율적으로 전달시킬 수 있다. 다음 TIY에는, 자리에서 일어설 때마다 얼마나 많은 에너지가 "손실"되는지 이해할 수 있는 탐험이 제시되어 있다.

List Number TIY 2-2 | 앉기에서 서기로 몸무게를 이동시키는 탐험
Transfer weight from sitting to standing

욕실 체중계를 준비한다. 오래된 아날로그 스타일의 저울이 가장 이상적이지만 디지털 방식도 괜찮다.

발밑에 저울을 놓고 의자에 앉는다. 그런 다음 일어서서 체중계를 보자. 의자에서 일어난 직후에 확인하면 체중계 바늘이 훌쩍 뛰는 모습을 확인할 수 있는데, 완전히 선 자세에서 가만히 있으면 다시 원래 몸무게를 가리킨다.

근골격계를 이상적으로 사용한다면 이와는 다른 결과가 나올 것이다. 완전히 자신의 몸무게에 다다를 때까지 체중계의 바늘은 꾸준히 올라갈 것이며, 한계를 넘어가지는 않을 것이다. 대부분은 이게 불가능한 일이라고 생각할지도 모른다. 또는 이것이 단지 과장이라고 여기는 사람들도 있을 것이다. 하지만 이 움직임 기법은 여러분이 충분히 배울 수 있다.

자신의 중력 중심을 유동적으로 움직이는 방법을 터득한 무술인이라면 이를 쉽게 달성할 수 있을지도 모른다. 하지만 그러한 훈련이 안된 대부분의 사람들은 관성을 극복하고 일어설 정도로만 몸을 사용한다. 이런 방식은 에너지를 낭비시킨다. 또한 무릎에 통증을 유발하며, 고관절을 닳게 하고, 목을 뻣뻣하게 만든다.

체중계의 눈금이 원래 몸무게 이상으로 넘어가기 이전 순간으로 돌아와 다시 서는 연습을 여러 번 반복해보자. 이 과정에서 자신의 호흡을 감지할 수 있는가? 호흡을 할 때 힘든 느낌과 체중계의 바늘이 급격히 올라가는 것 사이에 상관관계가 있는가? 몸무게를 발에 실을 수 있는 다양한 방법을 탐구해보자. 예를 들어, 한쪽을 바라보며 일어나려고 하면서 몸을 그쪽으로 회전하며 앞으로 몸무게를 이동해보라. 반대쪽에서도 같은 연습을 해본다. 앞쪽으로 다이빙을 하듯 원호를 그리며 팔을 쭉 뻗으면서 동작을 할 수도 있다. 이때 체중계 눈금에 맞춰 몸무게를 전이시키는 일이 얼마나 부드럽게 진행되는지 계속 관찰한다. 또는 머리를 부드럽게, 그리고 계속 좌우로 돌리면서 몸무게를 앞으로 이동시키는 방식도 가능하다.

충분히 관심을 가지고 다양한 방식을 시도했다면, 처음 일어섰던 방식을 그대로 다시 해본다. 서는 동작이 더 쉽고 가볍게 느껴지는지 확인하라. 체중계나 호흡에 변화가 있는지도 살펴보자. 이제 의자와 체중계에서 떨어져 주변을 걸어보라. 걷는 것에 차이가 느껴지는지 의식을 집중한다. 아마 말로 정확히 설명하긴 힘들지만, 몸무게가 이동하는 느낌, 움직일 때 힘이 드는 정도에 차이가 생겼음을 깨닫게 될 것이다.

이 TIY에서 제시한 탐험을 활용해 움직임을 개선시킬 수 있는 방법을 다양하게 고안할 수 있다. 여기서는 전이 테스트 용도로 간략한 기본 내용만 소개하였다. 스스로도 학습을 잘하는 이라면 별다른 외부 도움 없이도 자신의 움직임을 개선시킬 수 있는 방법을 터득할 것이다. 대부분의 사람들은 혼자서 효과적으로 움직임 기법을 배우기가 쉽지 않다. 도움을 전하는 생생한 가르침과 전문가의 안목이 가미된다면 더 나은 결과를 이끌어낼 수 있는 게 사실이다. 하지만 도움이 없다고 실망할 필요는 없다. 단지 원하는 목적지에 급하게 도달하려고 조급해 하거나 완벽한 기술을 습득하려는 열망을 내려놓을 수만 있다면, 새로운 방식으로 중력장 안에서 자신의 몸을 정렬시키는 경험을 하게 될지도 모른다.

OP3.
발달은 주기적으로
진행된다

인간이 똑바로 서서 세상을 360도로 볼 수 있는 형태로
진화된 과정은 순차적으로 이루어졌다. 하지만
살아가면서 어려운 상황에 부딪힐 때마다
이전의 발달 과정이 주기적으로 반복된다.

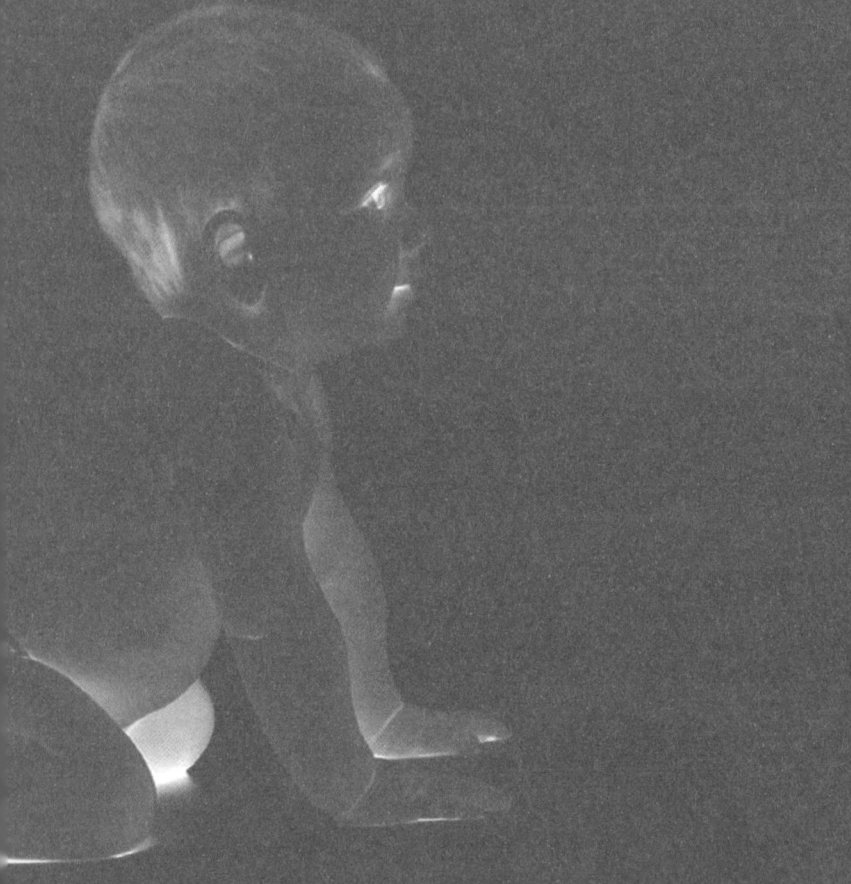

루시Lucy는 "동물 이름 맞추기"라는 게임을 즐긴다. 이 게임에 참여한 이는 상대방이 자세와 동작을 통해 특정 동물을 묘사하면 그 이름을 맞춘다. 루시는 관찰력이 뛰어나 다양한 동물을 맞추는 데 능숙하다. 루시는 여느 아이들처럼 과자를 좋아하고, 이리저리 뛰어다니지만 한편으론 겁이 많은 소녀이다. 겁 많은 루시 외에 또 다른 루시가 있다. 그녀는 1972년에 발견되었지만 대략 320만년 전에 태어나 인류 진화의 혈통을 잇는 유인원이다. 두 루시를 통해 우리는 인간의 본질을 엿볼 수 있다. 인간이라면 누구나 이 둘 사이에 존재하는 진화의 단계를 거쳐 세상에 태어난다. 인간은 단세포 생물로 삶을 시작한다. 단세포 단계에서 발달한 태아는 액체로 가득한 어머니 뱃속에서 무척추동물을 거쳐 척추동물로 진화한 후 세상에 나온다. 그리고 세상으로 나온 이후부터 폐호흡을 하는 유인원의 진화 과정을 거친다.[3]

---

[3] 19세기 생물학자 에른스트 헤켈(Ernst Haeckel)은 "개체발생은 계통발생을 반복한다(Ontology recapitulates phylogeny)"라는 표현으로 이에 대해 간략하게 요약한 적이 있다. 비록 헤켈의 이론이 신뢰성을 상실했지만, 그가 했던 이 표현은 많은 이들이 발달과정을 연구할 때 비유적인 형태로 여전히 유용하게 사용하고 있다. 또한, 다수의 학파에서 표현 그대로 사용해오고 있다.

이번 장에는 척추, 동족, 동측, 대측 움직임 패턴이 소개되어 있는데, 인간이 태어난 후 꿈틀거리다가 기고, 네 발로 걷다가 두 발로 걷는 움직임 발달 경로가 개략적으로 설명되어 있다.[4] 인간은 각각의 움직임 패턴 발달 단계마다 무게를 전달하고, 공간을 이동하며, 환경에서 더 많은 정보를 얻고 대응할 수 있는 방법을 학습한다. 여기서는 인간의 움직임 진화에 대해 간략하게 다룰 예정이다. 하지만, 그 밑바탕에는 두 발로 똑바로 서서 360도로 세상 전체를 스캔할 수 있는 인간의 거시적인 이야기가 놓여있다.

척추 움직임 Spinal Movement 척추 움직임은 몸이 지표면과 닿을 때 발생하는 압력에 의해 유발된다. 과거 무척추동물과 초기 척추동물의 움직임이 여기에 해당하며, 인간 몸의 경련과 꿈틀거림, 그리고 벌레의 동작 또한 척추 움직임이라고 할 수 있다.

동족 Homologous 동족이라는 단어는 고대 그리스어에서 유래했으며 "동의하다 to agree"는 뜻을 지니고 있다. 따라서, 동족 움직임 패턴은 상반신과 하반신이 서로 "동의"해서 거의 비슷하게 움직이는 패턴이다. 이는 양손과 양발이 서로를 향해 가까이 간 다음 멀어지는 동작을 가리키는데, 폴짝폴짝 뛰는 개구리의 움직임이 이 패턴을 대표한다.

동측 Homolateral 동측이란 "같은 측면"을 뜻한다. 따라서 동측 움직임 패턴이란 한쪽에서 굴곡이 일어날 때 반대쪽에선 신전이 일어나는 동작이다. 동족 움직임 패턴에서와 마찬가지로, 동측 움직임 패턴에서도 머리는 척추의 만곡에 따라 단순하게 신전 상태를 유지한다. 파충류가 바로 이 동측 움직임 패턴을 활용하는 대표적인 동물이다. **Homolateral**은 **Ipsilateral**과

---

4. 누가 처음 정의했는지 알 수는 없다. 하지만, 여러 움직임 학파에서 일반적으로 사용하는 용어이며 대부분은 엄가드 바르테니에프(Irmgard Bartenieff, 1900~1981)의 저서 『Bartenieff Fundamentals』에서 비롯된 것으로 보인다.

같은 의미를 지닌다.

대측 Contralateral 대측 움직임 패턴은 오른쪽 위와 왼쪽 아래 또는 왼쪽 위와 오른쪽 아래가 서로 협응하여 일어나는 움직임이다. 인간은 걸을 때 오른쪽 어깨와 왼쪽 엉덩이가 함께 협응하여 앞으로 움직이는데, 이때 발생하는 대각선 움직임이 몸통으로 지나가면서 나선형 움직임 패턴으로 드러난다. 이러한 대측 움직임 패턴 덕분에 인간은 머리를 척추 방향과 독립적으로 움직이는 것이 가능하다. 모든 포유류는 기본적으로 이 움직임 패턴을 지니고 살아간다.

움직임 패턴을 순서대로 나열했기 때문에 인간의 발달도 이 순서대로 진행되는 것처럼 보일 수 있지만, 이러한 움직임 패턴 발달 단계는 삶에서 지속적으로 반복해서 나타난다. 안전을 확보하기 위해, 편안함을 추구하기 위해 또는 기능적으로 우위를 점하기 위해서 인체는 언제라도 앞에서 언급한 발달 단계의 한 순간으로 되돌아오곤 한다. 인간은 각자 자신만의 속도와 방식으로 살아가며, 다양한 변수에 의해 자극과 방해를 받는다. 어떤 발달 단계는 다른 단계에 비해 그 기간이 길어지거나 건너뛰어 진행되기도 한다. 여기서 제시한 발달 단계 모형을 잘 활용하면 인간의 강점과 약점 그리고 장점을 이해하는 데 큰 도움을 받을 수 있다. 또한 이러한 모델을 통해 우리는 창조적으로 삶을 즐기며 살아갈 수 있고, 치료적인 관점에서도 커다란 도움을 받을 수 있다.

인간의 삶은 자궁 깊은 곳에 존재하는 단세포 생명체로부터 시작된다. 이 단세포 생명체가 대략 9개월이 되면, 액체 가득한 자궁 안에서 작은 인간으로 변한 후 중력에 속박된 메마른 환경 안으로 나와 삶을 살아간다. 그리고 이 완전히 새로운 환경에서 인간은 스스로 독립할 수 있는 기술을 습득하기 시작한다.

척추 움직임

어머니 뱃속에서 나와 인간이 처음으로 하는 움직임이 바로 "척추 움직임"이다. 척추 움직임은 각성, 수면, 그리고 척추를 깨우는 과정에서 발생하며, 이때 수의적 통제력에서 비롯된 최초의 흔들림이 척추를 타고 팔다리로 전달된다. 거의 모든 사람들이 매일 아침잠에서 깨어날 때 척추를 통한 신전과 수축 동작을 한다. 침대 머리에 앉기 전에 스트레칭을 하고, 구르면서 척추를 흔들며 본격적으로 하루를 시작할 준비를 마친다.

척추 움직임은 일상생활에서 다양하게 느낄 수 있다. 꽉 끼는 옷을 입거나 벗을 때, 또는 침낭처럼 좁은 공간에서 몸을 빼낼 때 척추의 움직임이 잘 느껴진다. 성인의 경우 척추를 미세하게 적응시키는 능력이 무의식층으로 깊게 잠겨 있는 경향이 있는데, 환경에 적응하는 삶을 건강하게 유지하려면 척추를 활용하는 능력이 반드시 필요하다. 자세가 영어로 Posture로도 또는 Acture로도 쓸 수 있지만, 결국 좋은 자세를 위한 첫 번째 필수 요소는 바로 척추 움직임의 적절한 활용이다. 이 능력으로 인해 우리는 몸 깊은 곳에 있는 소근육계에 힘을 전달할 수 있다. 소근육이 깨어나야 원하는 대로 척추 전체를 자유롭게 움직일 수 있기 때문이다.

척추 움직임을 인지하고 각성시킴으로써 우리는 많은 이득을 얻을 수 있다. 미세한 척추의 움직임 덕분에, 어떤 동작을 할 때 또는 쉬고 있을 때에도, 쉽게 몸의 균형을 유지할 수 있다. 힙합 댄스를 추는 무용수들은 관객을 기쁘게 하기 위해 요동하는 척추의 움직임을 몸통에서 팔다리로 전달하는 방법을 익힌다. 그러므로 척추가 바른 상태를 유지하면 다른 모든 동작을 위한 견고한 코어가 형성된다.

List Number	척추 움직임 탐험하기
TIY 3-1	Explore spinal movements

수건을 준비한다. 준비한 수건을 세로로 길게 말아 바닥에 두고, 그 옆에 나란히 눕는다. 이제 척추를 꿈틀거려서 수건 위로 올라간다. 이때 팔꿈치, 발 뒤꿈치, 머리 등 인체 말단 부위를 지렛대로 활용하지 않도록 한다. 다시 말해, 몸의 중심부를 들 때 바깥 쪽의 어떤 부위로도 바닥을 밀지 않는다는 뜻이다. 등으로만 몸을 들고, 구르고, 좌우로 꿈틀거리며 움직이면서도 사지와 머리는 그냥 바닥에서 단순히 미끄러지게 동작을 할 수 있겠는가? 설명한 대로 움직여 말아 놓은 수건 위로 몸을 가져가 눕는 자세를 취한다.

최종적으로 말아 놓은 수건은 척추 아래에 세로로 길게 놓여져 있어야 하며, 양손은 몸 옆에서 바닥에 닿아서 몸의 균형을 유지하는 역할을 한다. 수건은 부드러운 피드백 도구가 된다. 만일 이 자세가 불편하게 느껴진다면 수건을 조금 풀어서 높이를 약간 낮춘다. 그런 다음 양 무릎을 굽혀 세우고 발바닥은 지면에 댄다(반앙와위 자세semi-supine position).

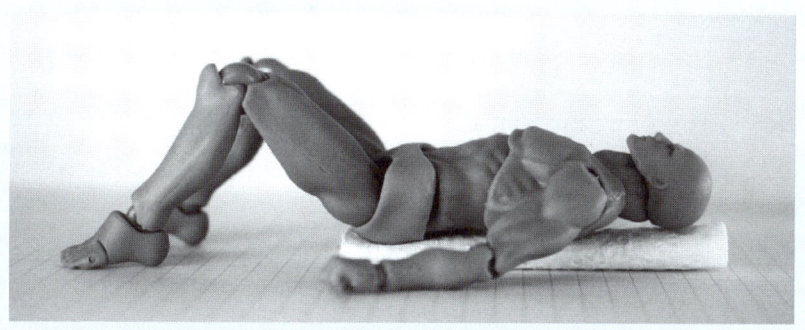

사진 17. 길게 말은 수건 위에 반앙와위 자세로 누운 모습

꼬리뼈부터 목뼈까지 순차적으로 척추를 분절별로 가볍게 누르면서 위로 올라간다. 척추 마디마다 가동범위가 존재하기 때문에 밑에서부터 위로 누르며 올라간 다음에 다시 위에서부터 아래로 내려오는 요동 동작을 할 수 있다. 마찬가지로 척추의 작은 분절을 들어 올리면서 동작을 할 수도 있다. 다시 말해, 물결처럼 척추를 들어 올리면서 올라갔다가 내려오면 된다. 시간을 두고 척추 마디로 바닥을 누르면서 요동 동작을 하거나 척추 마디 분절을 들어 올리면서 움직임 탐험을 모두 해보라. 누르거나 들어 올리는 동작을 할 때, 단일한 척추 마디를 느낄 수 있는 게 아니라, 여러 마디를 덩어리로 느낄 수도 있다. 주기적으로 동작 중간에 멈춰서 어떤 움직임이 일어나는지 머릿속에 그려보라. 동작을 하면 할수록 느낄 수 있는 척추 분절은 점차 작고 섬세해질 것이다. 그리고 움직임이 섬세해 질수록 호흡은 편안해진다.

잠시 쉬면서 현재 자세가 얼만큼 편안해졌는지 확인해보라. 수건 위에서 누워있을 때의 느낌이 완전히 변했는가?

수건 위에서 척추를 들어 올리거나 척추로 수건을 누르는 동작을 통해서 우리는 척추의 굴곡과 신전을 섬세하게 깨울 수 있다. 척추를 좌우로도 움직일 수 있다. 앞에서 했던 것과 똑같은 미묘한 움직임 탐험을 통해, 물결처럼 부드럽게 이어지는 측굴 동작을 해보라.

(이러한 척추 요동 동작을 부드럽게 할 수 있기까지는 시간이 걸린다. 그러니 하루 중 여유가 있는 시간에, 또는 한가한 요일에 호기심을 갖고 충분히 이 요동 동작을 탐험해보라. 그러면 인간이 탄생 이전부터 지니고 있던 척추의 프라이멀 무브먼트primal movement를 발견하는 심미적 기쁨까지 느낄 수 있을 것이다.)

준비가 되면 척추 아래 놓인 수건을 제거한다. 시간을 두고 몸통을 바닥 위에서 좀 더 잘 꿈틀대며 움직일 수 있는지 확인하라. 바닥이 더 이상 팽팽하게 느껴지지 않는 사람도 있고, 바닥이 정말 편안하게 느껴져서 마치 마법 양탄자처럼 부드럽게 느껴질 수도 있다.

이제 누운 자세에서 선 자세로 몸을 바꿀 때 척추의 움직임을 확인해보라. 수건 위에서 감지했던 작은 움직임 차이를 느껴보라. 비록 그 차이가 매우 미묘해서 표현할 수 없을지라도 서서 움직일 때 척추의 움직임이 질적으로 어떻게 변했는지 체크해보라.

동작을 하다가 잠시 멈춰서 알아채는 방식과 동작이 끝난 후 반추하며 되새겨보는 방식 모두 매우 중요한 요소이지만, 대부분의 사람들이 이러한 알아차림의 미덕을 간과하고 넘어간다. 차이를 알아채는 것이야말로 움직임 학습의 견고한 기반이다.

차이란 인간의 신경계에 필요한 데이터이다. 이러한 정보 데이터 덕분에 인간은 새로운 신경 연결을 자극할 수 있으며 오래된 신경 연결을 강화시킬 수도 있다. 질적인 차이, 효율성에 따른 차이에 의식을 집중해 알아차리는 것, 학습 learning과 운동 exercise을 구별하는 결정적인 요소이다.

동족 움직임

작은 분절 단위로 척추를 누르고 들어 올리는 동작을 지속하다보면, 인체의 여러 부위들을 하나로 연결하는 크고 긴밀한 움직임이 만들어지는데 이를 동족 움직임이라 한다. 동족 움직임은 상반신과 하반신이 서로 마주 보며 굴곡 할 때 발생한다. 등을 대고 누워서 손으로 무릎이나 발을 잡고 팔꿈치와 무릎을 굽히면 아주 재밌는 일이 벌어지는데, 이렇게 굴곡을 통해 상지와 하지가 가까워진 다음 신전근이 수축하면, 마치 스프링처럼 몸이 풀리는 모습을 볼 수 있다. 동족 움직임을 시도하는 아이가 처음에는 자벌레처럼 움직이지만 점차 힘이 생겨 동작을 조정하는 법을 배우면 개구리나 토끼와 같은 움직임 패턴을 발전시킨다.

아이는 동족 움직임 패턴을 통해 추진력을 얻는다. 처음에는 머리를 상하로 움직여 어깨와 팔에 충분히 무게가 가해지면, 골반과 다리가 앞으로 미끄러질 수 있을 만큼 가벼워지는데, 이 과정을 통해 아이의 몸이 앞으로 이동한 후에는 몸무게가 골반과 다리에 안착되면서 머리와 어깨가 들리고 또다시 앞으로 움직일 수 있는 추진력이 형성된다. 아이는 처음엔 복부를 바닥에 대고 팔꿈치와 무릎으로 추진력을 얻다가 점차 손과 무릎으로 상체를 든 상태에서 앞으로 움직이는 법을 학습한다.

다른 모든 발달 패턴과 마찬가지로, 동족 움직임 패턴 역시 평생 동안 우리 움직임의 근간을 이룬다. 그렇기 때문에 자기 자신과 타인이 언제 어디서 동족 움직임 패턴을 활용하는지 관찰해보면 많은 통찰을 얻을 수 있다. 여기서 가장 큰 힌트는 머리가 항상 몸의 중심에 위치한다는 사실이다. 동족 움직임이 일어날 때 머리는 어깨 쪽으로 굴곡하거나 돌아가지 않고, 항상 앞과 뒤로 궤적을 그리며 움직인다.

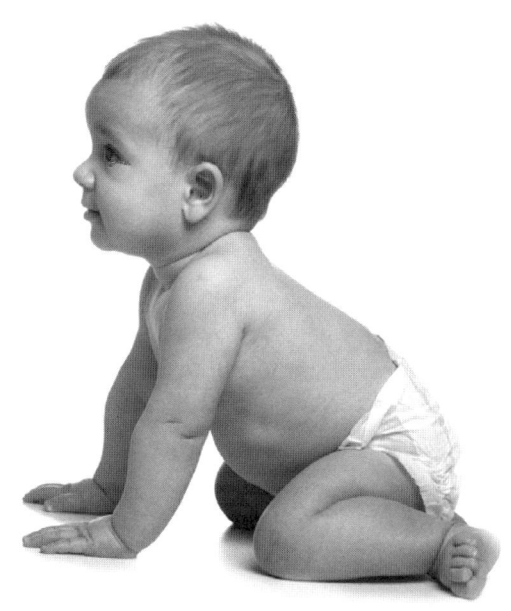

사진 18. 동족 움직임 패턴으로 앉아 있는 아이

동족 움직임 패턴은 매우 안전한 움직임이다. 따라서 질병이나 부상으로 걷는 능력이 퇴행하거나 자신감이 떨어져 취약한 상태일 때 이 움직임 패턴이 드러난다. 보행 보조기를 사용하는 사람을 보면, 발달 초기에 드러난 이 동족 움직임의 상하 패턴을 잘 관찰할 수 있다. 보행 보조기에 양손의 무게가 가해지면, 다리가 충분히 가벼워져 발을 앞으로 움직일 수 있는데, 일단 다리가 몸통 바로 아래에서 견고한 지지기반을 형성하면, 몸무게가 팔에서 다리로 전달되며, 결국 보행 보조기를 가볍게 들거나 밀어서 앞쪽으로 움직이게 할 수 있다.

동족 움직임 패턴은 엘리트 스포츠 선수 중 빠르게 파워를 향상시키려는 이들에게 적합하다. 스키 선수나 수영 선수가 출발 지점에서 폭발적으로 나아가는 움직임, 투포환 선수가 강하게 다운스윙하는 움직임, 그리고 올림픽에서 역도 선수가 무게를 머리 위로 들어 올리는 움직임처럼 강력한 추진력을 일으킬 때에도 이 동족 움직임 패턴이 활용된다.

List Number	동족 움직임 패턴으로 기기
TIY 3-2	Revisit a homologous crawl

동족 움직임 패턴은 매끄러운 바닥에서 수련하면 좋다. 이 TIY를 탐험할 때 마찰은 도움이 되지 않기 때문에 몸이 잘 미끄러질 수 있는 장소를 찾는다.

팔꿈치를 당겨 어깨 아래에 세운 후 스핑크스처럼 엎드려 눕는다. 양 팔꿈치에 무게를 충분히 실어 양 무릎을 몸 아래쪽으로 당길 수 있는가? 이렇게 하면 머리를 아래쪽으로 가장 쉽게 떨어뜨려 정수리를 바닥에 가깝게 가져갈 수 있다. 그러면 몸통 밑을 통해 양 다리를 볼 수 있을 것이다.

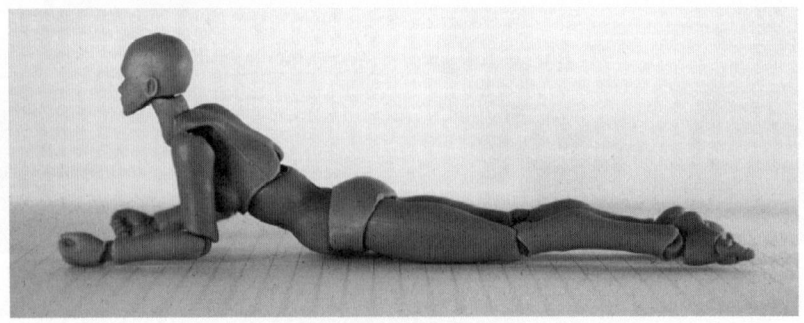

사진 19. 스핑크스처럼 엎드리기

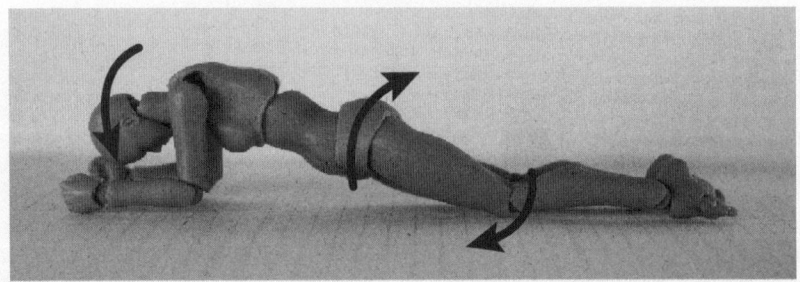

사진 20. 양 팔꿈치에 몸무게를 싣고 머리를 떨어뜨리며 골반을 들어 올리면서 양 무릎을 당긴다

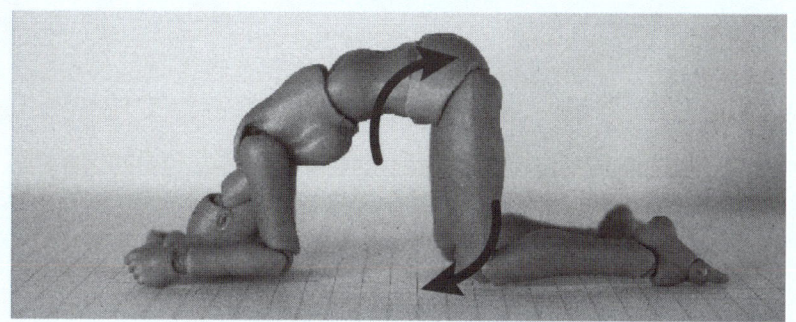

사진 21. 몸무게가 앞으로 가해진 기기 자세

무릎을 아래로 당겼을 때 골반이 공중에 떠 있을 가능성이 있다. 거의 무릎을 세운 자세에서도 체중은 여전히 팔꿈치에 실린다(동작을 제대로 할 수 없다면, 요령껏 팔꿈치를 조절한다. 결국 이 자세에서 원하는 동작을 할 수 있게 될 것이다). 발뒤꿈치 위에 앉는 것처럼 골반을 내린다. 이렇게 하면 체중 대부분이 뒤쪽으로 이동하기 때문에 머리를 들어 앞쪽을 바라볼 수 있다. 그리고 양팔에 몸무게가 빠지기 때문에 가볍게 펼 수 있어서 팔꿈치를 앞으로 미끄러뜨리거나 이동시킬 수 있다.

이러한 동작을 반복함으로써 앞으로 뛰거나 미끄러져 나갈 수 있다. 일단 팔꿈치가 앞쪽으로 이동하면 몸무게가 그쪽으로 이동하기 때문에 양 무릎이 가벼워져서 몸이 앞으로 끌려간다. 머리와 골반은 시소처럼 움직이기 때문에, 골반이 천장 쪽으로 올라가면 머리는 바닥 쪽으로 내려가며, 반대도 마찬가지다.

머리가 바닥 쪽으로 내려가고 체중이 양 팔꿈치에 실리면, 몸통을 강하게 굴곡시켜 무릎을 앞으로 당길 수 있다. 그런 다음 골반이 몸 뒤쪽 아래의 발뒤꿈치 방향으로 이동하면, 굴곡근들은 완전히 이완되어 신전근들이 활성화되면서 머리가 들린다. 이때 양팔에 무게가 빠지고 팔이 앞쪽으로 펴지게 된다. 이렇게 굴곡근과 신전근이 단순하게 반복적으로 수축하면서 몸에 추진력이 발생한다.

기는 동작만 할 수 있는 장애 아이 중에는 이 동족 움직임만으로 이리저리 돌아다니면서도 기꺼이 즐거워하는 이들도 있다. 인간은 자신의 의지로 움직일 수 있다는 것만으로도 충분히 기쁘게 웃을 수 있기 때문이다. 아이들이 자신의 힘만으로 앞으로 나아가는 모습을 보면 매우 기분이 좋다. 이러한 움직임이야말로 인간이 세상을 탐험해 나갈 때 경험하는 첫 번째 감각이기 때문이다.

동족 움직임 패턴을 통해 나아갈 때 인간은 모든 의식이 앞쪽으로 쏠린다. 고양이가 앞쪽에 있는 먹잇감을 향해 몸을 웅크리는 순간을 상상해 보라. 고양이는 머리를 낮추고 먹잇감을 뚫어지게 쳐다본다. 이는 스키 선수가 다운힐에서 출발 신호를 기다리는 모습과 유사하다. 웅크린 자세로 몸무게를 앞발에 싣고 뒷다리는 감추어 준비가 잘 될수록, 고양이는 빠르고 강하게 먹이를 덮칠 수 있다.

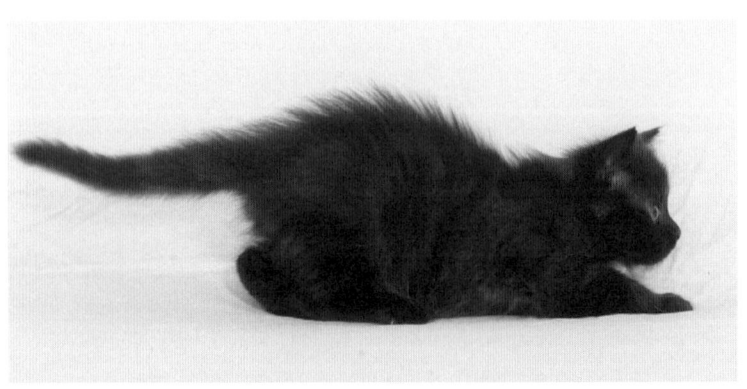

사진 22. 먹잇감을 덮칠 준비를 하는 고양이

인간은 동족 움직임 패턴을 통해 의식을 몸의 바로 앞쪽 또는 내면으로 강하게 집중시킬 수 있다. 그렇기 때문에 우리는 이 패턴 덕분에 과도한 집중 상태를 조절하고, 미래를 대비하며, 두렵거나 불안한 상황을 헤쳐 나갈 수 있는 힘을 얻는다.

편측 움직임

옆에 있는 무언가에 마음을 빼앗겨 그곳으로 다가가려는 마음이 드는 순간, 인체의 편측 움직임 패턴이 활성화된다. 편측 움직임은 몸 한쪽을 수축할 때 반대쪽은 길게 곡선을 그리는 아기의 움직임에서 두드러지게 나타난다. 다시 말해, 오른쪽 팔꿈치와 무릎이 서로 가까워질 때, 왼쪽 엉덩이와 어깨가 서로 멀어지면 편측 움직임이 활성화된다. 아기는 주변을 탐색할 때, 이 편측 움직임을 이용하여 몸통이 길게 늘어나는 쪽으로 몸무게를 이동시키는데, 이때 짧아진 반대쪽은 좀 더 가벼워져서 들린다. 이 과정을 통해 아이는 관심이 가는 물체에 손을 뻗고 주변 공간으로 나아간다.

이제 아이의 호기심은 좌우 공간으로 확장되며, 새로운 영역으로 나아간다. 땅으로 손을 뻗어 안정성을 확보하면, 양손으로 몸무게가 전달되어 몸을 앞뒤로 자유롭게 움직이는 것이 가능해지기 때문이다. 이렇게 몸무게를 한쪽에서 다른 쪽으로 이동하는 방식의 움직임은 에너지를 많이 소모하는 동측 움직임보다 더 효율적인 기기 패턴crawling pattern을 형성한다.

장점이 있다면 단점도 존재한다. 이 편측 움직임은 효율이 매우 좋지만 안정성이 떨어진다. 척추 연동Spinal undulations과 몸을 앞뒤로 움직이는 동측 패턴은 매우 안정적인 움직임이다. 하지만 편측 움직임을 통해서 움직이며 기어가는 아기는 머리가 한쪽으로 더 많이 이동하기 때문에, 그에 따라 몸통을 반대 방향으로 움직여 균형을 잡아야 한다. 바로 이러한 균형을 유지하려고 할 때 난관에 봉착한다.

파충류는 편측 움직임을 보여주는 표본이다. 하지만 편측 움직임의 단점인 불안정성을 해소하기 위해 파충류는 지면에 가깝게 붙어서 움직이고 지지기반을 넓혀주는 긴 꼬리를 활용한다. 아이는 자라면서 점차 지지기반이 줄어드는데, 이 과정에서 다양한 변화를 거치며 오랫동안 편측 움직임을 학습해 나간다. 아이는 배로 바닥을 밀며 몸을 굴린 다음 등이 바닥에 닿게 하는데, 이 과정에서 몸 한쪽을 수축한 다음 다른 쪽을 수축한다. 또한 아이는 뒤쪽으로 기어갔다 앞쪽으로 기어 오기도 할 수 있으며, 팔꿈치와 무릎을 써서 군인처럼 낮은 자세로 움직인 다음, 기어다닐 때보다 높지만 안정성은 이전보다 떨어지는, 즉 손으로 버티고 무릎으로 지지하는 자세로 나아간다. 이 모든 변화는 머리가 한쪽으로 크게 이동한 다음 다른 쪽으로 움직이는 동작에 의해 자극을 받는다.

편측 움직임은 매우 오래된 패턴인데, 인체 시스템에 잘 녹아들어 통합된다면 균형이 깨진 상황에서도 중심을 잘 잡을 수 있게 해준다. 예를 들어, 파도가 거칠어 배의 갑판이 기울어질 때 선원들은 이 편측 움직임을 활용해 균형을 잡는다. 여러분은 한손으로 무거운 쇼핑백을 들고 가다 몸이 옆으로 기울어지자 이를 안정시키기 위해 편측 보행을 활용해 걷는 사람을 주변에서 본 적이 있을 것이다. 초보 곡예사가 외나무다리나 외줄 또는 느슨한 철사 위에서 움직이는 법을 처음 배울 때에도 편측 움직임 패턴을 활용한다.

이 편측 움직임 패턴을 학습하는 동안 속도와 민첩성이 증가하는데, 이로 인해 더 효율적으로 힘을 활용할 수 있게 된다. 슬라럼slalom 스키를 타는 엘리트 선수가 폴 주위로 움직일 때, 한쪽에서 다른 쪽으로 우아하고 신속하게 체중을 이동시키는 모습에서 이 패턴이 잘 드러난다. 테니스 선수가 라켓을 휘두르기 전, 공을 던지는 쪽이 길게 열리고 반대쪽이 수축하면서 서브를 준비하는 모습에서도 편측 움직임 패턴을 확인할 수 있다.

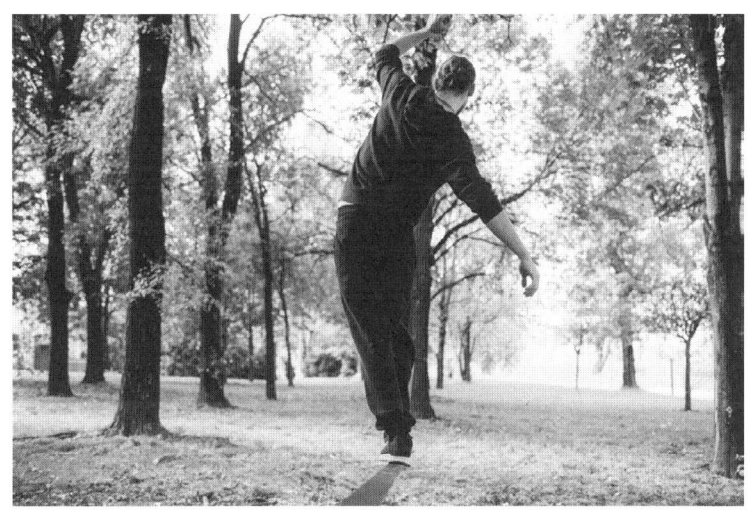

사진 23. 밧줄 위에서 균형을 잡기 위해 편측 패턴을 활용하는 모습

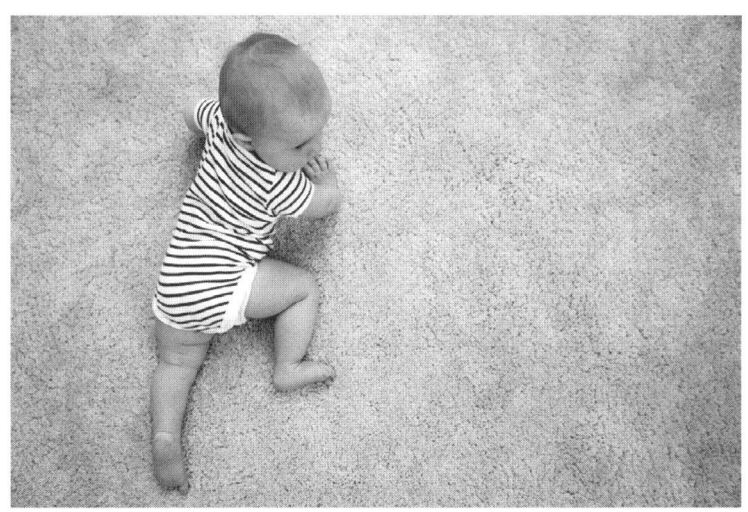

사진 24. 편측 기기 패턴 - 오른손과 오른무릎을 들 수 있도록
몸무게를 왼쪽으로 이동시키는 아이의 모습

List Number	편측 패턴으로 기기 재학습
TIY 3-3	Revisit a homolateral crawl

다시 팔꿈치와 무릎으로 바닥을 짚으면서 기는 동작을 해본다.

그런 다음 자신의 우측 멀리 있는 무언가에 의식을 집중한다. 여러분이 머리와 시선을 오른쪽으로 더 멀리 가져 갈수록 오른쪽 어깨와 엉덩이는 점차 가까워지고 왼쪽 팔꿈치는 바닥에서 들리게 된다. 이때 우리의 몸 오른쪽이 짧아질수록 왼쪽 늑골은 확장되며 척추는 커다란 C자 형태를 그리게 되는데, 왼쪽은 길고 볼록하며 오른쪽은 움푹 들어간 모양이 된다.

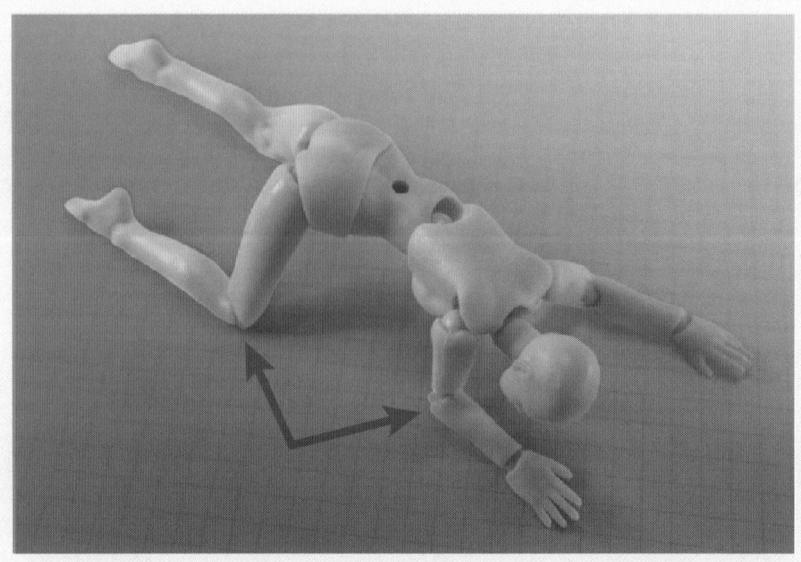

사진 25. 편측 기기 패턴의 첫 단계 - 오른쪽으로 몸무게를 가져오면서 오른쪽 보기

이렇게 측면으로 커브를 그리는 과정에서 여러분은 오른쪽 팔꿈치와 무릎에 더 많은 체중을 실을 수 있다는 사실을 알아챌 수 있을 것이다. 하지만, 이 동작은 자신이 원하는 대상을 향해 팔을 뻗는 데는 도움이 되지 않는다. 동작을 계속하

다 보면 결국 여러분은 넘어지는 경험을 하게 될 것이다. 아이들은 이 단계를 거치면서 중요한 실패를 여러 번 경험한다. 그러면서 차츰 체중을 왼쪽으로 이동시키면서 동시에 머리를 오른쪽으로 가볍게 흔드는 방법을 스스로 터득한다. 그러면 더 이상 넘어지지 않고 기어다닐 수 있다.

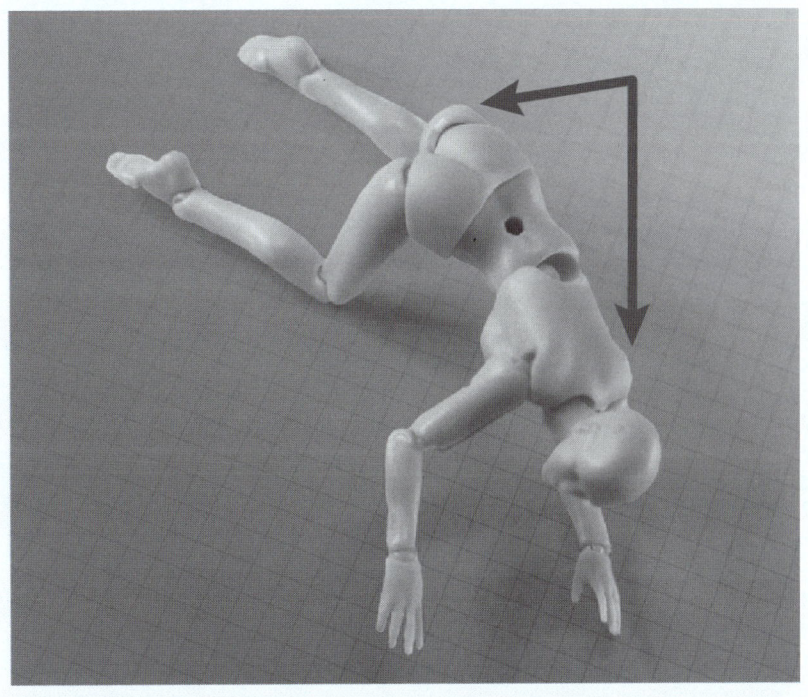

사진 26. 편측 패턴 기기의 발전 단계 - 왼쪽으로 몸무게를 가져오면서 오른쪽 보기

오른쪽으로 척추를 계속 굽혔다가 다시 돌아오는 동작을 몇 번이고 시도해보자. 그러면서 체중이 팔과 다리의 다른 지점으로 이동하는 것을 확인한다. 체중이 오른쪽에서 왼쪽 팔꿈치와 무릎으로 완전히 이동할 수 있는 시점에서, 오른팔과 다리를 자유롭게 들어 올리고 움직일 수 있을 만큼 무게가 가벼워진 상태가 된다. 이 상태여야 오른팔을 뻗어서 목표 대상을 잡거나 그 대상에 접근 가능하다. 오른쪽 팔꿈치를 몸 앞쪽에 둘 수 있게 되었다면, 이번에는 다시 몸통

> 을 곧게 펴서 오른쪽을 길게 늘이고 왼쪽을 짧아지도록 해 볼 차례다. 몸 왼쪽을 스캔한 다음 전체 과정을 다시 시작해본다.
>
> 이 기기 동작은 팔꿈치와 무릎, 손과 무릎, 손과 발, 심지어 걷는 중에도 시도할 수 있다. 체중이 이동하는 위치는 어디인지, 어느 쪽 팔다리가 무겁거나 가벼운지, 어느 쪽이 짧거나 긴지, 무엇을 볼 수 있는지, 그리고 어디에 닿을 수 있는지 등을 확인하며 다양한 측면에 집중해보도록 하자.

일상생활에서 우리는 부지불식간에 이 동작을 아주 규칙적으로 사용한다. 이 또한 인체 움직임 가능성의 중요한 일부분이다.

로렌Lauren은 명랑하며 호기심이 많은 아이다. 하지만 뇌손상을 갖고 태어났기에 발달이 제한되었고 독립적인 생활이 불가능했다. 그녀는 어린 시절 수많은 치료와 세션을 받았는데, 그중에 유독 눈에 띄는 효과를 본 치료법이 있다. 어느 날 그녀는 앉은 채로 체중을 오른쪽에서 왼쪽으로 옮기는 법을 배우고 있었다. 오른쪽 어깨를 떨어뜨리고 오른쪽 엉덩이를 살짝 올려서 몸의 오른쪽을 줄이면서 왼쪽 엉덩이에 처음으로 체중을 옮길 수 있었던 그 날에, 그녀는 태어나서 처음으로 오른쪽 엉덩이를 살짝 들어 올린 다음 오른손을 뻗어서 오른쪽 허벅지 아래로 밀어 넣었다가 다시 뺄 수 있었다. 만일 여러분이 앞에서 언급한 대로 따라 해보면 이게 정말 그렇게 중요한 동작인지 의아해할지도 모른다. 하지만 로렌은 이 새로운 능력을 얻은 후 삶의 중요한 요소라고 할 수 있는 독립성을 확보할 수 있었다. 이제 간병인은 그녀를 화장실로 데려간 다음 문밖에서 기다린다. 이는 그녀가 더 이상의 도움 없이도 자기 몸을 통제할 수 있기 때문에 가능한 일이었다. 어떤 이유에서든 이러한 능력을 잃어버린 경험이 있는 사람이라면, 그 단순한 행위가 로렌에게 어떤 의미인지 조금은 이해할 수 있을 것이다.

대측 움직임

단순한 형태의 동족과 편측 움직임에서 머리는 동물의 꼬리처럼 연장된 척추 역할을 한다. 동족 움직임은 코어에 집중된 패턴이다. 하지만 편측 움직임이 발달하면서 몸의 코어에 집중된 움직임이 변화한다. 편측 움직임에서는 척추가 좌우로 번갈아 가면서 굴곡 하는데, 이에 따라 머리가 척추 움직임에 반응하여 좌우로 스캔할 수 있는 능력을 갖추게 된다. 여기서 움직임이 좀 더 정교해지려면, 머리는 반드시 척추로부터 독립해서 자유롭게 움직일 수 있어야 하는데, 이를 대측 협응contralateral coordination이라고 한다.

포유류의 대표적 특징이 바로 이 대측 움직임이다. 포유류는 네 발로 서 있으면서도 각각의 다리는 독립적으로 움직이는 동시에 협응하고, 머리는 척추 움직임과 별도로 자유롭게 움직인다. 대측 움직임은 에너지 효율이 매우 좋기 때문에, 포유류는 이 움직임을 통해서 천천히 걷기도 하고 빠르게 뛰어 먼 거리를 이동할 수도 있다.

발달 과정에서 아기의 신경계에는 몸의 앞뒤, 위아래, 좌우 움직임을 통해 형성되는 막대한 정보가 통합된다. 이를 통해 신체 각 부위와 그 관계에 대한 복잡한 정보가 이미지 형태로 신경계에 누적되어 왔다. 갓난아이는 몸 전체를 한 덩어리로 인식하며 단순히 움츠리고 꿈틀거리는 정도로만 움직인다. 하지만 동족 움직임이 발달하면, 몸의 상반신과 하반신을 구분해서 움직인다. 그러다 편측 움직임 단계에 이르면, 몸의 모든 측면을 활용하게 되며, 대측 움직임 단계에 도달하여 상체 한쪽과 하체 반대쪽을 동시에 사용할 수 있게 된다. 결국 대각선diagonal 또는 나선형spiral 협응이 가능해지는 대측 움직임 단계에 이르러서야 사지를 각각 독립적으로 움직일 수 있게 된다. 이때 왼손이 앞으로 나아가면 오른무릎이 따라가고 오른손이 앞으로 움직이면 왼무릎이 같이 움직이는데, 이 과정에서 척추가 가볍게 비틀린다. 몸의 중심축을 기준으로 척추가 비틀리면 어깨가 한 방향으로 회전하는 동안 골반은 반대 방향으로 회전한다. 하지만 이 중심축 최상단에 위치한 머리는 그 아래에 있는 몸통에 비해 자유롭고 독립적으로 움직인다.

이 과정에서 아이는 엎드려 머리를 들고 시야를 수평으로 유지할 수 있게 된다. 그 자세에서 수평선에 눈을 고정한 채로 등을 완전히 구부릴 수 있는데, 이는 성인이 되면 거의 할 수 없는 움직임이다. 다시 말해 구르고, 기고, 앉는 동작을 하면서도 아이는 수평선 전체를 360도 스캔할 수 있는 능력을 갖게 된다는 의미이다. 이를 기반으로 아이는 엄청나게 불안하지만 또 매우 다채로운 동작을 할 수 있는 직립 단계로 나아간다.

인간은 완벽한 직립 자세에서 가장 풍부한 동작을 할 수 있다. 그리고 직립 자세에서 자신이 원하는 곳 어디라도 도달할 수 있어야 하기 때문에, 이때 움직임은 중력의 영향을 최소화할 수 있을 만큼 효율적이어야만 한다. 예를 들어, 머리를 앞뒤로 까딱거리면서도 몸통을 측면으로 기울이거나 이동시킬 수 있어야 한다. 동시에 머리를 인체의 중심축 상에서 회전시킬 수도 있어야 하며, 궁극적으로는 척추의 만곡이 끊임없이 변하는 상황에서도 고정된 시선을 유지하며 몸의 궤적을 따라 움직일 수 있어야 한다. 인간에게는 한 점에 시선을 집중하면서도 넓게 주변을 살필 수 있는 능력이 존재한다. 이 모든 발달 과정을 통해 인간의 중추 신경계는 학습을 지속하고, 새로운 신경로를 개척하며, 엄청나게 복잡한 환경에 적응하면서, 섬세하게 몸을 통제해 나간다.

대측 움직임 패턴은 인간이 하는 모든 동작에서 발견할 수 있다. 특히 고대 그리스의 원반던지기Discobolus 동상에는 이런 나선형 대측 패턴의 본질이 순간으로 잘 포착되어 있다.

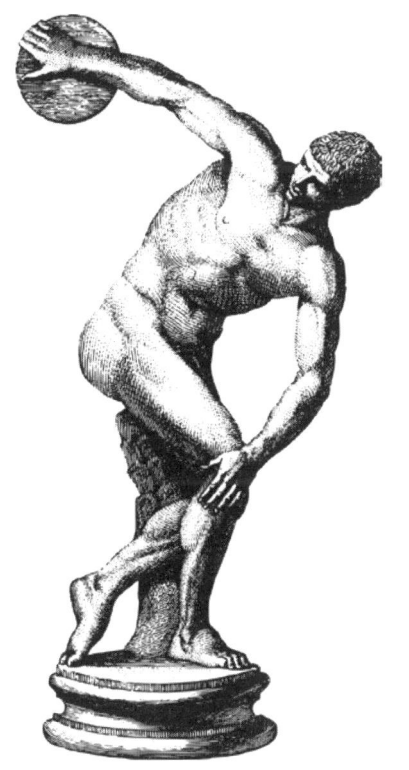

사진 27. 원반던지기 동상 — 나선 대측 패턴이 잘 드러나 있다

List Number	사람들의 걷는 모습 관찰하기
TIY 3-4	Observe people walking

이번에는 움직임이 아닌 관찰력을 키우는 TIY다. 버스 정류장, 카페, 공원, 쇼핑몰 또는 앉아서 여러 사람들을 관찰하기 좋은 장소를 찾아간다. 그런 다음 사람들이 어떻게 움직이는지 관찰한다. 머리는 가만히 있는데 몸통이 회전하는 사람(대측 움직임 패턴), 걸을 때 머리가 좌우로 기울어지는 사람(동측 움직임 패턴), 또는 발을 내디딜 때 머리가 새처럼 앞뒤로 움직이는 사람을 관찰할 수 있는가?

지나가는 사람들의 뒷모습도 유심히 살펴보자. 어깨가 회전하거나, 골반이 회전하는지 알아챌 수 있는가? 몸통 어느 한쪽이 더 짧아지거나 척추가 미세하게 회전하며 앞뒤로 굴곡하는 사람들도 있다. 걸을 때 어떤 이들은 머리를 수평으로 유지하지만, 또 누군가는 머리를 위아래로 움직여서 마치 키가 커지거나 작아지는 것처럼 보이기도 한다. 한 손에 무거운 것을 들고 걷는 사람은 과연 어떤 모습일까?

앞에서 설명한 기본적인 움직임 패턴을 기준으로 사람들을 관찰하다 보면, 여러분은 인간의 독특한 움직임과 습관적인 행동을 이해하기 시작할 것이다. 인간이 성장하고 살아가면서 무의식적으로 선택하는 습관 패턴을 본다는 뜻이다. 여기서 논의한 네 가지 움직임 패턴은 인간의 잠재력 스펙트럼의 단순한 한 측면일 뿐이다. 지나가는 사람들 중 순수하게 단일한 패턴을 지닌 사람은 거의 없다. 움직임이 좋거나 나쁜 사람, 또는 비대칭적으로 몸을 끌고, 기울고, 돌리는 사람들을 관찰할 수 있을 것이다. 그 움직임이 좋고 나쁘다는 판단을 내려놓아라. 또 왜 그런 움직임이 생겼는지 추측할 필요도 없다.

인간은 살아온 방식에 따라 다양하게 움직이며 그렇게 움직이는 원인 또한 다양하다. 움직임의 다양성을 이해하는 것이 이 TIY에 담긴 커다란 가치이다. 게다가 타인의 움직임을 관찰하는 것은 자신의 움직임을 관찰하는 데에도 엄청난 도움이 된다. 특이한 움직임을 보았다면 특별하게 주의를 기울이고 집에 돌아와 한번 따라 해보자. 다채로운 움직임에 끝없는 매력을 느끼며 탐구를 해보라.

이 TIY는 사람들이 쉽게 지치거나 특정 부위에서 지속적으로 통증을 경험하는 이유, 또는 심지어 같은 부위나 측면에서 반복적으로 부상을 입는 원인을 이해하는 출발점이 될 수 있다. 타인의 움직임 패턴을 관찰한 후 자신의 몸에 적용하며 실험해 보는 방식을 적절히 활용한다면, 자신의 움직임 가능성을 개발하고 다른 이들을 치료할 때 큰 도움이 될 것이다.

움직임 발달 패턴의
지속적인 재평가가 필요하다

발달 시퀀스를 설명하거나 조사하는 방법에는 여러 가지가 있다. 그리고 이 책에서 우리는 진화론적 프리즘을 통해 인체의 움직임을 관찰하면서, 머리의 위치에 따라 몸이 중력장 안에서 변화하는 모습을 살펴보았다. 또한 이 발달 시퀀스를 움직임 평면과 축 관점에서 공간적으로 관찰할 수도 있었다(관련된 내용은 OP5에 더 자세히 설명되어 있다). 이 접근 방식은 3차원 공간으로 움직임을 확장해서 각 단계를 탐구할 수 있는 계기를 제공한다. 동시에 공간 관계 개념에 능통한 사람들에게는 다양한 지평을 열어주는 훌륭한 발판이 된다.

이러한 움직임 패턴들을 통해 우리가 타인의 의식과 감정도 확인할 수 있다는 것을 이미 언급하였다. 이번 TIY 수련을 통해, 지나가는 사람들을 관찰하며 여러분은 아마도 그들의 다양한 감정과 의식 상태를 이미 알아챘을지도 모른다. 움직임, 생각, 느낌은 내적으로 밀접하게 관련되어 있고 매우 난해하다. 그래서 특수한 경우가 아니면 복잡하여 파악하기가 어렵다. 움직임, 생각, 느낌 사이의 연결을 대략적이라도 파악하고 싶다면 개인의 역사를 살펴보는 것도 한 방법이 될 수 있다. 아래에 제시한 사례는 발달 시퀀스를 탐구하는 과정에서 만난 사람의 기록이다.

지금은 촉망받는 신입 교사로 살아가고 있지만, 윌리엄_{William}은 한때 키가 작고 소심한 소년이었다. 그는 열 살이 되던 해에 처음으로 학교 모험 캠프에 참가했다. 고소공포증이 심했던 윌리엄은 물도 그다지 좋아하지 않았다. 그런데, 그가 두려워했던 두 가지 모두를 캠프 활동 첫날 맞닥뜨리게 되었다.

개울 위에 놓인 통나무를 건너는 도전 과제였는데, 통나무는 수면 위 1미터 높이의 언덕 위에 걸쳐 있었다. 어떤 아이들은 아무 걱정 없이 머리를 세운 채로, 주저하지 않고 한 걸음 한 걸음 나아가며, 흔들림 없이 멀리 바라보며 통나무 위를 걸었다.

어떤 학생들에겐 통나무를 건너는데 시간이 좀 더 필요했다. 균형을 잡기 위해 팔은 크게 벌려야 했고, 머뭇거리며 나아가는 동안 머리는 이리저리 흔들렸다. 그들은 한 번에 한 걸음씩 발을 끌고 멈칫거리며 통나무 위를 걸었다. 통나무 앞쪽에서 무릎을 꿇고 멈춘 채로 차분히 기어서 반대편으로 건너간 후, 마침내 안도의 한숨을 짓는 아이들도 있었다.

드디어 윌리엄 차례가 왔는데, 이건 어린 그에게 너무나 큰 도전이었다. 윌리엄은 두 걸음을 떼고 바로 주저앉았다. 그마저도 너무 어려웠는지 결국 윌리엄은 다리를 좌우로 늘어뜨린 채로 양손을 벌려 통나무를 단단히 잡고 앉은 후, 그 자세에서 힘들게 손으로 바닥을 천천히 밀면서 동시에 엉덩이를 튕기며 통나무를 건너갔다. 눈은 아래에 두고 한 번의 도약으로 갈 수 있는 짧은 거리에만 집중했다. 선생님들의 진심 어린 격려에도 불구하고, 마침내 통나무를 다 건넜을 때, 윌리엄은 그 누구의 눈도 쳐다보지 못하고 부끄러운 마음으로 통나무에서 일어났다.

캠프의 마지막 날, 모닥불 주위에 전부 모여 앉았을 때 윌리엄에게 놀라운 일이 일어났다. 윌리엄이 가장 용기 있는 사람으로 뽑힌 것이다. 통나무를 건널 때 그가 느낀 고통과 두려움을 친구들 모두 함께 보았고, 그럼에도 불구하고 영리한 방법으로 계속 앞으로 나아간 용기를 주최측이 인정해주었던 것이었다. 그날의 경험 덕분에 그는 가르치는 방법의 중요함을 깨달을 수 있었고, 아마도 자신이 가르치는 사람이 되는 선택을 하는 데에도 영향을 미쳤다고 회상했다.

우리가 발달에 대해 설명하는 방식과는 무관하게 그 과정은 자연적으로 진행되며, 한 단계의 성취는 다음 단계를 위한 기반이 되기도 하지만, 그 어떤 단계도 사라지지 않는다. 때로는 첫 단계가 가장 큰 영향력을 미치는 동시에 신경계가 활용하는 핵심 단계일 수 있다. "진행~progressions~" 및 "단계~level~"와 같은 용어를 사용해서 설명하다 보니 마치 발달의 계층 구조가 있는 것처럼 보일 수는 있지만, 인간의 신경계에는 계층에 따른 선호도가 존재하지 않는다. 신경계가 계층적으로 발달한다는 것은 어디까지나 허상에 불과하다. 건강한 신경계가 선호하는 움직임 패턴은 효율성의 결과물이다.

각각의 발달 과정 덕분에 인간의 움직임 효율성은 극대화된다. 중력이 가하는 힘을 인체에 유리한 요소로 활용하면, 지면에서 멀어질수록 몸통의 유연성은 커지고, 더 높은 중력 중심에 의해 형성된 잠재적 에너지를 더욱 많이 사용할 수 있다. 그렇게 해서 완전히 직립을 이루면, 머리와 눈으로 360도 수평면을 살피고 인체 모든 부위를 써서 움직인다. 다시 말해, 직립 자세에서는 몸의 일부만 쓰는 것이 아니라, 움직일 수 있는 모든 부위를 수없이 조합하여 다양한 내적, 외적 상황을 헤쳐 나갈 수 있는 것이다.

이 장을 통해 우리는 인간의 움직임 발달 패턴이 이성의 개입 없이도 개화되는 모습을 살펴보았다. 이 과정에는 안전을 제공하고, 영양을 공급하며, 자극을 주는 환경이 필요하다. 하지만 아이러니하게도, 성인은 지적으로 발달했기 때문에, 이러한 발달 패턴을 온전하고 효율적으로 활용하지 못한다.

우리의 신경계는 놀랍도록 유연하기 때문에 "최고의 수련"을 선호하진 않는다. 인간은 모방, 사회화, 그리고 크고 작은 트라우마 등을 통해 학습한다. 하지만, 이 과정에서 가장 효율적인 움직임을 지연시키고 초기 발달과정에서 습득한 최고의 움직임 패턴 일부를 억제한다. 그렇기 때문에 인간은 지속해서 자신의 움직임을 재평가하고, 그 가능성을 온전히 달성함으로써 만끽할 수 있는 즐거움을 되찾아야 한다. 우리는 여러분이 다음 장에서 이를 위한 몇 가지 도구를 발견할 수 있기를 희망한다.

OP4.
질 좋은 움직임으로
삶의 방향을 개선시켜라

움직임을 탐험하고,
무의식적 습관을 인식하며,
새로운 방식을 배우려면
움직임의 질에 집중해
내적인 기준 시스템을 만들어야 한다.

다이앤Dianne은 거울이 많은 집에서 자랐는데, 벽에 있는 거울뿐만 아니라, 그녀의 자세, 외모, 행동을 일관되게 지적하는 사람들도 늘 주변에 있었다. 춤에 재능을 보여 훈련을 권유받은 후에는, 벽의 거울뿐만 아니라 춤 선생님들도 그녀의 자세를 피드백하고 교정해주었다. 이런 환경에서 다이앤이 의식적으로 배워온 모든 움직임은 자신이 남들에게 어떻게 보이느냐에 기준을 두고 있었다. 하지만 새로 온 안무가는 뭔가 달랐는데, 춤의 모양과 선을 이야기하지 않고 오로지 청중에게 묘사할 느낌과 감각을 찾도록 지도했다. 그녀는 단 한 번도 훈련을 하면서 자신의 내적 경험에 주의를 기울인 적이 없었기 때문에, 안무가의 이런 지도 방식에 처음에는 당황했다. 사실 그녀는 오랜 시간 훈련을 해오면서, 불편한 느낌을 줄이려고 내면을 바라보는 것을 의식적으로 회피했다. 그리고 그 과정에서 감각에 집중하면서 동작을 하고 거울에 의존하는 방식을 타파하기까지 오랜 시간이 걸렸다. 그녀는 한편으로는 불편함을, 다른 한편으로는 해방감을 느끼기도 했다. 처음에는 의심이 가득했지만, 내부 정보에 귀를 기울이는 법을 배우면서 점점 자신감이 커졌다. 자신의 감각에 대한 신뢰가 커짐에 따라 평소 불확실하고 불안했던 마음 또한 줄어들게 되었다. 그 후로 몇 년이 지났지만, 다이앤은 이때 경험을 바탕으로 무용 경력뿐만 아니라 자신의 삶에서도 큰 변화를 만들어 나가고 있다.

모든 사람들은 감각을 통해 삶을 배워나간다. 시각, 청각, 후각, 미각, 촉각은 인간이 감지할 수 있는 감각의 일부에 불과하며, 온도, 압력, 공간감, 균형, 포만감 등을 느끼는 내부수용기Interoceptors도 존재한다. 하지만 유아기를 지나 형식화된 교육을 오랫동안 받으면서, 우리는 이 직접적인 감각 정보를 외면해왔다. 다시 말해, 감각보다는 사고를 우선하는 교육을 받으며, 체화된 경험보다는 이론적 진리를 받아들이는 데 익숙해졌다는 뜻이다.

외부의 권위와 피드백도 중요하지만, 지나치게 의존하면 늘 타인의 관점에 좌우되는 삶을 살게 된다. 스스로를 신뢰하는 법을 한 번도 배우지 못한 사람들이 실제로도 많다. 다이앤은 자신의 내면에 귀를 기울이기 시작하면서 "내가 제대로 하고 있는지 어떻게 알 수 있나요?"라는 질문을 하게 되었다. 이는 매우 훌륭한 질문이다. 새로운 영역을 탐험할 때 우리는 안전을 위한 표지판이 필요하다. 자신이 생각하기에 제대로 된 방향으로 가고 있는지, 그리고 무언가를 제대로 하고 있는지에 대한 확신이 필요하기 때문이다.

도전과 실수는 모든 학습 시스템의 기반이며, 우리는 실수를 통해 보다 안전한 결실을 원한다. 그러므로 네 가지 덕목 즉, 애쓰지 않기, 저항하지 않기, 가역성의 허용, 그리고 호흡의 자유를 가이드로 삼아 앞으로 나아가보도록 하자.

이 네 가지 덕목을 추구하는 일은 결국 감각을 재학습하는 것과 관련이 있다. 이는 엄마 품에 안겨 있던 갓난아이가 아무런 지침이 없어도, 그리고 별다른 시연이나 방법 매뉴얼도 없지만 구르고 기다가 말썽을 부리는 개구쟁이 아이로 성장하는 과정과 비슷하다.

순수하게 탐구하는 어린 아이같은 상태로 되돌아가기 위해, 어른들은 기존에 학습된 움직임 일부를 해체할 수 있는 훈련을 해야만 한다. 빠르고, 습관적이며, 목표 지향적인 방식은 움직임의 질적인 측면에 집중하는 것을 매우 어렵게 만들기 때문에 스스로가 자신의 감각 세계를 알아차리는 것을 방해한다.

이번 장에서는 우리의 삶에 의미있는 차이를 만들어 줄 수 있는 움직임과 집중 능력을 질적으로 개선시키는 방법에 대해 소개한다. 이러한 차이는 신경계가 학습을 하면서 처리하는 방대한 데이터에 기반한다.

애쓰지 않기

애쓰지 않는 것에 대해 정의하는 일이 어딘가 이상하게 느껴질 수 있다. 하지만 애쓰지 않는다는 개념을 통해 우리는 매우 중요한 것을 배울 수 있다. 사실 익숙한 것은 그것을 상실하기 전까지 눈에 잘 띄지 않는다. 그래서, "없어진 후에야 알아챈다"는 속담이 있다. 이제 애쓰지 않음을 통해 굳어진 습관 밑에 존재하는 중요한 것들을 살펴보도록 하자.

애쓴다effort는 말의 정확한 의미는 무엇일까? 단순하게 정의하면, 결과를 얻기 위해 과한 힘을 쓰거나 더 많은 노력을 기울인다는 뜻이다.

리야Riya는 "헬스 중독자"다. 피트니스 클래스에 참여하는 것을 좋아하고 개인적으로 혼자서 하는 운동도 즐기지만, 늘 자신의 체력이 불만족스러웠다. 그래서 믿을 수 있는 친구에게 운동하는 자신을 관찰해 달라고 부탁했다. 친구는 리야가 웨이트 리프팅을 하거나 근력운동을 할 때 매우 격하게 호흡하고 있다는 사실을 알아챘다. 리야는 얼굴을 찡그리고, 입술을 오므리며, 볼을 부풀리면서 요란하게 숨을 들이쉬고 내쉬었다. 친구는 리야에게 운동을 할 때 왜 호흡이 달라지는지 물었다. 리야는 자신이 그렇게 호흡한다는 사실을 알아채지 못했기 때문에, 스스로에 대한 호기심을 가지고 자세히 관찰했다. 그 결과 힘을 쓸 때, 자신이 턱을 꽉 깨물거나 목을 긴장시킨다는 사실을 알게 되었다. 이런 습관 때문에, 호흡을 쥐어짜면서 운동을 하느라 힘들고 체력이 계속해서 떨어진 느낌이 들었던 것이다. 그런 습관이 너무도 강하게 자리잡아 지속적으로 집중을 방해했다. 집중하기 위해서는 시간이 필요하다. 더 많은 것을 알아채기 위해서는 속도를 늦추고 애쓰는 태도를 줄여야 한다. 그러나 속도를 늦추면 후퇴하는 느낌이 들기 때문에, 스스로를 몰아 붙이는 이들에겐 쉽지 않은 선택이다. 하지만, 리야는 이런 노력을 지속했고 결국 긍정적인 변화를 이루었다. 예전처럼 힘들게 운동하는 느낌이 들지 않았는데도, 목과 어깨의 뻣뻣함은 줄어들고, 움직임은 더욱 부드러워졌으며, 근력은 향상되었다. 그녀는 이제 오랫동안 정체되었던 구간을 넘어설 수 있게 되었다. 리야는 자신이 과도하게 애씀으로써 체력을 상실하게 되었다는 사실을 친구를 통해 질문을 받고 나서야 알아채게 된 것이다.

애쓰며 움직이는 습관을 버리면, 동시수축 co-contraction으로 인해 압박되었던 관절이 풀리며 인체 골격 구조가 전체적으로 길어지고 넓어진다. 골격계가 차지하는 공간에 여유가 생기고, 뼈를 움직이는 근육이 상황에 맞게(OP2를 보라) 수축과 이완을 자유롭게 할 수 있어야, 인체에 가해지는 부하가 몸 전체의 반응 시스템에 분산된다. 그렇게 되어야 팔과 다리가 가벼워지고, 하는 일은 더 쉬워지며, 우리가 겪는 경험이 올바르게 몸에 학습된다. 긴 뼈대를 지렛대로 삼고, 근육을 스프링으로 활용하라. 그러면 바른 골격 구조에 따른 역학적 이득을 다양하게 향유할 수 있다.

리야가 발견한 것처럼, 애쓰는 습관은 무의식 중에 인체에 각인될 수 있다. 우리는 어린 시절부터, 쉽게 할 수 있는 일도 눈에 띄도록 열심히 해야만 칭찬을 받았다. 또한 노력은 칭찬받아 마땅한 일이며, "열심히 노력하는 것"은 곧 "최선을 다하는 것"과 같다고 배웠다. 그래서 어른이 되어서도 주변 사람들이나 보이지 않는 대상에게 잘 보이려고 많은 노력을 해왔다. 결국 이렇게 어린 시절부터 학습되고 강화된 습관들로 인해 상처를 입고 삶이 제한되는데도, 우리는 이를 쉽게 알아채지 못한다.

애쓰지 않고도 대단한 일을 해낼 수 있다. 그렇기 때문에 작은 힘들을 모아 통합된 움직임으로 전환하는 능력이 있는 운동 선수는 마치 초인처럼 쉽게 움직이는 것처럼 보이기도 한다. 하지만, 어려운 상황이 닥치면 그러한 힘이 원하는 움직임으로 제대로 전환되지 못하게 되어, 결국 주변 조직, 심지어 움직임이 일어나고 있는 곳에서 먼 신체 부위까지 긴장된다.

List Number TIY 4-1	**애쓰는 것이 몸에 미치는 영향 확인하기** Sense how effort spreads

주먹을 꽉 쥐고 악력을 증가시켜보자. 이에 따라 신체의 다른 부분이 어떻게 딱딱해지고 긴장되는지 확인한다. 팽팽해지거나 경직되는지 주의를 기울인다. 대부분의 사람들은 자신의 턱이 움츠러드는 것을 발견한다. 목구멍에서 수축이 일어나고, 이로 인해 호흡 통로가 좁아지면서 갈비뼈와 가슴이 굳는 현상도 생긴다.

주먹과 직접 관련이 있는지는 따지지 말고, 이번에는 주먹에 힘을 풀고 어떤 부위가 함께 풀리는지 확인해보도록 하자. 수축, 유지, 이완을 여러 번 반복하다 보면 애쓰는 행위가 얼마나 쉽게 익숙해지는지 알 수 있다.

이제 무거운 망치나 냄비를 단단히 잡고 빠르게 그리고 안전하게 내려보자. 단순히 주먹을 조이는 것과는 다른 강도를 경험할 수 있다. 힘을 기능적으로 발휘할 수 있다면, 목적 없이 주먹에 힘을 주었을 때와는 다르게, 몸이 단단해지거나 긴장이 발생하진 않을 것이다.

애쓰다 보면 집중력의 범위가 좁아진다. 다른 정보를 배제하고 노력의 대상에만 집착하게 되는 것이다. 역설적으로 애쓰는 것을 내려놓을수록 감각 피드백을 알아차리는 능력은 발달한다. 이 능력을 통해, 우리는 좀 더 안전하게 경쟁할 수 있는 또 다른 세계를 경험할 수 있다. 안전한 경쟁에 능통한 사람일수록 주의를 분산시키는 모든 감각 요소를 줄여가는 연습을 한다. 애쓰지 않고, 감각을 방해하는 모든 요소를 차단함에도 그들의 손가락과 손 그리고 팔은 모두 가볍고 긴밀하게 움직일 수 있고, 몸은 늘 깨인 상태로 조화를 이룬다. 안전한 경쟁의 달인은 이런 상태에서 촉각과 청각의 자그마한 변화도 감지한다.

List Number	**거울을 통해 애쓰는 모습 확인하기**
TIY 4-2	See effort in the mirror

거울 앞에 앉는다.

눈을 감고 힘든 일을 생각해 보자. 윗몸 일으키기, 여행 가방을 맨 위 선반에서 꺼내기, 또는 미적분 문제를 생각할 수도 있다. 그렇게 힘든 활동을 하고 있다고 상상한 후 눈을 뜨고 얼굴을 보자. 눈과 입 주변의 피부가 팽팽해지고, 이마가 움푹 패이고, 치아와 턱이 오그라든 흔적이 보이는가?

이제 눈을 감고 쉽고 즐거운 일을 생각해 보자. 다시 한번 실제로 즐겁게 무언가를 하고 있는 자신을 상상한 다음 눈을 뜨고 현재 얼굴을 확인하라. 그 차이를 감지할 수 있는가? 여러분은 아마 눈을 뜨기 전에 이미 두 사고 실험 사이에서 얼굴 긴장 차이를 느꼈을 수도 있다.

단지 생각하는 것만으로도 애쓰는 느낌을 받을 수 있다. 하지만 인지하며 생각하는 훈련을 통해 애쓰는 태도를 줄일 수 있다.

리야는 체육관에서 애쓰지 않으며 긴장을 줄이는 방법을 계속 탐구하였다. 대부분의 사람들에게 체육관은 애쓰지 않기를 연습하기에는 다소 무리인 장소처럼 보인다. 하지만 어쩌면 최소의 힘으로 최대의 결과를 얻으며 무게 분산 실험을 할 수 있는 최적의 장소일지도 모른다. 그녀는 다른 사람들이 어떻게 운동을 하는지 몰래 살펴보면서, 그들이 목표를 달성하기 위해 자신을 조율하는 방법과 그녀가 하는 방법을 비교할 수 있었다. 이제 리야는 과도하게 힘을 쓴다는 것이 무엇인지 알아차렸기 때문에, 체육관뿐만 아니라 어디서도 애쓰지 않고 움직이는 수련을 할 수 있다.

저항하지 않기

애쓰는 것과 저항은 힘을 활용하는 방식과 관련이 있다. 필요한 것 이상의 힘을 쓸 때 우리는 애쓰는 느낌을 받는다. 저항은 두 개의 힘이 서로 마주칠 때 경험된다. 동작을 하다 저항을 받으면 길을 걷다 바윗덩어리를 만나 정지하는 것과 같은 현상이 일어난다. 억지로 근력을 이용해 바윗덩어리를 밀면 약간 이동시킬 수도 있지만 아무런 결과를 얻지 못할 수도 있다. 차라리 바위를 피해가는 다른 방법을 고안하는 편이 보다 효과적이다. 이런 우회 기법을 쓰면 피로해지거나 몸에 부상을 입지 않고도 원하는 목적지에 도달할 수 있다.

우리는 살아가면서 다양한 형태로, 그리고 다양한 층차에서 저항을 마주한다. 바윗덩어리나 마찰은 단순히 물리적인 형태의 장애물이다.

| List Number | 회전 탐험 |
| TIY 4-3 | Explore turning |

상판이 부드러운 천으로 된 의자와 표면이 매끄러운 지닌 나무 의자를 준비한다.

먼저 나무 의자에 앉은 후 몸을 돌려서 뒤를 보라. 같은 동작을 여러 번 반복하면서 머리, 목, 척추가 이 회전 동작에 의해 얼마나 많이 돌아가는지 확인한다. 동작을 할 때 골반을 움직이면 쉽게 돌아가는 느낌이 나는가? 한쪽 허벅지가 의자 앞쪽으로 미끄러지면 골반이 약간 더 돌아가는데, 그로 인해 발에 체중이 이동하면서 척추를 타고 머리, 눈까지 회전력이 더 많이 전달되고, 뒤쪽 더 먼 곳까지 볼 수 있게 된다.

이제 바닥이 부드러운 천으로 깔린 의자에 앉아 가능한 편안하게 같은 요령으로 몸을 돌린다. 이 상황에서 엉덩이에 저항감이 느껴지는가? 이때에도 동작이 쉽게 이루어진다면 저항이 크게 불편하게 느껴지진 않을 것이다. 부드럽지만 마찰력이 높은 표면에서 동작을 하면 허벅지를 앞쪽으로 미끄러뜨리기가 쉽지 않다. 그렇기 때문에 몸의 다른 부위를 조절해 골반과 다른 부위를 회전시키는 현상이 발생한다.

운동 선수들과 그들의 코치들은 경기력 향상을 위해 바람, 물, 땅에서 전해지는 저항을 보다 효율적으로 줄일 수 있는 적응 도구, 유니폼, 기구 등을 찾는다. 하지만 보통 사람들은 일상 생활 환경에서 끊임없이 마주치는 저항에 별다른 관심을 두지 않고 살아간다.

지친 하루를 보내고 집으로 돌아와 편안하고 부드러운 의자에 앉아 쉬는 것은 기분 좋은 일이다. 그래서 우리는 보통 그런 환경이 몸에 가하는 제한 상황은 무의식 중에 간과하고 지나간다. 부드러운 가죽으로 덮인 자동차 시트가 가하는 저항 때문에 몸이 망가지는 것은 신경 쓰지 않고, 운전할 때 뒤쪽 차선을 보거나 방향 전환을 할 때 불편한 몸을 느끼면, 나이를 탓하거나 뻣뻣한 목을 핑계 댄다.

몸 안에서도 이러한 저항을 느끼며 살아간다. 조직이 깨지고 찢기는 것과 같은 손상을 피하려고 근육계와 신경계가 작동하여 상처가 생긴 부위나 그 주변 조직을 저항하듯 꽉 잡는 현상은 긍정적인 형태의 보호 반응이며, 더 많은 손상을 예방하려는 메커니즘이다. 이렇게 보호 반응이 생기면 몸은 이전과 다르게 움직이는 법을 찾는다. 아픈 목을 부여잡고 잠을 설치다 힘겹게 일어난 사람이라면 이런 경험을 해봤을 것이다. 머리와 목이 일시적으로 고정되면 좌우로 몸을 돌릴 때 다른 형태의 대안을 찾는다. 다행히도 목의 불편은 오래지 않아 사라진다. 하지만 모든 형태의 내적 저항이 그렇게 명확하게 드러나진 않는다. 또한 단기간에 사라지거나, 단지 보호 반응으로만 끝나지는 않는다.

가빈Gavin은 취미로 러닝을 한다. 재미로 하기도 하지만 주로 바쁜 사무실 업무로 생긴 스트레스를 풀려고 러닝을 한다. 러닝을 하는 중에 미세한 통증이 점차 커지면서 짜증이 올라왔는데, 주로 몸의 왼쪽에서 그런 느낌을 받았다. 왼쪽과 오른쪽 신발 바닥이 마모되는 형태도 뭔가 매우 다르다는 것도 발견했다. 결국 상처 때문에 달릴 수 없을 지경에 이르러서야 도움을 줄 사람을 찾게 되었다. 새로운 훈련을 하면서 그는 왼발과 오른발 사이의 무게 이동이 어떻게 일어나는지 주의 깊게 관찰하였고, 이를 통해 부지불식간에 몸무게를 한쪽으로만 쏟으면서, 마치 오른다리를 보호하려는 듯이 몸무게가 왼쪽으로 치우치는 현상을 찾아냈다.

이러한 발견은 그의 어린 시절을 떠올리게 만들었다. 가빈은 어려서 크로스컨트리를 하다 오른쪽 발목을 심하게 접질렸다. 어릴 때는 참을성이 부족해서 부종이 다소 가라앉자 곧바로 목발을 버리고 다시 트레이닝을 시작했었다. 어른이 된 지금도 그는 여전히 오른다리에 몸무게가 많이 가해지지 않도록 하면서 걷고 있었다. 이는 자세히 살펴보지 않으면 알기 어려운, 완전한 무의식 상태에서 오랜 시간에 거쳐 각인된 습관이었다.

어린 가빈은 의지력으로 덜 회복된 발목의 불편함을 이기고 살았다. 애쓰는 것과 마찬가지로 의지력willpower도 일종의 덕목이라 여기며 주변에서 과도하게 추켜세우는 경향이 있다. 의지력을 키우는 것이 독립된 개인으로 성장하고 어른으로 성숙하는 과정에서 중요한 단계인 것은 맞다. 하지만 과도한 의지력을 좋다고만 볼 순 없다. 인내심을 가지고 충분히 몸이 치유되도록 기다리지 못하고 학교의 크로스컨트리 팀에게 기여하려는 과도한 의지력이 무의식 중에 몸에 안 좋은 방향으로 무의식에 각인되었기 때문이다. 많은 시간이 지난 후에도 여전히 그때 적응된 달리기 방식 때문에, 과거의 상처는 오래 전에 사라졌는데도 오른다리를 보호하려는 습관으로 남았다.

과한 의지력, 즉 동기motivation 문제는 중요하게 다루어야 한다. 동기가 강하면 생산성이 높아지지만 내적 저항의 요소로 작용하기도 한다. 우리는 이렇게 동기의 장단점과 갈등하며 살아간다. 아침에 알람시계에 맞춰 일어나는 상황을 예로 들어보자. 알람이 울리면 어서 일어나 하루를 시작해야 함에도 이리저리 구르며 다시 이불 속으로 들어가는 이들이 대부분이다. 결국 몇 분간 더 누워서 꼼짝 않고 있는데, 이때는 잠을 자는 것도 아니고 깨어서 움직이는 상태도 아니다. 인간은 모순된 신경 신호가 동시에 자신의 골격근에 전달되면 두 가지 행동 사이에서 갈등한다. 그러다 하나의 신호가 더 강해지거나 명료해지면 그제서야 행동에 나선다. 그렇지 않은 경우 저항 상태에 빠져 머뭇거린다. 이러한 현상은 인간에게만 일어나는 일이 아니다.

시바Siva는 윤기 있고 멋진 털을 가지고 있으며, 엄격하게 훈련되어 달리기와 사냥에 특화된 안내견이다. 시바는 종종 주인과 동네 카페에 가곤 하는데, 주인이 안으로 들어가 주문을 하면 시바는 도로가에 앉아 건너편에 나무가 우거진 공원을 살핀다. 그러다 뭔가 이상한 조짐이 포착되면 스프링처럼 일어나는데, 이때 앞발을 뛰어오르듯 들었다 내리고 머리와 가슴은 앞쪽으로 내밀면서 동시에 엉덩이는 도로에 견고하게 딱 붙인다. 시바의 움직임에는 앞에서 설명했던 갈등하는 동기conflicting motivations가 명확하게 드러나 있다. 몸 앞쪽 절반은 도로로 뛰어나갈 만반의 준비를 갖추고 있는데, 뒤쪽 절반은 주인이 "멈춰!" 하는 명령에 복종할 준비를 하고 있는 것이다.

인간 또한 외적으로 미묘한 움직임을 보이면서도 동시에 조건화된 상태에 의해 트레이닝된 시바처럼 행동을 억제하곤 한다. 서로 대치되는 동기가 사회화 과정에서 깊게 내재되어 인식하지도 못할 정도로 미묘하게 깔려 있다. 주의를 기울여 살펴보면 우리가 사용하는 언어 안에서도 그 사례를 발견할 수 있다. "해야만 해", "그래야 돼", "안 하면 안돼" 같은 단어는 이러한 동기 갈등을 잘 보여준다. 이런 말들이 이정표처럼 우리의 생각과 느낌에 제동을 걸고 있기 때문이다. 우리 몸에서 일어나는 감각 신호에 깊게 의식을 집중한다면 여러분도 이러한 동기 갈등을 발견할 수 있다. 시바는 자신이 의식적으로 어떤 행동을 온전히 원하는지 평가하지는 못하지만, 인간은 가능하다.

일상생활 중에서 호기심을 가지고 자신의 주변 환경과 몸 내부에서 발생하는 저항을 관찰한다면, 에너지를 비축하고 기능을 개선시켜 삶의 큰 기쁨을 맞볼 수 있다. 이제 여러분의 호기심을 자극할 수 있는 재밌는 내용을 소개하도록 하겠다.

가역성의 허용

가역성Reversibility은 얼핏 보아도 매우 간단한 말이다. 가역성이란 어떤 순간에 특별한 교정 없이도 움직임을 멈추거나 되돌릴 수 있는 능력이다. 이를 몸의 움직임에만 적용한다면 그 의미를 상대적으로 쉽게 파악할 수 있다. 하지만 막상 가역성 훈련을 해보면, 행동의 모든 측면에서 자신의 습관과 움직임 패턴이 그것과 관련되어 있다는 사실을 깨닫기 때문에, 해당 정보를 생각보다 훨씬 풍부하게 파악할 수 있다.

사람들은 하루에도 여러 번 앉았다 서는 동작을 반복하며 살아간다. 그런데 잘 관찰해 보면 앉기 위해 몸을 낮추다 어떤 지점에 이르면 그냥 엉덩이를 툭 떨구는 경향이 있다는 사실을 알게 된다. 특히 높이가 낮은 의자나 소파에 앉을 때 더욱 그렇다. 몸을 툭 떨어뜨리기 시작하면 방향을 되돌리기 어려우며, 결국 충돌이 발생한다. 그렇기 때문에 가역성을 유지한 채로 몸을 낮추는 법을 배우면 관절, 척추, 그리고 마음의 안정에도 큰 도움이 된다.

List Number	**가역성을 지닌 채로 앉기**
TIY 4-4	Sit down with reversibility

이 탐험을 할 때는 아무 의자나 괜찮다. 부엌이나 거실의 의자도 얼마든지 좋다.

의자에 앉을 것처럼 천천히 엉덩이를 낮춘다. 몇 센티미터 정도 일정하게 천천히 낮추다 멈춘 후 정확히 같은 궤적을 그리며 원래 위치로 돌아온다. 이때 내려갈 때와 같은 속도, 근육톤을 유지하라.

가장 힘든 지점은 의자 바로 몇 센티미터 윗부분이다. 부드럽게 골반을 낮추어 의자에 가볍게 댄 후 다시 들어올려 선 자세로 가져오는데, 이때 신음을 내지도 않고, 허벅지에 부하가 가중된 느낌도 없으며, 호흡도 변하지 않는다면 여러분은 가역성을 획득한 것이다. 하지만 속도, 호흡, 애쓰는 정도가 변했다면 뭔가 좀 더 수정이 필요하다.

선 자세에서 앉은 자세로(반대도 마찬가지) 이행할 때는 근본적으로 몸무게의 이동 방식이 변한다. 이때 가장 큰 문제점은 골반을 의자에 가져갔다 되돌리는 과정에서 몸무게를 발 중심에 유지하는 방법에 있다. 달리 말하면 의자에서 일어설 때 몸무게를 부드럽게 발이 있는 방향으로 이동할 수 있어야 한다. 이 문제에 대한 해결책은 카운터밸런스 counterbalance 를 유지하는 것에 있다.

몸을 낮춰 앉을 때 양손을 앞으로 가볍게 뻗어 머리와 가슴이 팔을 따라 이동하게 하라. 그러면 상체가 앞으로 기울어지며 골반이 조금씩 의자로 되돌아온다 (많은 이들이 이 동작을 할 때 시선을 수평 위치에 고정시키는 경향이 있다. 그렇게 하면 머리와 척추가 고정된다. 오히려 몸의 형태 변화에 맞춰 자연스럽게 조금씩 시선이 변하도록 내버려 두어라). 골반이 의자에 닿는 순간 양팔을 가장 멀리 뻗게 될 것이다. 이 지점에 이르면 골반을 앞뒤로 부드럽게 굴리며 시소처럼 움직인다. 그러면서 골반이 의자에 붙었다 떨어지게 하라. 가역적인 움직임이 쉽게 일어나는 상태에서 시소 동작을 여러 번 놀이하듯 반복한 후 완전히 의자에 앉는다. 이때 몸무게가 발에서 다리를 지나 허벅지, 골반으로 이동하는지 확인한다.

앉은 자세에서 설 때는 약간의 동작 변형이 필요하다. 먼저 머리와 가슴을 앞으로 기울여 양손 너클을 다리 앞쪽 바닥 방향으로 뻗는다. 눈은 손을 따라가며 골반이 가벼워져 의자에서 떨어질 때까지 몸무게를 발 앞쪽으로 가져간다. 몸무게가 완전히 발로 이동하면 양손과 눈을 부드럽게 위쪽 방향으로 원호를 그리듯 움직여 상체와 골반이 중심 정렬된 자세로 이동하게 한다.

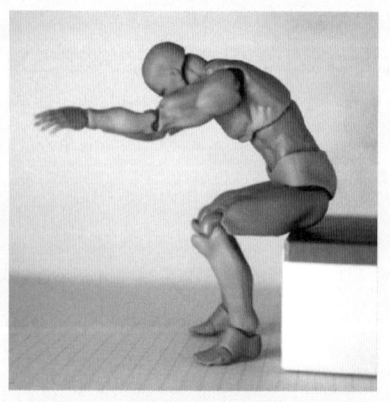

사진 28. 앉은 자세로/에서 병진운동 - 양팔을 앞으로 뻗는다

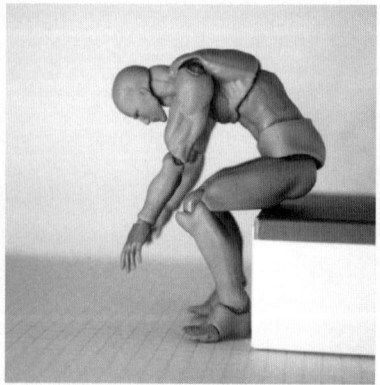

사진 29. 앉은 자세로/에서 병진운동 - 양팔을 아래로 뻗는다

이렇게 자세 이동을 하는 것에 익숙해지면 차츰 팔을 뻗는 정도를 줄일 수 있다. 몸무게를 위, 아래, 앞, 뒤로 병진운동transition시키면서 카운터 밸런스를 유지할 수 있게 되면, 척추의 일부가 깨어나 자신이 원래 지니고 있던 역할을 수행하게 될 것이다.

이와 관련된 다양한 변형 동작을 제시할 수도 있다. 앞에서는 관상면 방향의 움직임을 다뤘지만, 몸통이 측굴하거나 회전하며 병진운동과 함께 한다면 동작이 좀 더 가벼워진다. 동작을 할 때 약간의 나선형 동작을 첨가하면 많은 이들이 더 쉽게 느낀다. 예를 들어, 발로 몸무게를 이동시킨 후 오른쪽이나 왼쪽으로 몸을 회전하여 일어날 준비를 할 수도 있다. 동작을 하면서 초점을 변화시키거나 방향을 바꾸는 능력을 얻는다면 다양한 형태로 수련해 나갈 수 있다.

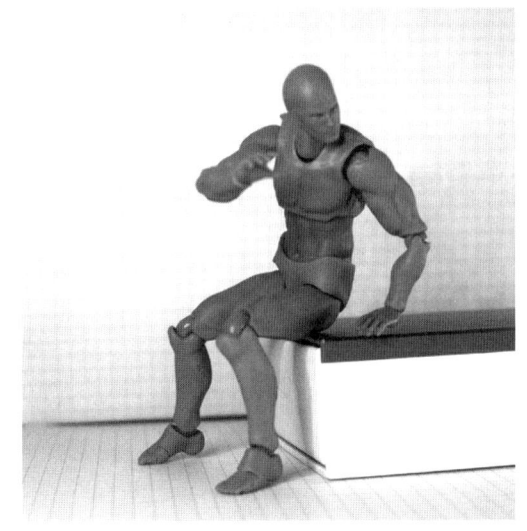

사진 30. 서기 위해 나선형으로 움직이기

내부 또는 외부에서 저항에 맞닥뜨리면 인간은 방향이나 궤적을 향해 나아간다. 가역성 수련은 그걸 찾는 수단이 된다.

앉은 자세에서 느리게 서는 동작을 쉽고, 가벼우며, 좋은 느낌으로 변화시킬 수 있다. 이는 감사할 일이다. 우리는 하루에도 여러 번 앉고 서는 동작을 한다. 그렇다는 것은 이렇게 쉽고도 가벼운 움직임을 만들 수 있는 기회 또한 많이 주어진다는 뜻이다. 물론 반대 상황에 처해 몸이 무거워지기도 한다.

"느리게"라는 말을 여기서 여러 차례 언급했다. 하지만 바쁘고 정신없는 삶을 강권하는 사회에서 자라온 대부분의 사람들에게 있어 느리게 움직이는 것은 결코 쉬운 일이 아니다. 동작 탐구를 할 때는 의식 집중을 할 수 있을 정도로 충분히 느리게 움직이는 것이 중요하다. 느리고 가역적인 형태로 가만히 작게 움직이면 엄청난 정보를 얻을 수 있기 때문이다.

메이Mei는 대중 앞에서 연설하는 일을 한다. 그녀는 전국을 돌아다니며 회의에서, 세미나에서, 그리고 대중들이 모이는 곳에서 프리젠테이션을 한다. 대도시의 음향 설비도 잘 되어 있고 대중과의 거리도 멀며 또 상대적으로 모르는 사람이 많은 곳에서는 연설이 꽤 쉽게 느껴졌다. 하지만 소도시의 작고 오래된 홀에서 연설을 할 때는 완전히 달라지는 경우가 종종 있었다. 청중이 적고 가까우면 그들의 얼굴이 잘 보인다. 그때는 음향 시스템도 안 좋아 그냥 육성으로 연설하는 경우도 많다. 지난 몇 년 동안 그녀는 작은 마을에만 가면 초조한 마음이 들며 마치 연속으로 여러 차례 프리젠테이션을 한 것처럼 목소리가 쉬곤 했다. 몇 번은 목소리가 완전히 안 나오기도 했다.

비록 그런 일이 있기는 했지만, 메이는 여행하면서 사람들을 만나는 일을 사랑한다. 그래서 목소리 잃는 상황을 심각하게 여기며 탐구를 하기 시작했다. 그녀가 했던 탐구 중에서 가장 중요한 것은 빈 공간에서 연설을 할 때와 청중이 적게 참여한 작은 공간에서 연설할 때 모습을 짧은 영상으로 찍어서 비교해본 일이었다. 그녀는 자신이 청중 앞에서 연설할 때 머리 높이가 수평선 상에서 낮아지는 모습을 발견했다. 연설 하기 바로 전에 평소보다 조금 짧아지는 것을 알아채게 된 것이다. 가만히 서서 연사 소개를 기다리는 동안엔 머리가 기준선 위에 있었다. 하지만 첫 문장을 말하기 직전에 머리가 수평선 아래로 떨어져 거기 머무는 것이 아닌가! 메이는 자신이 보고 있는 영상을 믿을 수가 없었다. 머리가 기울지도 않았고, 무릎을 굽히지도 않았는데, 마치 몸통 전체가 조금 짧아진 것처럼 보였기 때문이다.

그래서 메이는 그 부분을 집중적으로 확인했다. 벽에 테이프를 붙이고 앞에 서서 비디오를 찍으며, 말하기 전후에 키가 커지고 짧아지는 모습을 살피기 시작했다. 그녀는 키가 짧아지는 상황을 가장 잘 재현할 수 있는 경우가 바로 복부 근육과 목 뒤쪽 근육을 수축했을 때라는 것을 알게 되었다. 그것은 얼굴 평면이 수직선을 기준으로 머리가 약간 앞으로 이동하면서 정수리가 수평선 아래로 떨어졌다는 것을 의미한다. 그래서 그 자세를 되돌리면 목 뒤쪽 근육뿐만 아니라 복부 근육까지, 심지어 흉곽 주변 근육까지 이완된다는 사실을 발견했다. 탐구를 하다 보니 여기저기서 어디를 늘리고 어디는 수축하라는 이야기를 많이 들었다. 하지만 자료를 보는 것과 몸으로 느끼는 것은 전혀 다른 경험이었다. 키가 커지고 작아지는 것 사이를 오가며 계속 탐구하면서, 그녀는 자신의 목소리가 달라지고 있다는 느낌을 받기 시작했다. 얼굴이 앞으로 이동하면 목과 목구멍에 긴장이 생기며 목소리도 거칠어진다는 것 또한 알게 되었다.

메이는 스스로 이러한 실험을 개인 공간에서 뿐만 아니라 청중 앞에서도 계속해 나갔다. 그러자 놀라운 효과가 나타나기 시작했다. 목을 쉬게 만들었던 불필요한 몸의 긴장을 알아채는 연습이 숙달될수록, 청중이 달라지면 복부가 긴장되는 시기가 얼마나 빨라지는지도 알게 된 것이다. 메이는 점차 청중 수가 적을 때 그들 앞에서 느끼는 불안한 마음과 복부 근육의 과도한 긴장 사이에 연결 고리가 있다는 사실을 체득하게 되었다.

여러분이 가역성이라는 주제로 탐구를 할 때, 기쁨의 순간은 바로 그 경계선_{boundary}에서 놀기 시작할 때 찾아온다. 통제할 수 있는 것과 통제를 벗어난 것 사이에 있는 불안한 경계선을 발견할 수 있으면, 행동을 멈추거나 변화시킬 수 있는 여지가 남은 순간과 통제력이 자신의 손을 떠난 순간의 차이를 탐험할 수 있다. 바로 이 경계선에 섰을 때 우리는 진정으로 탐험을 시작하게 되며, 자신에 대해 알아갈 수 있는 가능성이 활짝 열린다.

호흡의 자유

움직임의 질을 개선시키는 네 번째 덕목은, 늘 함께 하지만 다른 무엇보다도 쉽게 달성할 수 없는 것, 바로 호흡과 호흡하기이다. 수은이 온도에 따라 팽창하고 수축하는 것처럼 호흡도 신체적, 감정적, 그리고 정신적 동요에 따라 변한다. 하지만 수은과 달리 우리가 하는 호흡은 어찌할 수 없는 기계가 아니라 교정 가능한 요소이다.

측정 기기의 게이지처럼 호흡도 민감하다. 이 호흡을 활용한다면 우리는 놀라운 능력을 획득할 수 있을 뿐만 아니라 몸의 통증과 마음의 고통에서 해방될 수 있다. 하지만 자신의 호흡을 관찰하라는 말을 들었을 때 그걸 제대로 해내는 사람, 더구나 호흡을 변화시키는 경지까지 나아가는 사람은 드물다.

호흡은 여러 측면을 지니고 있다. 사람마다 호흡의 볼륨과 리듬, 일어나는 장소와 속도 등이 모두 다르며, 이 모든 요소들이 다중적으로 결합되어 있다. 그러므로 호흡은 의식적 통제와 무의식적 통제 사이에서 중요한 영역을 차지한다.

호흡을 멈추는 것이야 말로, 사람들이 불편함을 느끼거나 애를 쓸 때, 위협을 감지하거나 감정적 변화가 발생했을 때, 맨 처음으로 드러내는 사인이다.

| List Number TIY 4-5 | 호흡하기
Breathe |

약간 힘이 들 정도의 신체 운동을 선택하라. 푸쉬업, 스쿼트, 턱걸이, 무거운 물건 들어 올리기 등이 좋다. 이제 그 운동을 하기 위한 자세를 잡으면서 동작을 막 시작하려 할 때 호흡에 어떤 일이 일어나는지 체크한다. 동작을 제대로 하기 위해 호흡을 참는가, 아니면 급격한 변화가 있는가? 이번엔 다시 호흡을 참거나 흐트러뜨리지 말고 운동을 하면서 어떻게 다른지 체크한다. 여러분이 습관적으로 취하는 자세가 호흡을 참는 것과 관련이 있을 것이다. 그러니 호흡을 부드럽게 유지하기 위해 어떤 자세를 취하면 좋을지 생각해보라.

이제 여러분이 정말 하고 싶지 않은 일을 생각해보라. 억지로 "해야만 하는" 일이기 때문에, 그걸 하면 불쾌한 느낌이 들 것 같은 일이면 된다. 그 일을 생각하면 어떤 느낌이 들고, 호흡은 어떻게 바뀌는가? 변화를 감지했다면, 그 일을 하면서도 호흡을 흐트러뜨리지 않고 부드럽게 유지할 수 있는 방안을 강구해보라. 호흡을 고요하게 유지하면서도 그 일을 똑같이 할 수 있을 것 같은 느낌이 드는가?

앞에서 애쓰지 않는 것에 대해 소개할 때, 리야Riya가 웨이트 트레이닝을 하면서 자신의 습관적인 호흡 제한 상태를 발견했다는 이야기를 했다. 그녀는 삶의 어느 지점에서 무거운 물건을 드는 것과 호흡을 참는 감각을 동일시 했었다. 하지만 자신이 웨이트 트레이닝을 할 때 발생하는 모든 패턴을 살피고, 소리 내어 호흡하던 습관의 비밀을 파헤치고 나자 근력과 스태미나가 증가했다. 다시 말해, 호흡이 자유로워지자 가능성이 해방되었던 것이다.

자세가 변하면 호흡도 변한다. 기분이 변해도 호흡이 변하고, 생각이 변해도 호흡이 변한다. 이러이러한 자세를 취해야만 하고, 이런 환경에서는 어떻게 행동해야만 하며, 그걸 달성하기 위해 어떤 느낌으로 접근해야만 하는지에 관한 개인적, 사회적, 문화적 원칙이 존재하는데, 그 영향으로 우리의 호흡이 변한다.

호흡의 차이를 알아챈 사람은 그걸 특정한 원칙에 따라 교정하려는 유혹에 빠진다. 호흡을 언제 어떻게 해야 하는지에 대한 방법은 수도 없이 많다. 운동 선수, 가수, 천식 환자, 이외에도 다양한 이들이 온갖 호흡 지침이나 테크닉에 노출된다. 하지만 우리는 여러분에게는 다른 대안을 제시하겠다. 바로 호흡하는 방법이 아니라 하고 있는 행위를 변화시키라는 것. 무언가를 하고 있을 때 그 태도와 형태를 변화시키면 호흡은 저절로 변한다. 호흡 기법을 써서 의식적으로 간섭하지 않으면, 오히려 호흡은 가볍고 충만해지며 올바른 방향을 향해 나아간다. 이때 호흡은 마치 측정 기기의 게이지처럼 그 변화를 빠르게 드러낸다.

리야는 웨이트 리프팅 기술을 발전시키는 과정에서, 서고, 앉고, 눕는 자세에서 지지기반을 교정했다(OP1). 또 자신의 신체 정렬 상태가 공간 안에서 무게를 잘 전달할 수 있도록 적응하는 법을 탐구했거나(OP2), 머리를 360도 방향에서 자유롭게 움직이며 스캔하는 법도 실험했을 수 있다(OP3). 그리고 좀 더 편하게 웨이트 리프팅을 할 수 있게 해주는 신체 부위 몇 곳에 의식을 집중하는 법도 탐구했을 것이다. 이 모든 탐구에 있어 구조 변화의 가장 첫 번째 지표는 바로 호흡의 자유도가 증가한 것이다.

호흡이 자유롭게 흐르면 공기가 몸 안으로 들어오고 나가는 과정에서 몸 전체 모든 생리적 시스템이 연쇄 반응을 일으킨다. 한 손을 몸통 어느 곳에나 가볍게 대면 눈으로 보거나 귀로 듣지 않아도 호흡 사이클을 느낄 수 있다. 구조화된 움직임이 제대로 일어나는 동안엔, 어떤 자세에서 어떻게 힘을 쓰고 있든, 몸통 어느 부위에서나 호흡의 리듬을 감지할 수 있기 때문이다(호흡 리듬의 강도가 모든 곳에서 동일한 것은 아니다).

우리는 특정 호흡 운동이나 테크닉을 지지하지 않는다. 여러분이 자연스러운 호흡이 무엇인지 한 번도 생각해 본적이 없다면, 심리적, 신체적 습관의 문제로 방해받지 않는 호흡을 상상하면 된다. 그 느낌을 찾을 수 있다면 어떤 동작 탐험을 하든 호기심, 의식 집중, 그리고 인지를 지니고 흥미롭게 호흡 탐구를 해나가면 된다.[1]

1. 브래드 톰슨(Brad Thompson)이 쓴 『The Breathing Book』을 참조하라. 저자는 책 안에서 자연 호흡을 회복하는 쉬운 방법을 제시한다.

움직임의 질 탐구하기

이쯤 되면 여러분은 다른 것을 고려하지 않고 단일한 덕목만으로 움직임의 질 전체를 기술하기가 불가능하다는 사실을 알아챘을 것이다. 왜냐하면 하나의 측면이 변하면 다른 모든 측면이 변하기 때문이다.

앞에서 소개한 움직임의 질을 높이는 4가지 덕목은 미세한 동작이든 거시적 패턴이든 모든 곳에 적용할 수 있다. 하지만 그 덕목들에 익숙해지려면 성공을 목적으로 치닫지 않으면서 스스로 놀이하듯 탐구할 수 있는, 그래서 특별히 열망하며 집착하지 않는 활동부터 시작하는 것이 가장 좋다. 뭐부터 해야 할지 모르겠으면 평상시 잘 쓰지 않는 손을 써보는 연습부터 해보라. 다음 TIY에 그 방법이 소개되어 있다.

List Number	**비습관적인 방식에서 단서 찾기**
TIY 4-6	Find clues in the non-habitual

가위 한 개, 종이 한 장을 준비한다. 자르는 감각에 집중하면서 종이를 여러 곳 잘라본다. 무엇이 인지되는가? 대부분의 사람들은 잘린 선의 모양과 같은 외적 결과에 집중하지, 그 외의 것은 잘 알아채지 못한다. 우리는 문제 상황에 봉착하지 않는다면 하고 있는 행동 그 자체를 잘 파악하지 못한다.

이제 가위를 다른 손으로 가져가서 같은 작업을 해본다. 잘린 부위가 비틀어졌는지, 구불구불한지 신경 쓰지 말고 그쪽 손으로 가위질을 하며 종이를 자를 때의 느낌을 확인하라. 손으로 가위질을 하면 몸의 많은 부위가 관여한다. 팔 전체가 동원되며, 또 머리와 목이 긴장되거나 몸무게도 이동한다. 턱에 긴장이 생기며 호흡을 참는 이들도 많다. 동작을 할 때 자신의 생각과 느낌, 즉 태도까지 알아챌 정도로 깊게 몰입하면 가위를 쥔 손으로 종이를 자르는 일이 다르게 느껴진다.

습관적으로 사용하는 손과 그렇지 않은 손을 바꿔가며 가위질하는 과정을 관찰해 보면 그 차이가 점점 명확해질 것이다. 이 과정에서 앞에서 소개한 네 가지 움직임 덕목 모두를 탐구할 수 있다. 가위질을 "열심히" 하려고 하면, 애쓰는 느낌 또는 저항이 생기는가? 잘랐던 종이를 자르지 않았던 상태로 되돌릴 수는 없다. 하지만 자르다 멈추고 손, 팔, 어깨에서 일어나는 동작을 쉽게 되돌릴 수는 있는가? 왼손으로 자를 때와 오른손으로 자를 때 호흡에 집중할 수 있는가? 각각의 경우 호흡이 멈추거나 얕아지지는 않는가?

감각에 집중하며 운동하면 그 발전 속도가 정말 빨라진다는 사실에 깜짝 놀랄 수도 있다. 일상생활에서 사소한 일을 할 때 손을 바꿔가며 탐구할 수 있는 기회는 많다. 그러면 같은 탐험인데도 훨씬 많은 정보를 얻을 수 있다. 양치질을 하거나 수건으로 얼굴을 닦을 때에도 평소 쓰던 것과 반대손을 써보라.

앞에서 이미 언급했지만, 우리 삶의 모든 측면이 움직임에 기반하고 있다는 사실은 재차 강조해서 말할 가치가 충분히 있다. 그러므로 삶의 질은 움직임의 질과 직접적으로 연계되어 있다는 말이 과장된 표현은 아니다. 하지만 일상을 살아가다 보면 이러한 연결성을 인지하는 감각은 차츰 흐려진다. 많은 이들이 어려서부터 사회가 바라는 목표를 추구하며 살아가면서 내적인 감각을 상실해 가기 때문이다. 오히려 편안하거나 기분 좋은 움직임을 탐구하는 이를 사회는 게으른 자로 매도하기도 한다. 하지만 감각의 질을 높일 수 있도록 의식을 집중하며 그러한 능력을 회복하는 일은, 오랜 시간 자신을 괴롭히던 만성적인 문제를 해결할 수 있는 정말 유용한 수단이 될 뿐만 아니라 황홀하고 기분 좋은 상태, 즉 몰입에 이르는 열쇠가 될 수도 있다.

OP5.
머리가 가이드하고
골반이 추진력을 준다.

효율적인 움직임이 일어나려면
머리가 자유롭게 방향을 설정하고,
척추에 적절히 연결되어 있어야 하며,
추진력을 만드는 골반과도 이어져 있어야만 한다.

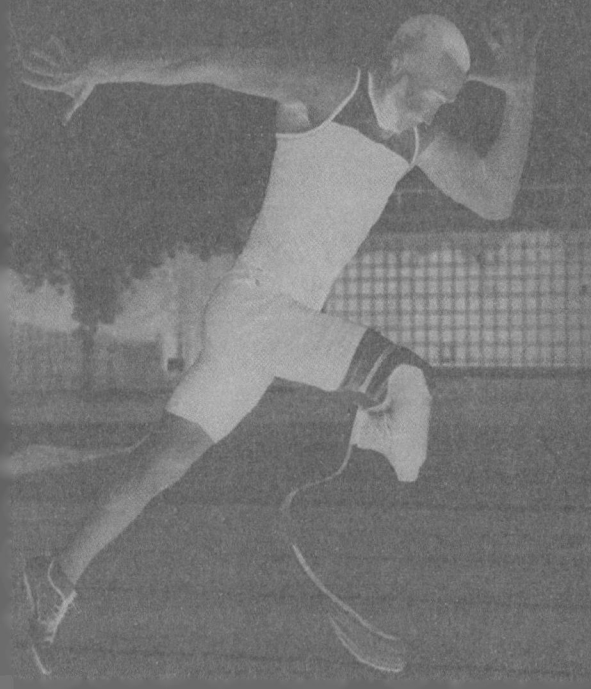

지안니Gianni는 어릴 때 오스트리아로 이민을 갔다. 당시 그는 키가 작고 다부진 몸을 지니고 있었는데, 이민지에서 무일푼으로 가게를 하나 열어 정말 열심히 일했다. 현재 94세인 지안니는 우유 상자를 뒤집어 그 위에 방석을 올린 후 가게 구석에 놓고, 거기에 앉아 하루 대부분의 시간을 보낸다. 사람들이 가게에 오고 가는 모습을 구경하며 머리를 끄덕이고, 웃음을 짓고, 대화를 나눈다. 가끔은 직접 만든 의자에 기대어 졸기도 한다. 가게를 보긴 하지만 그냥 가족, 점원, 손님들과 내키는 대로 잡담을 나누며 즐기는 일이 대부분이다. 원한다면 가게 안의 다른 곳으로 이동해 몸을 기대기도 하고, 발로 몸무게를 이동해 똑바로 선 후 고개를 내려 천천히 도로를 쳐다보곤 한다. 때론 가족들이 들고 다니라는 지팡이도 놓아둔 채로 움직이곤 한다.

치타는 지구상에서 가장 빠른 동물인데, 지안니와 마찬가지로 뭔가를 바라보며 하루 대부분을 소일한다. 몸을 늘어뜨리기 좋은 언덕을 골라, 뒷발은 길게 늘어뜨려 땅에 대고, 앞발로 균형을 잡아 머리를 바로 세운 스핑크스와 같은 자세를 한 채, 가능한 에너지 낭비를 최소로 하면서 사냥감을 찾는다. 치타는 네 발로 기어다니는 동물인데, "왕王 자 복근"도 없고, 엉덩이 근육도 없지만 정말 우아하면서도 폭발적인 형태로 힘을 쓸 줄 안다. 하지만 평소엔 호흡을 편안하게 하고, 눈으로는 넓게 주변을 살피며 보내곤 하는데, 까닥거리는 귀만이 치타의 몸 움직임을 드러낸다. 그러다 사냥감을 발견하면 모든 것이 변한다. 뒷다리를 움직여 한데 모은 후 로켓처럼 튕겨나가는데, 이때 눈은 사냥감에 고정하고, 머리로는 방향을 잡으며, 몸은 날듯이 목표물을 향해 뻗어 나간다.

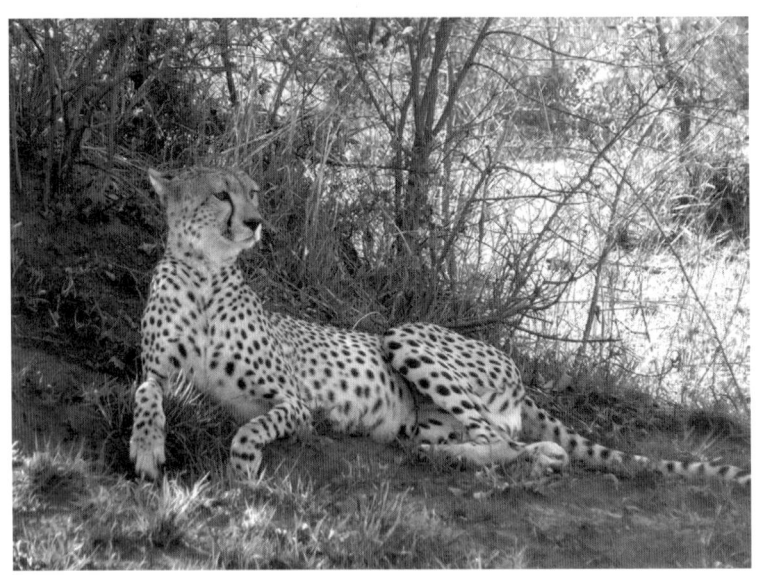

사진 31. 주변을 관찰하며 쉬고 있는 치타

94세 성인 남자와 치타에게서 공통점을 찾기는 쉽지 않다. 하지만 둘 다 자신의 주변 환경에 관심이 많고 에너지를 매우 효율적으로 쓴다는 측면은 동일하다. 지안니와 치타 모두 하루 대부분을 편히 쉬면서도 머리는 세우고 자유롭게 주위를 관찰하며 깨어 있는 상태에서 몸을 세우는데 별다른 어려움을 겪진 않는다. 이유는 골반이 다리와 몸통을 밀어 올려 자연스럽게 공간 안에서 자세를 잡게 하고, 이를 머리가 가이드하기 때문이다.

인간은 땅에 발을 대고 걷는 동물 중에서도 머리와 골반의 관계가 독특한 편에 속한다. 머리는 척추를 통해 골반과 이어져 있는데, 이를 통해 서기, 걷기를 가능케 할 뿐만 아니라 삼차원 공간에서 원하는 곳으로 나아갈 때 방향성을 설정하고 추진력을 제공한다.

머리가 가이드한다

생후 1~2년 동안 아이는 머리를 인체 구조에서 가장 높은 위치로 유지하는 법을 배우며 유아기를 보낸다(OP3). 머리가 가장 높은 곳에 위치해야 가장 많은 정보에 접근할 수 있기 때문이다. 먼 곳에서 오는 자극을 감지하는 수용기, 즉 원격수용기_{teleceptors}는 대부분 머리에 쌍으로 존재한다. 눈, 귀, 그리고 코가 그런 역할을 하는 수용기이다. 인간은 이런 수용기 덕분에 "저기 있는" 정보를 알아채고 공간 안에서 내가 존재하는 위치와 장소를 파악한다. 이런 정보는 우리가 특정한 행동 또는 반응을 취하는데 필수 요소로 작용한다.

똑바로 머리를 세우고 서는 것에는 또 다른 장점이 있다. 바로 최대 위치에너지를 얻을 수 있다는 점이다.

> 물리학에서는 **에너지**_{Energy}를 일을 할 수 있는 능력으로 정의한다. 산꼭대기에 위치한 바위는 엄청난 **위치에너지**_{potential energy}를 지닌다. 어떤 이유로든 균형이 깨져 그 위치가 변하면 위치에너지는 운동에너지_{kinetic energy}로 변환된다. 그래서 산꼭대기에서 떨어진 바위는 엄청난 속도와 힘을 지닌 채로 산 아래로 굴러간다. 그렇게 계곡 바닥에 도착해 정지한 바위는 아무런 위치에너지도 지니지 못한다.

계곡에 떨어진 바위처럼 베개 위에 놓인 머리엔 위치에너지가 없다. 하지만 똑바로 선 자세에서 가장 높은 곳에 있는 머리는 자세가 조금만 바뀌어도 위치에너지에 변화가 생긴다. 머리는 뒤쪽보다 앞쪽에 무게가 더 많이 가해지는데, 선 자세에서는 항상 중력에 의한 압력이 머리 앞쪽, 아래로 향하고, 이를 잡기 위해 척추 주변(국소) 근육이 위쪽, 뒤쪽에서 긴장하게 된다. 이런 과정을 통해 머리에서 일어나는 모든 움직임은 근골격계를 통한 균형 조절을 받게 된다. 심지어 원격수용기로 먼 곳의 정보를 탐색하는 과정에서도 몸통의 근육들이 미묘하게 작용하여 행동을 미리 대비한다.

물론 목에서 어깨까지 넓게 이어진 근육이 긴장되어 머리의 움직임이 고정된다면, 그러한 고정 요소 때문에 멈췄다가 움직일 때 어려움이 생기리라는 것은 당연하다. 이는 마치 산꼭대기에 놓인 바위가 시멘트로 고정된 것에 비유할 수 있다. 다시 말해, 위치에너지 변화에 제약이 가해지면 자유롭게 움직일 때 많은 힘이 소모된다.

선 자세의 최상부에서 머리가 균형을 잡고 있다면 다양한 방향으로 보다 쉽게 움직일 수 있다. 이때 머리에서는 회전 동작이 주로 일어난다.

List Number	머리의 회전축 발견하기
TIY 5-1	Find the axes of rotation for your head

좌우 손에서 손가락을 한 개씩 골라 옆 목 위쪽에서 귓불 뒤에 튀어나와 있는 뼈에 댄다(역주: 유양돌기 또는 그 앞쪽 움푹 들어간 곳 모두 가능). 그리고 양 손가락을 잇는 가상의 축을 그린다. 그 축을 중심으로 머리를 상하로 움직일 수 있다. 이때 코가 아래쪽으로는 가슴, 위쪽으로는 천장을 향해 수직 아치를 이루며 움직인다.

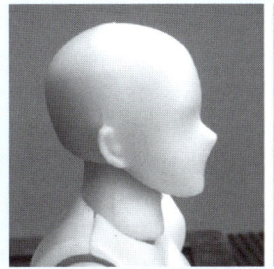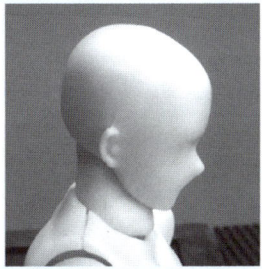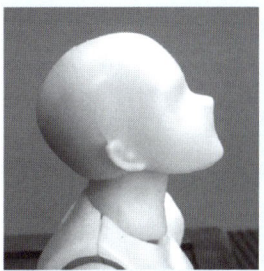

사진 32. 수평면 위에 존재하는 축(왼쪽에서 오른쪽으로 이어진 좌우축)에서 머리가 상하로 움직이는 모습

한 손가락은 목 뒤쪽 정중앙에서 두개골 바로 아래에 놓고, 다른 손가락 하나는 코끝에 놓는다. 이 두 지점은 서로 수평을 이루어야 한다. 그런 다음 머리를 이 가상의 축을 중심으로 좌우로 움직여보라. 그러면 머리가 오른쪽으로 기울며 내려갈 때, 턱은 왼쪽으로 회전하듯 들린다(반대로도 마찬가지다). 마찬가지로 이때 설정한 축도 수평면에 존재하지만 이 축에서 일어나는 움직임은 측굴이다.

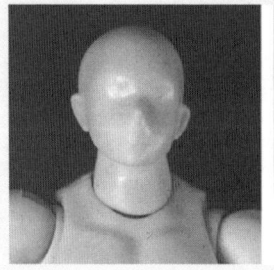 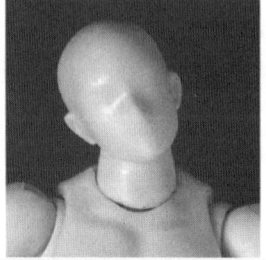 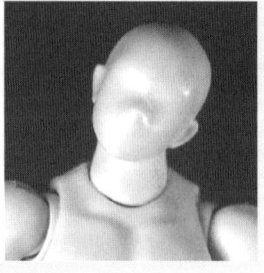

사진 33. 수평면 위에 존재하는 축(앞쪽에서 뒤쪽으로 이어진 전후축)에서 머리가 좌우로 움직이는 모습

마지막으로, 한 손가락은 머리 꼭대기에 대고 거기서 이어진 막대기가 척추 꼭대기까지 연결된다고 상상하라. 그런 다음 머리를 이 수직축을 중심으로 돌린다. 그러면 얼굴이 왼쪽으로 돌아갈 때 머리도 왼쪽으로 돌아간다. 머리가 수직축을 중심으로 움직이기 때문에, 이때 코는 수평면에서 아치를 그리며 움직인다.

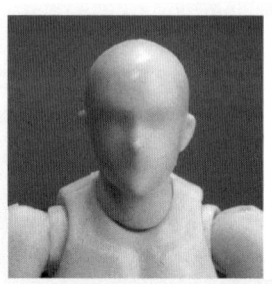 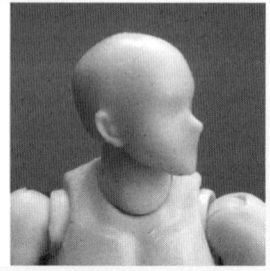

사진 34. 수직축을 중심으로 머리가 좌우로 회전하는 모습

이번엔 재밌게 게임을 하는 마음으로 접근해보자. 먼저 수직축을 중심으로 머리를 오른쪽으로 돌려 얼굴이 우측면을 바라보게 한다. 우측 끝에서 자세를 고정한 다음엔 양쪽 귓불 근처를 잇는 축(좌우축)을 중심으로 머리를 상하로 까닥거

린다. 그런 다음 이번엔 같은 자세에서 손가락으로 코끝과 뒷목을 잇는 축(전후축)을 설정하고 측굴 동작을 하며 턱을 움직인다. 이 동작을 할 때, 오른쪽 귀가 오른쪽 어깨에 가까워지면 시선은 오른쪽 아래에 있는 바닥을 향할 수 있는가? 반대도 가능한가? 오른쪽 귀가 오른쪽 어깨에 가까워질 때 시선은 반대 방향, 즉 천장 쪽을 바라볼 수 있는가?

이제 눈을 먼저 돌린 다음 머리가 따라가게 하는 동작을 반복해보자. 즉, 눈이 먼저 위로 가고 머리가 위로 따라가고, 눈이 먼저 아래로 가면 머리도 아래로 따라 내려가는 방식이다. 눈이 이끄는 동작이 먼저이고 머리가 따라간다는 뜻이다. 좌우 측굴을 할 때도 마찬가지다. 눈이 먼저 우측굴을 하며 움직이면 머리도 전후축을 중심으로 우측굴을 하며, 반대도 마찬가지다. 회전 동작도 똑같은 방식으로 시행한다. 그런 다음 앞에서 눈과 머리를 정확히 똑같이 움직였던 방식과 어떤 느낌 차이가 나는지 비교해본다. 어떤 움직임이 좀 더 부드럽게 느껴졌는가?

도전해보기 : 눈이 작은 구체이며 머리와 몸이 움직이는 것과 동일한 축과 평면에서 회전한다고 상상해보자. 그런 다음 앞에서 했던 동작을 눈으로 시행해 본다. 다시 말해, 눈이 상하, 좌우(수평면에서 좌우로 아치를 그리며 움직임), 시계방향/반시계방향으로 각각의 회전축을 중심으로 돌아가게 한다. 이 모든 방향에서 눈이 부드럽고, 느리게, 그리고 작은 아치를 그리게 움직일 수 있다면, 게임하듯 했던 동작도 도전해본다. 그러면 그 차이에 놀라게 될 것이다.

이들은 평상시 언제라도 할 수 있는 단순한 움직임이지만, 정확하게 하려고 의식을 집중하면 절대 쉽지는 않을 것이다. 이 과정을 마치면 변화된 것이 무엇인지 확인해보라.

원격수용기를 통해 최대한의 정보를 얻으려면 머리가 모든 축에서 자유롭게 회전할 수 있어야 하고, 큰 각도로 넓게 그리고 작은 각도로 섬세하게 움직일 수 있어야 한다. 큰 각도에서 부드럽게 스캔을 하기 위해서는 단지 목 윗부분에 있는 몇 개의 척추뼈만 자유로워서는 안 된다. 하지만 이 경추 윗부분에서 자유도가 확보되어야 방향을 잡고 움직이며 균형을 유지할 때 큰 도움을 받을 수 있다.

두개골 기저부에 있는 커브 모양의 작은 부위는 요람과 같은 역할을 하는 경추 1번 위에 안착된다. 동시에 이 경추 1번은 못처럼 돌출된 경추 2번의 축을 중심으로 회전한다. 이렇게 요람 역할을 하는 경추 1번 덕분에 머리에서는 아주 작은 범위에서 미끄러지는 운동과 함께 섬세하면서도 미세한 반복 동작이 가능하다. 이러한 움직임은 아주 어린 시절부터 인체에 각인된다(두개골과 경추 1번 사이에서 일어나는 미끄러지는 동작은 유아의 빨기 동작을 재현한 TIY 1-1의 "빨기와 삼키기 다시 해보기" 편을 참조하라).

TIY1-1을 다시 연습해보라. 그러면 척추 위쪽 맨 끝단에서 움직임이 일어난 후에 목의 굴곡, 신전, 회전이 발생한다는 사실을 좀 더 명확하게 알 수 있다. 이를 통해 머리의 움직임이 대부분의 방향에서 제한되어 있더라도 다양한 방향으로 미세하게 머리를 이동시키는 법을 배우면 해당 부위의 전체적인 움직임 가능성을 향상시킬 수 있다는 사실을 깨닫게 된다.

에콰도르 아마존에 사는 아추아르Archuar 원주민인 후안Juan은 며칠에 한 번씩 밀림이 우거진 숲으로 나가 가족이 먹을 것을 사냥한다. 그곳에 사는 대부분의 토착 원주민들과 마찬가지로 후안도 숨을 죽이고 고요한 상태를 유지하며 주변 환경을 읽어 사냥 정보를 얻는 법을 익혔다. 그는 아무런 긴장도 하지 않은 채로 조용하게 관찰한다. 이때 그는 울창한 숲에 몸을 숨긴 채로 머리를 부드럽게 굽히거나 돌리며 먹잇감이 남긴 희미한 냄새나 미세한 움직임을 탐색한다. 균형을 잃지 않으면서도 머리와 몸통이 호기심 가득한 눈의 움직임을 따르는 것이다. 이 상태에서는 어느 방향으로 움직여야 할지 몸이 스스로 알아챈다.

후안이 만약 도시에서 살았더라면 이러한 스캔 기능 비슷한 것도 습득하지 못했을 것이다. 오랜 시간 컴퓨터와 TV 스크린을 바라보거나, 자동차 좌석이나 책상에 앉아 별다른 자극을 주지 않는 도시의 소음에 둘러싸인 채로 빌딩이 시야를 가리는 환경에서 살아가는 도시인들은 후안처럼 다양한 방향으로 머리를 움직일 필요성을 잘 느끼지 못하고 살아간다. 그리고 머리의 움직임이 제한된 이들은 만성 목, 어깨 문제뿐만 아니라 심지어 시력 문제까지 안고 살아간다. 이러한 상태를 조금이라도 해결하고 머리의 움직임을 개선하는 방법을 다음 **TIY 5-2**에서 배울 수 있다.

List Number	눈, 머리, 어깨 협응 훈련
TIY 5-2	Coordinate your eyes, head, and shoulders

딱딱한 바닥에 편하게 앉는다. 이후 머리를 움직여 상하로 몇 차례 움직이며 그 가동범위와 편안함 정도를 확인한다.

이제 고개를 좌우로 몇 차례 돌린다. 충분히 느린 속도로 진행하면서 제일 먼저 움직이는 것이 무엇인지 확인하라. 눈이 먼저 움직이는가? 눈, 머리, 목, 어깨가 돌아가는 타이밍을 확인하면서 움직임을 느껴보라. 이번 TIY에서는 눈의 독립적인 움직임을 확인하는 게 중요하다. 눈이 다른 부위와 독립적으로 움직일 수 있어야 하지만, 이러한 사실을 사람들은 잘 깨닫지 못한다. 하지만 이 수련이 진행될수록 눈의 움직임이 명확히 느껴질 것이다.

수직축Vertical axis을 중심으로 머리를 좌우로 움직이는 다음 7가지 동작 조합을 시도해보자.

1. 눈, 머리, 어깨를 모두 함께 오른쪽으로 돌린다.
2. 눈과 머리는 오른쪽으로, 어깨는 왼쪽으로 돌린다.
3. 눈과 어깨는 오른쪽으로, 머리는 왼쪽으로 돌린다.
4. 머리와 어깨는 오른쪽으로, 눈은 왼쪽으로 돌린다.
5. 머리는 오른쪽으로, 어깨와 눈은 왼쪽으로 돌린다.
6. 눈은 오른쪽으로, 어깨와 머리는 왼쪽으로 돌린다.
7. 어깨는 오른쪽으로, 머리와 눈은 왼쪽으로 돌린다.

똑같은 조합을 반대쪽에서 시행하라.

이 모든 조합을 원칙대로 제대로 하고 있다고 느껴질 때까지 천천히 여러 차례 시행하라. 동작이 정확히 수직축에서 이뤄지는지, 아니면 동작할 때 머리나 어깨 또는 눈이 불필요하게 기우는지 확인하라.

편안하고 당연하게 느껴지는 조합은 무엇인가? 이상하거나 낯설게 느껴지는 조합은 있는가? 이때 느껴지는 감각이 바로 여러분의 습관을 확인할 수 있는 지침이 될 것이다.

이제 쉬면서 몸을 이완하라. 동작의 목적보다는 과정에 흥미를 갖고 시행하는 편이 낫다. 특히 동작이 일어나는 시작점에 잘 파악하라. 그게 바로 동작을 결정하게 될 것이다.

다시 단순하게 좌우로 회전하는 동작을 해본다. 무엇이 달라졌는가? 달라졌다면 어떻게 달라졌는가? 동작을 할 때의 어려움이 어떻게 변했는가? 이제 다시 머리를 상하로 움직이며 어떤 변화가 일어났는지 확인하라. 상하로 움직이는 것은 따로 수련하지 않았지만 그 느낌 변화는 어떠한가? 변화가 있다면 움직임에 진보가 있는가? 어떤 진보인가? 앞에서 했던 수련 결과로 생긴 질적인 변화가 뇌를 자극하여 다른 움직임에 어떤 영향을 주었다고 생각하는가?

눈이 하는 역할

어린 소녀 수Sue는 운전면허증을 따려고 정말 노력을 많이 했다. 야간 주행을 제외하고는 다양한 상황에서 운전 연습을 했기 때문에 시험에 대한 걱정을 할 필요가 없다고 여겼지만, 그녀의 삼촌 거스Gus는 수의 생각에 동의하지 않았다. 그래서 해가 진 후 거스의 오래된 차를 끌고 두 사람은 도심 외곽의 조용한 도로로 운전 연습을 나갔다. 수는 운전을 꽤 잘했지만 전방에서 다른 차가 다가오자 당황하여 세 번이나 위험한 상황에 처했고, 거스는 수의 운전대를 빠르게 조정해주어야 했다. 거스는 수에게 도로 옆에 차를 세우게 한 다음 물었다. "앞에서 차가 다가오면 넌 어디를 보는 거니?" 그러자 수가 대답했다. "물론 앞의 차를 보죠." 수는 삼촌의 질문이 의아하게 느껴졌다. "다가오는 차를 볼 때마다 넌 그 방향으로 차머리를 돌렸지. 그렇다면 넌 어느 방향을 보고 운전해야 한다고 생각하는 거니?"

삼촌의 말에 충격을 받은 수는 예전에 자전거 타는 법을 배웠던 때를 떠올렸다. 그때 수는 피하고자 하는 장애물이 아니라 가고 싶은 방향으로 눈을 돌려야 벽에 부딪히거나 웅덩이에 빠지지 않는다는 것을 몸으로 익혔었다. 그런데 현재 다가오는 차를 향해 운전하는, 다시 말해, 오히려 그녀가 피하기를 원하는 방향으로 운전대를 돌리는 안 좋은 습관이 되살아 나고 있다는 사실을 깨닫고는, 눈앞의 자동차가 아니라 앞쪽 도로 정중앙에 시선을 돌리려고 애썼다. 그렇게 하니 야간 운전에도 익숙해져 곧 운전면허증을 손에 쥐었다. 그녀는 사람들이 살아가는 과정에서 날아오는 공, 목표, 결승선, 상품 등에 자주 시선을 두며, 눈이 가는 방향으로 몸을 향한다는 사실을 알게 되었다. 눈은 움직임을 만드는 근육과 협응한다. 이러한 사실은 수의 주된 관심사가 되었으며, 결국엔 그러한 공부를 선택하는 데에도 영향을 미쳤다.

협력하고 협응할 준비가 되지 않은 대상과 함께하긴 쉽지 않다. 어떠한 팀의 리더도 기꺼이 협력하려 하지 않거나 또는 충분히 협력할 능력이 되지 않은 구성원들을 이끌 수는 없다. 이는 인체라는 소우주 안에서도 동일하게 적용되는 원칙이다.

척추를 통한 연결

라오_{Lao}는 택시 운전사이다. 불행히도 라오의 몸과 인생은 몇몇 친구들과 파티를 하며 놀 때 늑골 몇 개가 부러지면서 망가지게 되었다. 몇 주 간의 재활 기간을 겪은 후, 라오가 다시 운전대를 잡고 머리를 돌리려고 하자 그 동작이 쉽게 되지 않았고, 차선을 변경하거나, 후진을 하고, 승객과 대화를 하는 것도 어려워졌다. 심지어 백미러와 후방 카메라가 장착되어 있었지만 가동성이 제한되어 조금만 교통이 안 좋은 곳에서 운전해도 몸에 긴장이 생기고 불안한 마음이 올라왔다. 게다가 동작을 하나만 바꿔도 통증이 심하게 올라왔다.

라오의 할머니는 최근 이민을 와서 함께 살고 계셨는데 마을의 치료사로 명망이 높았다. 라오는 독설가인 그녀에게 찾아가는 것을 주저하는 마음이 있었지만 도움을 청했다. 할머니는 라오에게 몸을 돌려보게 한 후 뻣뻣한 근육을 손으로 찔러보고 밀어보았다. 라오는 아파서 신음을 흘렸지만, 치료를 통해 사고가 나기 전보다 좀 더 깊고 넓은 호흡법을 배울 수 있었다. 일련의 과정이 끝난 후, 라오의 몸은 이전보다 훨씬 편안해지고 움직임도 놀랄 만큼 자유로워졌다. 그래서 감사 인사를 하고 떠나려는 순간 할머니가 그를 불러 세웠다. "아직 아니다. 가서 다른 의자를 하나 가져와라." 가게에 있던 의자를 떠올린 라오는 조금 꺼리는 마음이 들었지만 그 말에 따랐다. "여기 앉아서, 자동차 핸들처럼 가져온 의자를 잡아라." 할머니는 두 번째 의자의 뒤쪽을 가리키며 지시하셨다. "이제 뒤쪽을 보아라." 라오는 몸을 돌려 운전할 때 하던 대로 했지만, 머리가 겨우 45도 정도도 못 돌아가고 멈췄으며 어깨와 늑골은 거의 움직이지 않았다. "이제 다른 방향으로 몸을 돌려봐라." 다시 라오는 반대 방향으로 몸을 돌리려 했지만 앞서보다 더 적게 돌아갔다. "아이쿠, 이 바보야." 할머니는 투덜대며 손가락으로 라오의 척추 위아래를 훑더니 손가락 하나로 꼬리뼈를 쿡 찌르며 말씀하셨다. "여기서부터 몸을 돌려. 여기 말고." 그러면서 다른 손가락으로는 목 최하단의 척추뼈 위를 푹 찔렀다.

이후 몇 분 동안 그녀는 날카로운 손가락 끝으로 라오의 척추를 여기저기 찌르고 가리킨 상태에서 머리를 그 지점에서부터 돌려보게 했다. 그런 다음 머리를 앞뒤, 좌우로 굽히며 몸통을 움직이는 작업도 같은 방식으로 하게 했다. "길다란 대나무 위에 놓인 접시를 떨어뜨리지 않는다는 상상을 하며 머리를 움직여라. 바로 여기서부터!" 그러면서 마지막으로 그녀는 라오의 꼬리뼈를 손가락으로 찔렀다. 라오는 그녀가 전하는 메시지를 명확하게 깨달을 수 있었다. 이후에 라오가 다시 운전을 시작했을 때, 운전하는 행위 자체가 통증을 참는 인내심 테스트가 아닌 새로운 가능성을 찾는 과정, 즉 발목까지 이어진 몸의 연결된 부위에서부터 비롯된 움직임을 통해 머리를 굽히고 돌리는 탐험으로 변했다. 결국 라오가 운전하는 방식 자체가 완전히 변하게 되었다.

척추는 머리에서 골반까지 이어주는 우리 몸 중심에 있는 골격 구조물이다. 관점에 따라서는 머리와 골반을 분리해주는 요소이기도 하다. 목, 등, 허리와의 연관성을 살펴서 척추에 대해 생각하고 표현하는 방식은 다양하게 존재한다. 라오의 할머니는 대나무 꼭대기 위에서 접시를 돌리는 비유를 들었다. 척추를 연속된 사슬로, 길다란 스프링으로, 심지어 바퀴의 차축으로 바라볼 수도 있다. 이러한 비유를 통해 우리는 척추를 바라보고 몸을 움직이는 방식에 대한 중요한 단서를 얻을 수 있다.

> **List Number**
> **TIY 5-3**
>
> ## 척추에 대한 이미지 설정하기
> Imagine your spine
>
> 계속 하기 전에 잠시 시간을 두고 여러분이 생각하는 자신의 척추 이미지를 떠올려 보라.
>
> 자신이 찰흙으로 척추 모형을 만든다면 어떤 모양이 될까? 명확한 삼차원 이미지를 떠올릴 수 있는가?

라오의 할머니는 척추를 기다랗고 유연한 대나무처럼 생각하길 원했다. 머리는 그 위에서 유연하게 돌아가고, 동시에 운전대를 돌리는 팔이 가속페달과 브레이크를 번갈아 밟는 다리와 보조를 맞춰 부드럽게 움직이길 바랐다.

무게를 지지하는 것과 유연성은 서로 대치된다. 예를 들어, 더 큰 무게를 지지하거나, 더 큰 힘을 내기 위해서는 인체 시스템의 흔들림이 그만큼 적어야 한다 (이에 대해서는 **OP7**에서 압력에 대한 이야기를 하면서 좀 더 자세히 이야기를 할 예정이다. 여기서는 척추 이미지에 대해서만 다루도록 한다). 그렇기 때문에 역도 선수가 역기를 들 때 척추 이미지를 매우 유연한 것으로 상상하면 큰 부상의 위험이 따른다. 무거운 것을 들기 위해서는 안정성이 확보되어야 하므로 골반에서 머리까지 척추가 견고한 기둥처럼 연결되어 있다고 여겨야, 힘이 직접적으로 전달될 수 있다.

역도와 정반대편에 존재하는 것이 바로 체조이다. 체조 선수들은 모든 움직임 평면과 축에서 기다란 팔다리로 다양한 동작을 하며 몸을 비틀고, 위로 뛰고, 앞으로 나아간다. 이때 체조 선수들에게 가해지는 유일한 무게 부하 요소는 그들의 몸밖에 없다. 그렇기 때문에 이들에겐 척추를 사슬이나 스프링처럼 상상하는 것이 훨씬 이롭다.

척추 사이 움직임이 조금만 개선되어도 머리에서 골반까지 사슬처럼 작용하여 몸을 비틀고, 굽히고, 당기는 능력이 좋아진다. 그렇기 때문에 머리 또는 골반에 의해 척추가 최대 길이로 당겨진다면 최소의 에너지로 최대의 유연성을 발휘할 수 있다.

인류의 영장류 사촌들은 우아하고도 빠르게 이 나무에서 저 나무로 몸을 흔들며 뛰어다녔다. 그들은 긴 척추를 통해 당기거나 회전하는 힘을 전달하며 뛰고, 비틀고, 거의 날듯이 공간을 이동했다. 인간이 비록 그들처럼 나무 사이를 뛰어다닐 수는 없지만, 걷기 위해 발을 뗄 때마다 머리와 어깨가 움직이고 팔이 앞뒤로 흔들린다. 이 과정에서 사슬처럼 이어진 기다란 척추에 길이와 각도 변화가 끊임없이 발생한다.

체조 선수의 척추를 스프링이 연속적으로 이어진 형태로 바라볼 수도 있다. 척추는 4개의 기다란 커브를 지니고 있으며 작은 젤 모양의 디스크를 각각의 마디에 넣고 있는 복잡한 스프링 구조이다. 이러한 구조 때문에 우리는 발을 내디딜 때마다 순간적으로 발생하는 압력과 반발력에 의한 충격을 척추를 통해 흡수할 수 있다. 다리 절단 수술을 한 후 칼날 모양의 의족을 차고 달리는 선수를 살펴보라. 긴 커브 모양의 스프링으로 된 의족 구조가 척추와 같은 형태로 디자인되어 있다는 사실을 알게 될 것이다.

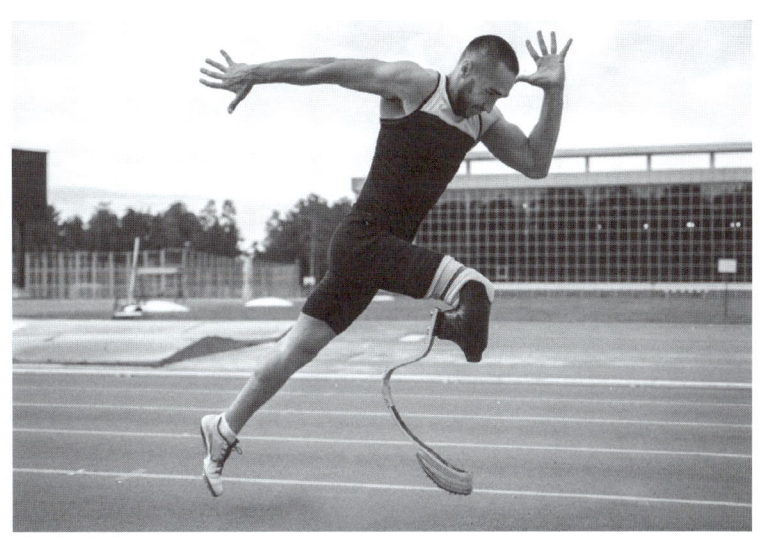

사진 35. 스프링-칼날 스타일 Spring-blade-style 의족을 차고 달리는 선수

부드러운 막대형 척추가 있고 그것을 축으로 주변 요소들이 회전하는 인간의 척추를 떠올려보라. 이때 머리는 견갑대, 골반대와는 독립적으로 회전할 수 있다(이에 대해서는 TIY 5-1에서 탐험했다. 머리의 회전축 발견하기 편을 참조하라). 자유형 수영을 하는 사람을 생각해보라. 이들은 수영을 하는 중에 머리가 몸을 화살처럼 이끈다. 숨을 쉬기 위해 머리를 회전하기도 하고 한 팔을 들어 올린 후 다른 팔을 드는 방식으로 견갑대를 회전한다. 그리고 골반대는 번갈아 가면서 물을 차는 다리의 리듬과는 반대로 회전하며 이에 반응한다.

List Number	**척추 이미지 다시 설정하기**
TIY 5-4	Re-imagine your spine

여기서는 매우 단순한 걷기 운동을 해보도록 하자. 자세, 속도, 움직임을 자유롭게 설정하면서 원하는 대로 걸어보라. 이 걷기 방식을 확장할 방법을 몇 가지 제안한다.

척추가 딱딱한 막대(빗자루를 상상하라)라고 여기며 걸어보라. 이때 어깨의 감각과 팔을 앞뒤로 흔드는 느낌은 어떠한가? 막대와 같은 척추를 지니고 걸을 때 세상은 어떻게 보이는가?

척추가 기다란 대나무처럼 되어 있어서 굴곡과 측굴이 일어나며, 골반에서 척추를 타고 이어진 상단에서 머리가 중심을 유지하고 있다고 여기며 걸어보라. 이러한 이미지가 주변을 보고 느끼는 방식에 영향을 미치는가? 이렇게 걷는 방식이 발바닥에 전해지는 무게에 변화를 주는가?

잠시 쉰다. 그런 다음 아무런 척추 이미지도 상상하지 말고 그냥 걸어본 후 다음 단계로 넘어간다.

이제 여러분의 척추가 사슬처럼 되어있다고 상상하고 걸어보라. 그렇게 하면 여러분이 하는 일, 또는 하고 싶어 하는 일에 어떤 영향이 미치는가? 이렇게 걸으면서 여러분이 예전에 본 적이 있었던 누군가가 떠오르는지 확인해보라.

이번엔 척추가 스프링처럼 되어있다고 생각하고 걸어보라. 발을 땅에 디딜 때마다 순간적으로 압력이, 그다음엔 반발력이 척추 어느 부위로 전해지는가? 발에 스프링-칼날 스타일 의족을 차고 달리는 사람에 대한 이야기를 했다. 여러분의 척추가 스프링처럼 되어 있다고 여기고 걸으면, 그때의 감정은 어떠한가?

다시 가만히 서서 실제로 척추에서 어떤 느낌이 전해지는지 확인해보라. 여러분은 아마 예전에 이런 경험을 별로 해본 적이 없을 것이다. 하지만 생각만 하지 말고 감각과 느낌을 최대한 찾아보길 바란다.

> 마지막으로, 척추가 하나의 뼈대이며 견갑대와 골반대가 그 주위에서 회전하며 머리가 위에서 돌아간다고 상상하면서 걸어보라.
>
> 이제 아무런 척추 이미지도 상상하지 말고 걸어보라. 어떤 느낌이 드는가? 걸을 때 무게감, 공간 안에서의 느낌은 어떤가? 머리의 자유도, 골반의 감각은 어떤가?

막대, 사슬, 스프링, 뼈대와 같은 척추 이미지는 움직이는 느낌을 변화시킨다. 하지만 삼차원 공간 안에서 여러분이 실제로 느끼는 자신의 척추 느낌은 어떠한가? 물론 실제 척추 상태를 그대로 느끼는 것은 쉽지 않다. 척추를 구성하는 큰 덩어리는 몸 안쪽으로 잠겨 있고 여러 층의 근육으로 보호를 받고 있기 때문에 손으로 만질 수도 없다. 만일 누워서 바닥을 등으로 눌러 본다거나, 친구가 등 중심을 손으로 만지며 훑고 내려온다면 뒤로 툭 튀어나온 척추의 극돌기(가시돌기) 정도는 감지할 수 있을 것이다. 인내심을 가지고 고요한 마음으로 주의 깊게 목 주변을 만져본다면 측면으로 튀어나온 척추 횡돌기까지 느낄 수도 있다. 하지만 척추의 가장 크고 덩어리진 부위, 즉 추체는 전혀 감지할 수 없다. 이는 오직 마음의 눈으로만 접근이 가능하다. 그렇기 때문에 자신의 척추가 약하고 쉽게 깨지는 무언가라고 여기고 있는 사람이 인체 내부에 존재하는 척추의 삼차원적인 구조를 감지해보면 매우 심오한 경험을 하게된다. 벽돌처럼 층층이 쌓여 힘을 전달하는 단단한 추체는 몸 깊숙한 부위에 위치한다. 특히 경추와 요추의 추체는 중심 수직선에서 매우 가까운 곳에 위치해 있다.

List Number
TIY 5-5 척추의 실제 모습 확인하기
Map your spine in line with reality

TIY 5-3 "척추에 대한 이미지 설정하기" 편에서 여러분은 자신의 척추에 대한 가상의 지도를 그렸다. 아래에 있는 것은 실제 척추의 전체 모습이다. 여러분이 지닌 척추 이미지와 실제 척추가 어떻게 다른가?

시간을 두고 아래에 있는 척추 이미지를 살펴본 후 자신의 몸 안쪽에 "위치시켜라."

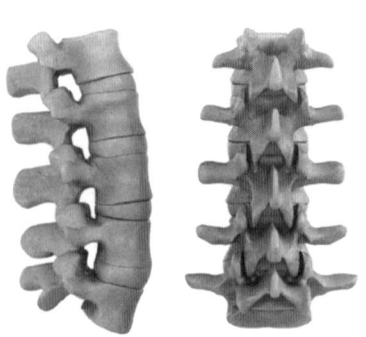
사진 36. 요추

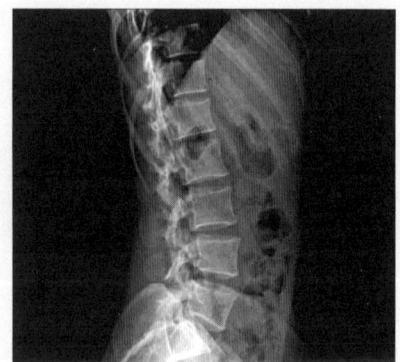
사진 37. 몸 내부의 척추

이러한 이미지를 지니고 있는 것이 몸을 지지하는 감각에 어떤 변화를 주는가? 지금 앉아 있는 느낌에도 영향을 줄 수도 있다. 확인해보라.

척추 전체로 힘을 분산시키기

척추 마디에서 마디로 힘이 직접적으로 그리고 순차적으로 전달되지 못하면 문제가 발생한다. 부상을 입거나, 신경 손상이 생기거나, 일련의 트라우마를 입은 경우 뿐만 아니라 습관적인 움직임 패턴에 의해서도 척추 사슬을 통한 힘의 전달이 방해를 받을 수 있다. 라오의 몸은 부상 후 부러진 늑골을 보호하기 위해 몇 주 동안 주변 근육들이 수축하여 중심부(흉추) 움직임이 제한되었다. 척추 분절이 뻣뻣해지니 스프링처럼 움직이고, 회전하고, 순차적으로 당기는 동작이 어려워졌고, 몸의 다른 부위에 과도한 보상이 발생했다. 보통 통증은 움직임이 떨어진 부위보다는 과도한 보상이 일어나거나 가동성이 높아진 곳에서 발생하는 경우가 많다. 이러한 이유에서 대부분의 사람들은 통증을 줄이려면 몸 전체로 움직임을 분산시켜 전달하기보다는 움직임 자체를 줄이는 것이 더 낫다고 착각하곤 한다.

힘과 관련된 이러한 이야기에 더해 호흡법을 통해 척추의 자유도를 높인다는 개념이 매우 효과적인 접근법이긴 하지만 누군가에겐 직관적으로 와 닿지 않을지도 모른다. 그러니 시간을 두고 부드럽고, 느긋하게 호흡의 흐름을 타고 몸통을 좀 더 넓고 깊게 점진적으로 움직이도록 하라. 그렇게 하면 긴장되어 뭉쳐서 움직임을 방해하는 오래된 문제까지 대부분 이완시킬 수 있다. 몸통이 길이, 넓이, 깊이 측면에서 넓어져 척추가 자유로워지면 모든 움직임 차원에서 원하는 반응을 이끌어낼 수 있다.

추진력의 원천: 골반

마지막으로 소개할 부분은, 몸통과 머리를 밑에서 받쳐주는 구조, 바로 골반이다.

아름다운 밸리 댄서가 골반을 격렬하게 흔들며 춤을 추는 모습을 살펴보라. 골반이 요동하여도 몸통은 이에 맞춰 완벽히 반응하는 모습이 보일 것이다. 골반을 빙빙 돌리며 춤을 추면 그 움직임은 발가락, 손가락, 그리고 머리까지 전달된다. 투포환 선수가 포물선을 그리며 공을 던지고, 나무꾼이 벌목을 하고, 심지어 94세인 지안니Gianni가 누군가의 도움 없이도 우유 상자에서 일어나 걸을 수 있는 것은 모두 골반에서 발생한 힘이 있어야 가능하다.

골반이 효율적으로 움직이면 그 힘은 몸 전체를 통해 퍼져 나간다. 그렇기 때문에 사람들은 원래 힘이 발생했던 골반의 존재를 잘 인지하지 못한다. 이는 마치 펀치를 날려 상대를 눕힌 복서의 팔과 상체, 그리고 현란한 다리 움직임을 언급하는 이는 많지만, 유동적인 골반을 통해 발생한 강력한 힘에 관심을 두는 사람이 적은 것과 같다.

몸에서 가장 큰 근육들은 대부분 골반에 부착되어 있기 때문에, 골반이야말로 근력과 속도를 만드는 핵심 영역이다. 그러므로 골반에 존재하는 관절 어느 하나라도 움직임에 제한이 생기거나 가동범위가 줄어들면, 그 큰 근육들의 기능이 방해를 받게 된다. 골반 주변 근육이 수축하거나 신장하는 범위가 제한되면 당연히 거기서 발생하는 힘도 감소하게 된다. 인체 역학적인 관점에서 보면, 이는 관절 자유도와 힘의 관계로 이해할 수 있다. 물론 역학적인 관점도 중요하지만, 이것만으로는 골반의 기능이 인간의 삶에 미치는 광범위한 영향력을 모두 설명하긴 어렵다.

대근육을 활용한 골반 협응력을 충분히 발전시킨 아이는 몸을 앞으로 밀고 나갈 수 있는 단계에 이른다. 골반의 힘으로 등에서 복부로 또는 복부에서 등으로 몸을 뒤집는 순간은 인간이 태어나 처음으로 공간 안에서 독립적인 이동을 가능케 하는 시작점이다. 아이의 발달 과정에서 단순히 골반을 활용해 몸을 굴리는 능력이 생겼다고 볼 수도 있지만, 그 순간 세상은 아이가 탐험할 만한 만만한 장소로 바뀌게 되는 것이다.

골반의 대부분은 여전히 미스터리로 남아있다. 심지어 골반이라는 이름 자체도 애매모호하다. 일단 골반Pelvis은 몸통 아래쪽 부위를 기술하지만 그 부위에 있는 뼈들을 총칭하기도 한다.

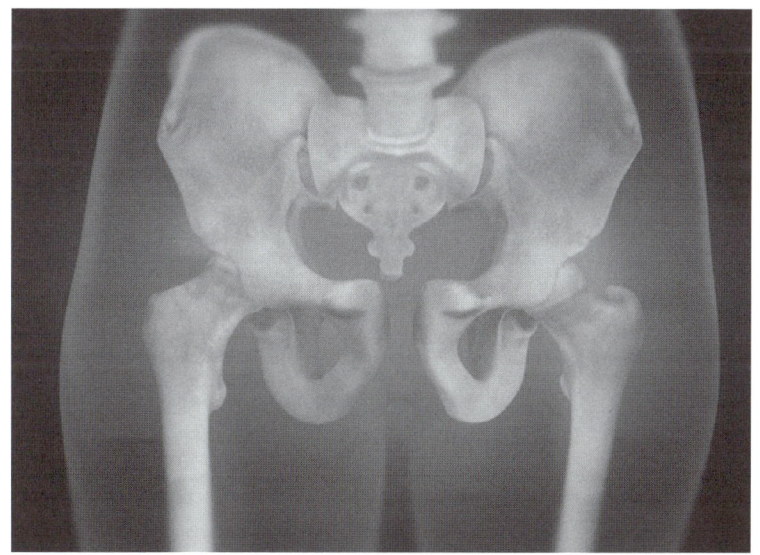

사진 38. 골반 전면

골반과 엉덩이Hips는 서로 바꿔서 부르기도 하지만 꼭 같은 부위라고 보기 어렵다. 왜냐하면 엉덩이를 골반이라고 하기엔 어폐가 있기 때문이다. 예를 들어, 재봉사나 재단사가 골반 넓이를 잴 때는 몸통 하단에서 가장 넓은 부위를 찾는다. 기본적으로 체간이 다리와 만나는 부위라고 할 수 있다. 하지만 이 부위를 만져보면 둥글게 툭 튀어나온 큰 뼈가 측면에서 만져지고, 많은 이들이 이 부위를 엉덩이 일부로 잘못 알고 있지만 사실은 대퇴골(넙다리뼈)의 일부이다. 대전자(큰돌기)가 바로 그 부위이다. 또 아이들에게 자신의 엉덩이를 만져보라고 하면 손을 허리 아래쪽 장골능(엉덩뼈능선) 아래에 대는데, 사실 이 부위만 엉덩이라고 하긴 어렵다. 외과 의사에게 있어 고관절치환술(엉덩관절치환술)은 대퇴골과 골반이 만나는 구상관절(절구관절)에 대한 수술을 의미하며, 이 부위는 사타구니 안쪽 깊은 곳에 위치한다.

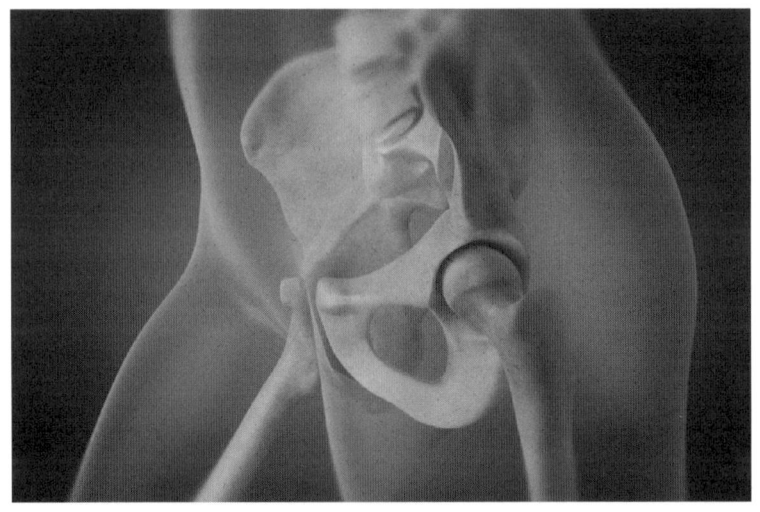

사진 39. 골반 측면

어떤 남자에게 "엉덩이에 손을 올리고" 일어나 그 엉덩이부터 몸을 굽혀 발가락을 잡아보라고 하면, 실제로 그는 어디서부터 몸을 굽히게 될까? 아마 대부분의 사람들은 사타구니 깊은 곳에 위치한 고관절(엉덩관절)을 생각하진 않을 것이다. 대전자 사이를 엉덩이로 알고 있는 여자에게 "엉덩이 넓이"로 다리를 벌리고 서라고 하면 어떨까? 아마도 그녀의 다리 사이는 훨씬 넓어질 것이다.

이러한 혼란을 막기 위해 우리는 엉덩이$_{hip}$라는 용어를 오직 골반과 대퇴골이 만나는 부위에 있는 구상관절을 지칭하는 것으로 하고, 골반$_{pelvis}$은 구상관절 부위와 몸통 최하단에 있는 뼈들의 집합을 동시에 지칭하는 보다 넓은 개념으로 사용하려고 한다. 여러분이 실제 수련을 통해 직접 만져보고 움직여보면서 골반에 있는 뼈 구조에 익숙해지길 희망한다.

| List Number TIY 5-6 | **골반 탐험** Explore the pelvis |

딱딱한 의자에 앉아라. 바닥에 닿는 골반 좌우의 뼈 두 개가 느껴지는가? 이 뼈들 사이의 넓이는 여러분이 생각했던 것보다는 좁을 것이다(자전거 안장을 생각해보라. 안장의 넓이는 좁지만 여러분의 좌우 좌골을 안착시키기엔 충분히 넓다). 골반 우측을 들어보라. 그러면 그 밑으로 오른손바닥을 위로 해서 넣을 수 있다. 다시 골반을 오른손바닥 위에 내려놓아라. 오른손 위에서 좌골을 느낄 수 있는가? 잘 느껴지지 않는다면 손을 움직여서 손가락으로 만져보면 된다. 이제 오른쪽 골반을 오른손바닥 위에서 앞뒤로 굴려보면서 좌골의 다른 부위를 만져보면 뼈의 각도가 변하는 것을 느낄 수 있을 것이다. 이 동작을 하면서 골반 전체가 앞뒤로 움직이는 감각을 느낄 수 있는가?

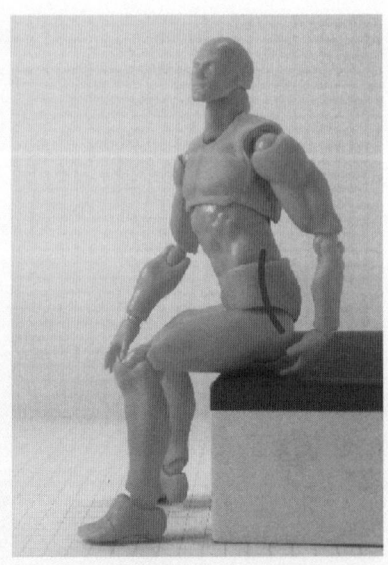

사진 40. 좌골(궁둥뼈) - 손바닥 위에서 골반을 앞으로 굴리기

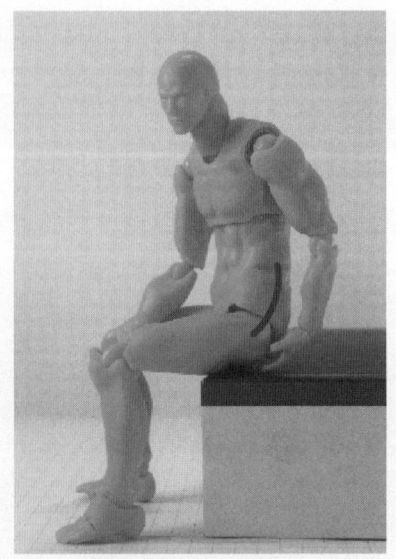

사진 41. 좌골(궁둥뼈) - 손바닥 위에서 골반을 뒤로 굴리기

호기심을 충족시킬 만큼 충분히 좌골 탐험을 했다면 이제 손을 뺀다. 다시 딱딱한 바닥에 "평평하게" 앉아서 느낌을 확인해보라. 많은 이들이 이 탐험 후 마치 바닥이 아래로 꺼진 것처럼 오른쪽 좌골이 아래로 조금 내려간 느낌을 받곤 한다.

이번엔 좌우 무릎을 넓게 벌리고 오른손을 오른쪽 허벅지 안쪽으로 넣어 좌골 밑으로 가져간다. 이 자세에서 오른쪽 좌골 앞쪽, 위쪽으로 이어져 있는 강한 근육층을 느낄 수 있을 것이다. 좀 더 인내심을 가지고 손 밑의 딱딱한 뼈를 타고 안쪽으로 이동하면 몸의 중심부에서 치골(두덩뼈)이 좁아지며 좌우 골반을 이어주고 있는 다리(치골결합)를 느낄 수 있다. 이 다리에서부터 바깥쪽으로 몸 앞쪽을 훑고 위로 올라가면 툭 튀어나온 뼈(장골능)가 만져진다. 이 뼈 위쪽 끝 부분엔 근육이 없어서 쉽게 돌출부를 만질 수 있고, 여기서 뒤쪽으로 돌아가면 골반과 척추가 만나는 지점에 이른다. 이 근처는 인대와 근육이 교차하며 층을 이루고 있는데, 여기서 뒤쪽 중심부 아래로 내려가면 부드럽게 만곡을 이루고 있는 천골(엉치뼈)를 만나게 된다. 천골에서 더 아래로 내려가면 안쪽으로 말려 있는 미골(꼬리뼈)이 엉덩이 사이에 위치한다.

이제 잠시 가만히 앉아서 여러분의 오른쪽 골반 느낌이 어떤지 확인해보라. 오른쪽과 왼쪽 골반 느낌에 어떤 차이가 있는가?

여러분은 이제 오른쪽 골반 전체를 탐험했다. 같은 요령으로 왼쪽 골반 탐험도 해보라. 손으로 골반의 외곽선을 명확히 파악할 수 있게 하라.

다시 조용히 앉아서 손을 대지 않고도 골반을 보다 쉽게 감지할 수 있는지 확인한다. 일단 골반 외부를 느낄 수 있다면 그릇 모양으로 생긴 그 안쪽 부위를 마음의 눈, 고유수용기, 그리고 내부수용기를 조합해 감지할 수 있게 될 것이다.

좌골을 앞뒤로 굴리며 장골능이 그리는 궤적을 마음으로 그려보라. 그런 다음 미골과 치골이 그리는 궤적도 확인한다. 이렇게 좌골을 앞뒤로 굴리면서 골반의 삼차원 이미지를 마음으로 그릴 수 있는가?

이제 골반의 삼차원 이미지를 유지한 상태에서 좌우로 기울여본다. 삼차원 이미지를 그대로 유지한 채로 한쪽 골반을 앞으로 이동시켜 회전한 후 반대쪽도 같은 방식으로 회전시킬 수 있는가? 앉은 자세에서 선 자세로 이동하는 중에도 골반의 움직임 궤적을 그릴 수 있는가? 그때 골반이 어떤 회전축을 중심으로 가장 크게 움직이는가?

이 탐험이 끝난 후 서 있거나 걸을 때 골반의 느낌 차이가 어떤지 가만히 되짚어 보라.

이 탐험은 골반에 대한 자기이미지self-image가 없는 이에게 실질적인 도움을 준다. 또한 여러분이 잃어버린 골반의 힘과 지지력을 회복하는 기반이 될 것이다.

골반은 움직인다

대부분의 성인들은 물건을 들어 올릴 때 힘의 기반이 골반이라는 정보를 어디선가 접한 적이 있을 것이다. 비록 "골반"이라는 단어가 안 들어가더라도, 다리, 엉덩이, 허리, 코어 등, 골반 주변과 거기에 부착된 큰 근육이 무거운 것을 들 때 큰 역할을 한다는 말은 여기저기서 많이 들어왔다. 요통 관리 클래스, 직장인 건강 관리와 안전 유지 관련 매뉴얼, 심지어 헬스센터에서도 이와 관련된 정보를 접해왔지만, 많은 이들이 그 중요성을 간과하고 있는 것처럼 보인다. 무거운 물건을 들 때는 최대한 그 물체를 골반 가까이 당겨와야 하고, 머리는 들어 올리려고 하는 방향으로 향해 있어야 한다. 그리고 척추는 발, 다리, 골반을 거쳐 올라온 상방 추진력을 감당할 준비가 되어 있어야 한다. 하지만 여기서 한 부위라도 자기이미지 또는 감각 안에서 명료하게 체화되어 있지 않으면 힘을 쓰는데 중요한 역할을 하는 요소들이 제대로 동원되지 않는다. 그렇기 때문에 의사와 치료사들은 팔과 상체 힘으로만 몸을 굽혀 무거운 물건을 당긴 후 척추 손상을 당한 환자들을 수없이 만나곤 한다. 비록 야생의 동물이라도 이렇게 부주의하게 힘을 쓰면 죽음에 이를 수도 있다.

몸의 다른 부위와 마찬가지로, 골반 주변에 부착된 조직과 관절은 안 좋은 습관, 오용, 남용으로 인해 변형된다. 힘을 받고 전달하는 인체 중심 시스템은 자세와 움직임에 맞춰 끊임없이 적응하며 변하기 때문이다. 그러므로 몸의 중심에 위치한 골반이 변화에 효과적으로 적응할 수 있어야 머리와 팔다리의 움직임이 부드러워지고, 전체 관절 가동범위가 좋아진다. 달리 표현하자면, 변화에 적절히 반응하고, 무게를 효율적으로 버티며, 힘을 만들어내는 골반의 역할은 몸 전체 시스템에 영향을 미친다고 볼 수도 있다. 하지만 안 좋은 자세에서 골반을 제대로 활용하지 못하면 무릎, 발, 어깨, 목과 같이 스트레스에 취약한 부위에 여러 가지 문제가 발생하게 된다.

스테프Stef는 항상 활동적인 일을 즐겨왔지만, 거의 1년 동안 족저근막염(뒤꿈치와 발바닥을 따라 날카로운 통증이 발생함)에 시달렸다. 그로 인해 뛰고, 걷는 즐거움을 잃었으며, 심지어 잠자리에서 일어나 한 발 내디디는 순간에도 통증을 겪었다. 그녀는 운동, 항염제, 마사지, 온열 치료, 신발 치료 등 다양한 방법을 추천받고 또 직접 시도도 해봤다. 그중 몇 가지가 단기적인 증상 완화에 도움이 되긴 했지만 지속적으로 증상을 개선해준 것은 없었다. 스테프는 10개월 동안 노력을 해보다 결국 수술 권유를 받았지만 내키지 않아 친구 벨Bel과 상담했다. 벨은 정원사로 열정적으로 일하고 있었는데, 자신이 겪었던 정원 일에 비유해서 이야기를 해주었다. "너도 알다시피, 우린 모두 틀린 곳에서 답을 찾고 있는지도 몰라. 정원 일을 할 때 분무기를 틀었는데 물이 안 나오는 때가 있거든. 체크를 해보아도 막히거나 부러진 데가 없는 거야. 이 경우 호스를 따라 위로 올라가 보면 보이지 않는 곳이 비틀려 있거나 잘려 있곤 했지. 마찬가지로 네 통증이 발에서 생겼지만 그곳이 실제 문제라는 의미는 아닐 거야." 스테프는 벨의 조언을 듣고, 수술을 하기 전에 "위로 올라가서" 보며 도움을 줄 누군가를 찾기로 결심했다.

전문가의 도움을 받은 스테프는 발이 지면에 어떻게 닿는지 확인하는 것보다 자신이 어떻게 걷는지 확인하는 순간 터닝포인트에 도달했다. 자신의 걸음이 몸통 아래쪽에서부터 비롯된다는 사실을 알아채게 된 것이다.

인간은 대부분 골반과 척추가 약간은 비대칭인 상태로 살아간다. 한 다리로 서서 균형을 유지하면 다른 다리는 앞뒤로 움직이거나, 한 다리로 무릎을 꿇으면 다른 다리에서는 회전이 일어나는 것처럼, 몸은 비대칭적으로 움직이며 성장한다. 이러한 비대칭성은 발달 과정에 필요한 요소이기 때문에 정상적이고 건강한 현상이다. 다채로운 동작을 잘 하기 위해서는 비대칭성을 통한 균형 붕괴가 필요하다. 하지만 적절한 동작 변주를 통해 다양한 움직임을 시도하지 않는다면 몸에 고정패턴이 생겨 관절의 자유도가 제한된다. 이렇게 형성된 고정패턴 때문에 걷는 방식, 특히 몸무게를 발로 전달해 앞으로 나아가는 방식에 부하가 걸리게 된다.

스테프가 걷는 속도를 줄이자 골반과 하부 척추가 뻣뻣해지면서 힘의 전달이 안 되고, 그로 인해 발로 지면을 "잡는" 형태로 보행하고 있는 자신을 발견할 수 있었다. 지면에 첫발을 떼는 그 미묘한 순간을 감지하는 훈련은 쉽지 않았다. 하지만 점차 골반이 앞쪽으로 지속적으로 미끄러지듯 움직이는 것과 무언가 방해 요소가 있어 골반 움직임이 제한되는 것 사이의 차이를 알게 되었다. 그녀는 자신의 골반에서 움직임이 끊기지 않고 일어나게 하는 다양한 가능성을 실험하면서, 여러 방향으로 골반을 움직여 보았는데, 이러한 실험이 어느 지점에 이르자 족저근막염이 시나브로 사라졌다. 만성적인 통증은 간헐적으로 바뀌다가 어느 날 모두 사라져 버렸다. 마침내 그녀는 좋아하던 달리기를 조심스럽게 다시 시작하게 되었으며, 금상첨화로 이전보다 보행이 자유로우면서도 가벼워진 느낌을 받게 되었다. 이렇듯, 골반에 힘과 적응력이 생기면 대부분의 신체 움직임이 영향을 받는다는 것을 알 수 있다.

머리의 움직임을 탐구했을 때 경험했던 똑같은 회전축이 골반에도 적용된다. 골반은 몸의 중심에서 힘과 균형을 담당하고 있기 때문에, 골반의 움직임을 내적으로 그리고 삼차원적으로 감지하는 능력을 개발하면 여러분의 모든 움직임을 개선할 수 있다.

다음에 제시하는 TIY에서는 골반에서 일어나는 여러 가지 회전 동작을 적극적으로 인지하는 법을 배운다. 골반의 움직임 속도, 가동성, 그리고 힘을 개선하는 방법들이 다양한 문화권에서 전해지고 있는데, 예를 들어, 폴리네시안 댄서들은 나뭇잎을 잔뜩 연결해서 만든 "엉덩이밴드"를 차고 춤을 추고, 벨리 댄서들은 동전으로 무게를 올린 스카프를 걸치고 춤을 춘다. 이러한 것들은 단순히 화려한 복장이 아니라 춤을 추는 동안 골반의 움직임에 집중하게 만드는 장치라고 할 수 있다.

List Number
TIY 5-7   빗자루를 활용한 골반의 삼차원 움직임 탐험하기
Explore three dimensions, with a broomstick

빗자루 손잡이처럼 긴 막대를 준비하라. 막대를 몸 앞쪽에 가로로 댄 채로 치골 맨 위쪽에 위치시켜 막대가 고관절 부위를 가로지르게 하라. 양손으로는 막대를 꽉 잡아서 골반 움직임을 느낄 수 있게 당긴다. 그렇게 하면 골반 움직임을 더 크게 느낄 수 있다.

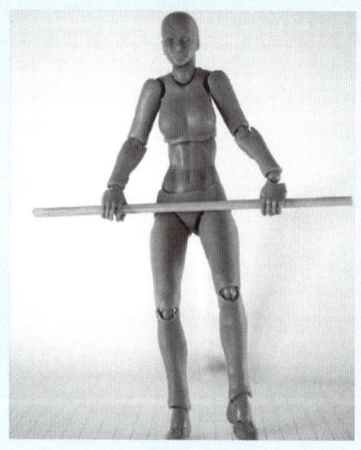

사진 42. 골반 앞에 막대를 수평으로 놓고 한 발 들기

천천히 한 발을 바닥에서 뗀다. 앞으로 한 걸음 걸을 것처럼 떼지만 실제로 걷지는 않는다. 이 동작을 몇 차례 반복하면서 다리가 바닥에서 떨어질 때 막대(골반)에서 무슨 일이 일어나는지 확인한다. 막대가 지지하는 발 쪽으로 측면 이동하는가? 바닥에서 떨어져 막 움직이려고 하는 발 위쪽이나 아래쪽으로 기우는가? 이러한 움직임은 발과 고관절의 위치 관계에 따라 매우 달라진다. 발이 고관절 바로 아래에 위치하는가? 양발 사이 간격이 고관절 사이보다 넓은가? 또는 발을 모은 자세로 서게 되는가? 발의 위치를 약간 바꿔가면서 시도해보라. 이 과정에서 골반이 다리를 움직이는 초기에 어떤 방향으로 움직이는지, 한 다리에서 다른 다리로 몸무게의 단순한 이동 상태는 어떤지 확인하라.

앞으로 한 발을 이동한다. 이때 막대 한쪽이 앞으로 이동하는지 확인한다. 뒤꿈치를 들어 앞으로 한 발을 이동하면 그쪽 막대에서 어떤 일이 일어나는가? 위아래로 올라가는가, 아니면 앞뒤로 이동하는가?

이번엔 한 발을 앞으로, 뒤로 이동하며 스텝을 밟으면서 막대 끝부분이 공간 안에서 그리는 모양을 확인한다. 원, 타원, 8자, 또는 이상하거나 이름 지을 수 없는 모양을 그리는가? 이때 여러분의 머리와 척추는 막대 끝부분의 모양 변화에 따라 어떻게 움직이는가? 한쪽이 다른 쪽보다 더 큰 모양을 그리는가?

앞뒤로 스텝을 밟을 때 막대가 그리는 이상적인 모양이 있다는 착각에 빠지지 말라. 무슨 일이 일어나는지 확인만 하고, 모양이 커지고 작아지는 것과 그 형태 변화만 체크한다. 이상적인 움직임을 만들기보다는 호기심과 재미를 느끼며 탐구하는 것이 더 낫다.

막대의 움직임을 시각적으로 확인하면서 골반의 움직임을 느낄 수 있다면, 실제 골반 움직임에 대한 삼차원 이미지를 확보할 수 있다. 이러한 차원 경험 experience of dimension 을 더욱 높이기 위해 막대를 엉덩이 뒤쪽으로 이동시켜라. 막대를 잡아 골반 뒤쪽 천골에 수평으로 댄다.

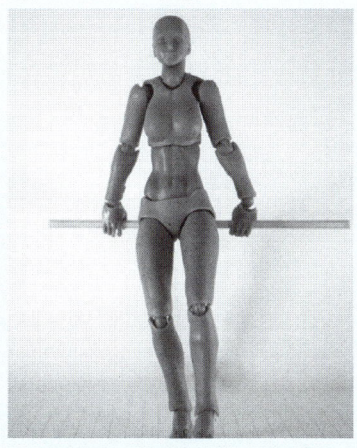

사진 43. 골반 뒤에 막대를 수평으로 놓고 한 발 들기

마음의 눈으로 이 자세에 대한 그림을 그리려면 여유를 갖고 접근하라. 뇌에서 이 과정이 제대로 처리되려면 몇 분 단위가 아니라 며칠 단위로 반복하며 시간을 투자해야 한다. 탐험을 할 때 머리는 보통 똑바로 세우고, 눈은 게슴츠레 떠서 한 곳에 고정시킨 후 동작에 집중한다. 가끔씩 머리와 목이 고정되어 있지는 않은지 확인하면서 골반과 척추의 움직임에 맞춰 자유롭게 반응하게 하라. 그래야 몸 전체로 움직임이 흘러간다.

이제 막대를 내려놓고 앞뒤로 몇 걸음 걸어보라. 이때도 골반 양쪽에서 움직임 궤적을 인지할 수 있는가? 뇌가 골반 움직임에 대한 지도를 더 잘 그릴 수 있게 하려면, 막대를 손에 잡고 하루에 몇 차례 씩 며칠 동안 앞의 탐험을 반복하도록 한다.

골반은 몸을 지지한다

골반을 효율적으로 쓰면 추진력을 얻을 수 있을 뿐만 아니라 섬세한 움직임까지 확보할 수 있다. 팔을 가볍게 움직이고, 섬세하게 손을 쓰고, 목과 어깨를 통해 자유로운 동작을 하려면 골반과 다리에서 견고하고 강력한 지지력이 형성되어야 한다. 바이올린 연주자, 화가, 컴퓨터 전문가, 목수 등은 대부분 자신의 일을 잘 하기 위해 공통적으로 이러한 지지력을 필요로 한다.

폴Paul은 부끄러움이 많지만 젊고 꿈이 있는 청년이다. 그는 카약 챔피언이 되고 싶어서 대부분의 시간을 인터넷에서 관련 정보를 얻고, 홀로 이웃집 홈짐home gym에서 할 수 있는 훈련을 열심히 했다. 폴은 카약을 잘 하려면 팔과 가슴을 단련해야 한다고 믿고 있었다. 팔이 강할수록 더 큰 힘으로 노를 저을 수 있을 거라 여겨서 상완이두근(위팔두갈래근), 상완삼두근(위팔세갈래근), 삼각근(어깨세모근)을 열심히 단련했으며, 인터넷 고수들이 추천하는 상체 근력 운동을 닥치는 대로 했다. 그 결과 시합에서는 꽤 좋은 성적을 거뒀지만 갈수록 어깨에 부상이 발생하거나 목에 통증이 생겨 훈련에 지쳐가기 시작했다.

홈짐을 제공해주던 이웃이 이사를 간 후엔 돈을 내고 헬스 센터에 등록을 했다. 센터에는 다양한 운동을 열정적으로 시도하는 이들로 가득했다. 그들과 말 타는 법에서 빠르게 총을 쏘는 법까지 무작위로 대화를 나누다가 폴은 처음으로 하체 상태가 카약을 잘 하는 것과 어떤 관련이 있는지 의문을 갖게 되었다. 이에 더 많은 정보를 얻고 탐험을 한 결과 그의 트레이닝 방식 전체가 완전히 변했다. 하체 근력을 단련하고 지지력을 높이자 노를 저을 때 팔로 더 이상 큰 힘을 쓰지 않아도 된다는 사실을 깨달았다. 이제 팔은 가벼워졌으며 이전엔 상상도 못 했던 방식으로 물의 흐름에 맞춰 노를 저을 수 있게 되었다. 달고 살던 목과 어깨의 부상도 사라졌다.

폴은 다리가 카약 바닥에 유연하게 안착되지 않으면 몸통을 통해 노를 젓는 토크가 제대로 발휘되지 못한다는 사실도 알게 되었다. 카약은 전신 스포츠라는 사실을 깨닫게 된 것이다.

List Number TIY 5-8
골반, 척추, 머리를 협응시키는 방법
Coordinate your pelvis, spine, and head

딱딱한 의자에 앉는다. 앞에 테이블을 두고 팔꿈치와 전완을 기댈 수 있을 정도로 가까이 다가간다. 이때 팔로 몸을 가볍게 지지할 정도가 되어야 한다.

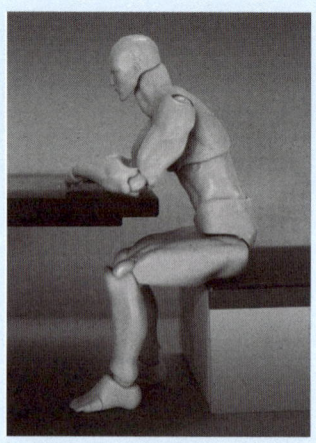

사진 44. 전완으로 몸을 지지하고 앉기

골반을 앞으로 굴리면서 머리와 눈을 들어 위쪽을 바라보라. 이 동작을 할 때 허리에 짧은 C 커브가, 몸 앞쪽에는 보다 긴 C 커브가 생기는지 확인하라.

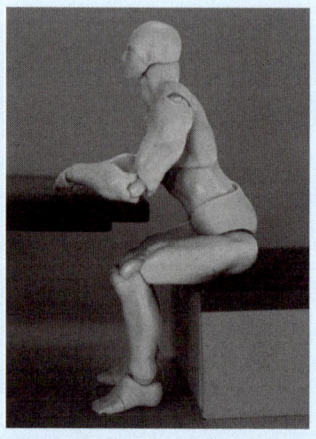

사진 45. 골반을 앞으로 굴려 C 커브 만들기

골반을 뒤로 굴리면서 아래를 바라본다. 이 동작을 하면 등쪽에 긴 C 커브가, 몸 앞쪽엔 짧은 C 커브가 생기게 된다.

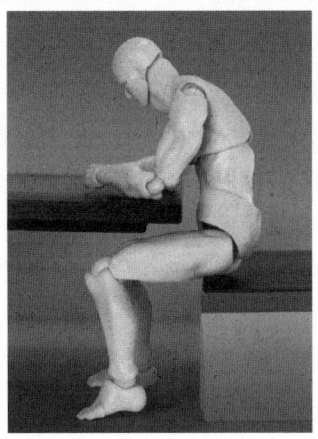

사진 46. 골반을 뒤로 굴려 C 커브 만들기

골반을 앞뒤로 굴리는 동작을 부드럽게 반복하면서 집중력을 골반, 척추, 머리 쪽으로 부드럽게 펼친다.

현재 자세에서는 팔, 골반, 다리가 몸을 지탱하고 있다. 이제 이 두 가지 C 커브를 지속적으로 유지하며 어깨관절과 고관절로 의식을 이동한다. 척추가 C 커브를 그리고 팔다리가 몸을 지지하는데 있어 어깨관절과 고관절의 자유도가 얼마나 중요한 역할을 하는지 느낄 수 있는가?

이제 새로운 각도, 즉 사선으로 동작을 해보자.

골반을 앞쪽으로 굴리면서 오른쪽 위쪽을 바라본다. 이때 몸무게가 오른쪽 좌골로 향하게 하면 오른쪽 앞쪽이 길어지고, 왼쪽 앞쪽과 뒤쪽이 짧아진다.

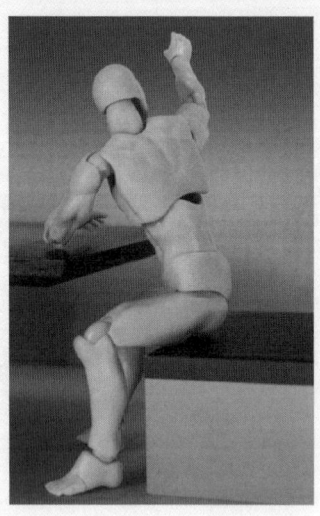

사진 47. 몸무게를 오른쪽 좌골로 이동시키며 동시에 오른쪽을 보고 손을 뻗기

앞의 동작과 함께 테이블 위에서 오른팔을 풀고 시선이 향하는 오른쪽으로 손을 뻗는다. 그런 다음 부드럽게 오른손을 왼발 쪽으로 내리며 시선도 그쪽으로 향하고, 동시에 골반이 뒤로 굴러가면서 몸무게가 왼쪽 좌골로 향하게 하라. 그러면 오른손을 왼쪽 발 안쪽으로 향하면서 눈과 함께 머리, 상체도 따라간다. 동작에 팔 움직임이 추가되면서 골반에서 일어나는 비대칭적인 무게이동을 감지할 수 있는지 확인한다.

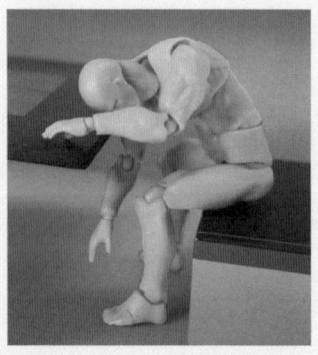

사진 48. 몸무게를 왼쪽 좌골로 이동시키며 동시에 왼쪽 아래쪽을 보고 손을 뻗기

반대로 해보자. 왼발 안쪽에 있던 손을 들면서 시선과 함께 오른쪽 위쪽 코너로 부드럽게 다시 돌아오게 된다. 이 동작을 하면, 왼쪽 뒤쪽에서부터 골반이 앞쪽으로 굴러가며, 그 움직임이 몸의 중심을 지나 오른쪽 앞쪽으로 이어지는 것을 느낄 수 있는가?

시간을 두고 매우 작은 가동범위에서 동작을 섬세하게 해보면 감각 집중도가 높아질 것이다. 이 동작을 할 때, 오른쪽 앞쪽 측면은 길어지면서 동시에 왼쪽 뒤쪽 측면은 짧아진다. 이런 동작은 여러분이 살아가면서 매우 자주 했었다. 다만 집중하면서 해보지 않았기 때문에 변화를 파악하기 쉽지 않았을 것이다.

반대쪽 사선 패턴으로 동작할 수도 있다. 예를 들어, 왼손을 왼쪽 상방으로 뻗으며 머리와 눈으로 그것을 따라가면서 반대 사선 동작을 시작할 수 있다. 또는 반대쪽은 건너뛰고 다음 탐험으로 넘어가도 된다.

움직임을 골반, 머리, 또는 눈에서부터 시작했다면 각각의 차이를 감지할 수 있는가? 어느 부위에서 움직임을 구동시켰을 때 가장 편한가? 어떤 방식이 몸을 전체적으로 동원하기 용이한가?

움직임을 구동시킬 때 다른 부위에 비해 편안하게 느껴지는 곳은 어디인가?

팔로 테이블에 기대지 말고 바로 앉는다. 이 자세에서 골반을 앞뒤로 움직이며 골반과 머리의 움직임이 어떻게 변했는지, 그 궤적 변화는 어떤지 확인하라. 앉는 감각은 어떻게 변했는가? 이전보다 더욱 지지받는 느낌이 전해지는가? 몸 내부와 외부 공간 감각에 차이가 있는가? 서서 여러 방향으로 움직여 봤을 때 얼마나 쉽게 동작이 이뤄지는가?

전체와 부분의 관계를 재발견하라

인체를 해부학, 생리학 시스템에 따라 부분으로 나누고, 기능 또는 구조 영역 등으로 구분할 수 있는데, 그 방식은 매우 다양하다. 어떤 방식이든 나름의 통찰을 제공하지만, 그 한계 또한 존재한다. 인체를 부분으로 나누고, 각 부분에 이름을 지어 접근하는 방식은 몸에 대한 이해를 높여 주긴 하지만, 이때의 인체 이해는 정지 상태 또는 비활성 상태를 전제로 한다. 그러므로 움직이는 몸을 다룰 때, 부분을 나누어 이름을 붙이는 방식은 오히려 감각을 제한하거나, 편안하고 자연스러운 이루어지는 움직임을 방해하기도 한다. 예를 들어, 머리를 자유롭게 회전시키기 위해서는 골반까지 이어진 근골격계 전체가 바르게 정렬되어야 한다. 선 자세에서는 발까지 바른 몸을 유지해야 머리를 편하게 돌릴 수 있다. 우리는 성장하면서 머리는 몸과 분리된 몸의 일부분라는 언어 개념을 접하게 되는데, 이러한 생각에서 의도치 않은 움직임의 제한이 만들어진다. 그렇기 때문에 머리를 돌리는 동작과 다른 부위의 움직임을 분리시켜 생각하는 사람들이 많으며, 그런 생각 자체가 고착되면 움직이는 범위가 제한되거나 불편함이 쌓인다.

부분이 전체에서 분리되어 있다는 생각을 넘어서는 것은 결코 쉽지 않다. 하지만 전체와 부분의 관계를 재발견해야 할 필요가 있다. 이 장에서 소개한 모든 이야기는 이러한 관계를 재발견하는 것과 관련이 있다. 라오는 갈비뼈와 꼬리뼈가 머리를 회전시키는 것과 관련이 있다는 사실을 할머니를 통해 배웠고, 폴은 골반과 다리 근력이 확보되어야 어깨가 자유로워지고 팔이 가벼워지면서 노를 힘 있게 저을 수 있다는 사실을 깨달았다. 스테프 역시 척추 가동성이 떨어진 부위가 자신이 겪고 있는 족저근막염과 연관되어 있다는 사실을 재발견했다.

**OP6.
힘은 중심에서,
정확성은 말단에서
담당한다**

근력과 힘은 중심에서,
방향성과 정확성은 사지에서 비롯된다

리_Lee_는 여행하면서 글을 쓰며 살아가는데, 여행 막바지에 말로 표현하기 힘든 모습을 접하게 된다. 그녀는 한 소녀를 만나 말 한마디 서로 나누지 않고도 인간의 가능성에 대해 지니고 있던 평소 생각을 변화시킬 수 있었다. 리는 여행 중 숙박과 조식을 제공하는 숙소의 식당에서 휠체어에 앉아 발로 모닝커피를 마시는 소녀를 보게 되었다. 소녀는 조용히 발로 머그컵을 잡아 입으로 가져가 커피를 마신 후 테이블 위에 내려놓았다. 팔이 없는데도 태연히 발로 커피를 마시고 토스트를 먹으며 친구들과 대화를 나누는 소녀의 모습을 보고 리는 놀라서 적잖이 당혹스러웠다. 리는 그런 자신의 모습이 드러나지 않도록 억지로 몸을 움직여 아침을 차려 먹고, 소녀를 빤히 보는 자신의 시선이 들키지 않을 만한 곳에 한동안 앉아 있었다. 다음 번에 만났을 때 소녀는 막 숙소를 떠나려던 참이었다. 자세히 보니, 이전에 능숙하게 머그컵을 잡아 커피를 마시던 발에는 밑창이 부드러운 신발이 신겨져 바닥을 짚고 있었고, 몸은 휠체어에 기대고 있었는데, 반대쪽 다리는 무릎 위쪽이 절단된 것처럼 보였다.

리는 자신의 방으로 돌아가 의자에 앉은 후 발을 입으로 가져가려 해보았다. 손을 쓰지 않고 발로 무언가를 잡아당기는 것은 거의 할 수 없었으며, 손을 써서 발을 입으로 당기는 것조차 정말 어려웠다. 발로 커피잔을 잡고 손이 없는데도 그걸 입으로 가져가는 것은 리에게 있어 상상조차 할 수 없는 일이었다. 소녀의 스승은 아마도 "어쩔 수 없는 상황 그 자체"였을 것이다. 하지만 인간 모두에게 그러한 능력이 잠재되어 있을지도 모른다는 생각으로 리는 머리가 멍해졌다.

대부분의 사람들은 십대 시절에 이미 자신의 신체 일부가 어떻게 사용되어야 하는지에 대한 관념이 견고하게 형성된다. 살아가는 문화, 환경 뿐만 아니라 개인적인 삶의 과정 자체가 움직임 가능성을 제한하고, 예외적인 움직임을 방해하기 때문에, 발로 머그컵을 잡는 것과 같은 동작은 거의 해보지 못하고 살아가는 것이다. 비록 이러한 한계를 넘어 흥미로운 신체적 탐험을 하는 소수의 사람이 있기는 하지만, 대부분은 부지불식간에 가능한 범위 안에서만 생활하며, 불가능해 보이는 탐험, 말 그대로 생각지도 못한 행동은 아예 도전조차 하지 않고 살아간다.

여러분은 아마 자신의 발로 커피를 마실 생각을 한 번도 해본 적이 없을 것이다. 만약 발가락과 발로 핸들을 잡을 수 있다면, 발을 부드럽게 들어 입으로 가져갈 수 있다면, 고관절과 척추로 이러한 움직임을 감당할 수 있고 커피를 엎지르지 않도록 중추신경계가 이 모든 동작을 협응할 수 있다면, 그렇다면 여러분의 발가락, 발, 다리, 척추, 즉 여러분 자신은 무슨 일을 할 수 있을까?

여기서 하는 이야기를 해부학 관점에서 보면 **근위** proximal, **원위** distal 사이의 관계와 관련이 있다. 근위란 중심에서 매우 가까운 부위이며, 원위란 중심에서 떨어진 부위이다. 이들은 상대적 개념이다. 예를 들어, 어깨는 손에 비해 몸통에서 근위에 위치하지만, 손가락은 손목에 비해 원위에 위치한다. 골반이 근위에 존재하지만 손가락과 발가락은 원위에 존재하는 것처럼, 인체의 모든 부위는 이렇게 상대적으로 기술할 수 있다.

우리는 앞으로 이 이야기를 계속 다룰 것이다. 그래서 "그 소녀"를 임시로 애다 Ada라는 이름으로 부르도록 하겠다. 애다는 높은 정확도로 자신의 발을 몸 중심으로 가져올 수 있을 뿐만 아니라 중심에서 힘을 발휘하여 발로 휠체어를 미는 법도 잘 알고 있었다. 이 장에서는 애다의 사례를 들어 사지(팔다리)와 중심(몸통) 사이의 관계를 다룬다. 몸의 중심에서 힘을 발휘하여 사지를 섬세하게 움직이는 법을 탐구하고 사지를 통해 몸통 움직임에 방향성을 제공하는 법을 배우게 될 것이다.

근위부와 원위부가 협응하여
동작이 발생한다

어떤 동작을 하든 인간은 자기 몸의 원위부_{distal parts}에 집중한다. 그 이유는 원위부가 근위부보다 공간 안에서 더 많이 움직이기 때문이다. 팔을 뻗어 유리컵을 잡아 몸 쪽으로 당긴 후 컵 안의 물을 마시는 동작을 상상해보라. 이 동작을 할 때 오직 팔만 움직이는가? 아니면 축이 되는 근위부_{proximal parts}도 참여하는가? 관절통을 겪어본 사람이라면 누구나 이러한 근위부와 원위부 움직임 원리가 정말 중요하다는 사실을 자기도 모르게 경험한다.

근골격계 관점에서 보면, 근육이 수축하거나 이완하는 과정에서 움직임이 발생한다. 근육을 수축하면 견인력_{pulling force}이 근위부와 원위부 양끝점에서 동일하게 작용한다. 무게가 같은 두 개의 물체를 탄성이 있는 고무로 연결한 후 좌우로 당겼다 놓으면, 스프링 효과에 의해 동시에 서로 가까이 다가간다. 근육도 탄성이 있기 때문에 수축하면 몸의 근위부와 원위부를 동시에 당기게 된다. 하지만 한쪽 물체가 반대쪽 물체보다 더 무겁다면, 탄성이 양쪽에 동일하게 작용하더라도 가벼운 물체가 무거운 쪽으로 더 많이 이동하게 된다. 그렇기 때문에, 한쪽이 다른 쪽에 비해 훨씬 무겁고, 매우 안정된 상태로 고정되어 있으며, 중간에서 일어나는 탄성 수축이 유지된다면, 반대쪽에서 당기는 힘은 쉽게 감지하기 어려운 법이다. 아이작 뉴턴이 중력에 의해 발생하는 견인력을 설명한 다음 글을 읽으면 이러한 현상을 이해할 수 있을 것이다. "물체가 물체를 당기는 힘은 질량에 비례한다. 그러므로 사과가 지구를 당기면, 마찬가지로 지구도 사과를 당긴다."[1]

인체의 특정 부위는 다른 부위에 비해 확실히 질량이 크다. 그렇지만 근위부와 원위부 양끝점 사이에 있는 근육이 수축하여 동시에 서로에게 견인력을 작용하면, 비록 양끝점 사이 거리가 서로 다르더라도 역동적인 균형을 유지하기 위한 힘이 그 사이에 적용된다.

1. 윌리엄 스투쿨리(William Stukeley)가 1752년 아이작 뉴턴을 회상하며 남긴 글에서 인용

List Number	주의를 집중하며 물체 들어 올리기
TIY 6-1	Lift with attention

머그컵이나 병을 테이블 위에 올린 후 그 앞에 앉는다.

이제 손을 뻗어 머그컵을 잡아서 살짝 들어 올린다. 그 동작을 할 때 어깨나 몸통이 가볍게 앞으로 움직이는가?

다시 같은 동작을 하면서, 이번엔 몸통을 조금도 움직이지 않게 고정한다. 공간 안에서 지나치게 강하진 않지만 주변 근육에 수축이 일어날 정도로 몸통을 고정시키면서 전체 느낌을 파악할 수 있는가? "활성화된" 몸의 측면(좌측이나 우측)에 있는 좌골에 약간의 압박이 가해지는 것을 느낄 수도 있다. 물체를 한 손으로 들어 올릴 습관적인 변화가 일어날 수도 있지만, 몸에서 자동으로 일나는 현상이기 때문에 아무것도 느끼지 못하는 사람도 있다. 그러므로 습관적이지 않은 방식으로도 시도해보라.

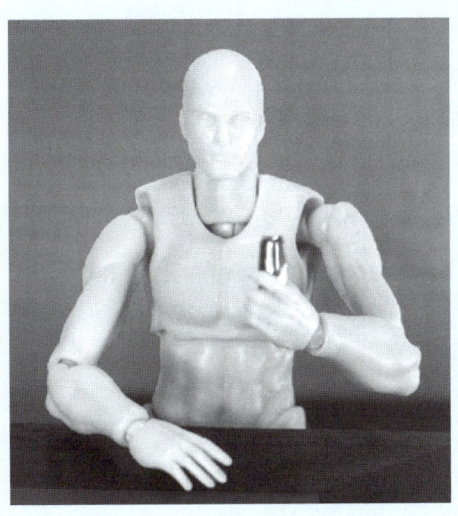

사진 49. 몸통을 고정시킨 채로 물체 들기

이번엔 반대쪽 손의 손가락 하나를 가져가 흉골(복장뼈) 위쪽에 댄다. 그런 다음 테이블 위의 머그컵을 입이 있는 방향으로 들어 올린다. 이때 복장뼈가 약간 돌아가며 들어 올리고 있는 머그컵 방향으로 움직일 수 있게 이완한다. 물론 머리와 눈도 흉골 움직임에 반응할 수 있도록 자연스럽게 움직인다. 이 동작을 할 때 어깨가 돌아가며 부드럽게 앞쪽으로 움직이는 것을 느낄 수 있는가? 그렇게 하면 머그컵을 좀 더 위쪽으로 쉽게 들어 올릴 수 있는가?

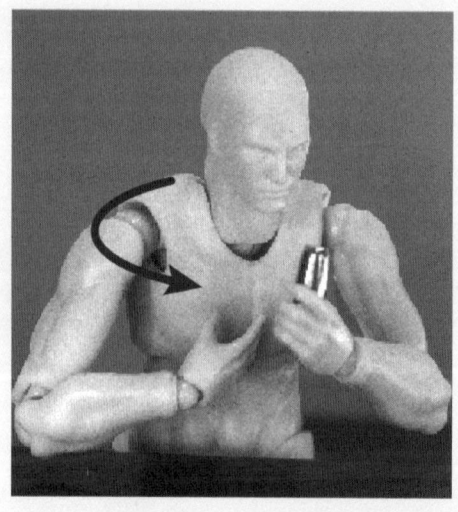

사진 50. 흉골, 머리, 눈을 회전시키며 머그컵 들기

이번엔 어깨와 몸통을 돌리는 동작을 먼저 한 후 머그컵을 들면서, 보다 빠르고 높게 들어 올릴 수 있는지 확인하라.

머그컵을 잡아 원래 있던 테이블 위에 놓은 다음 잔에서 손을 떼지 않는다. 그런 다음 이번엔 흉골을 머그컵 방향으로 가져간다. 다시 말해, 몸의 중심을 원위부로 이동시킨다. 몸에서 질량이 큰 부위를 작은 부위로 이동할 때 얼마나 힘이 드는지, 그리고 효율성은 어떤지 확인하라.

몸통을 고정한 채로 머그컵을 드는 것과 반대의 경우를 번갈아 가면서 탐험해 보라. 원위부가 근위부에, 근위부가 원위부에 다가가는 각각의 경우 힘이 어떻게 들고, 어깨의 움직임이나 호흡의 자유도가 어떻게 변하는지 그 차이를 느껴 보라.

테이블 위의 머그컵을 단순히 들어 올려 입으로 가져가는 처음 동작을 다시 해 보면서 협응 동작이 얼마나 개선되었는지 확인해보라.

우리의 생각과 말, 행동이 신체 다른 부위의 움직임과 별개인 것처럼 알고 있는 이들이 많지만, 사실 그렇지 않다. 여러분은 앞에서 했던 TIY를 통해 잘 설계된 움직임 협응을 경험했다. 한 팔을 들어 올리면 몸 전체 균형이 변할 뿐만 아니라, 이 과정에서 자기도 모르게 광범위한 근골격계 반응이 일어난다는 사실도 알게 되었다.

근육이 수축할 때 양끝단이 적절한 형태로 반응한다면 에너지 낭비 없이 동작이 일어난다. 몸통의 대근육들이 팔다리 근육들과 제대로 협응할 수 있다면 동작은 더욱 쉬워진다. 그러므로 오십견 등에 의해 관절에 통증을 지닌 이들이라면 이러한 근수축 원리를 통해 신체에 가해지는 부하를 보다 쉽게 분산시킬 수 있다.

헬스장에서 무거운 물체를 드는 운동을 하는 이라면 이러한 개념을 활용해 볼 수 있다. 몸의 한 부분이 고정된 상태에서 수축하더라도 움직임의 양끝점이 중심점을 향해 움직인다는 사실, 다시 말해 지구가 사과를 당기지만 사과 또한 지구를 당긴다는 뉴턴의 법칙을 이해한다면, 푸쉬업, 바이셉스컬, 스쿼트 등과 같은 운동을 이전과는 다른 관점에서 바라보고 몸으로 그 원리를 체험할 수 있다. 예를 들어, 푸쉬업 동작을 할 때, 가슴이 양손 방향으로 내려가기도 하지만 양손을 가슴 방향으로 당긴다고 볼 수도 있다. 실제로 양손을 가슴 쪽으로 당기는 것은 아니지만 이런 개념을 통해 동작을 놀랄 만큼 가볍게 만들 수 있다. 스쿼트를 할 때도 마찬가지다. 골반이 지면으로 내려갈 때, 양발을 골반 방향으로 가볍게 당긴다는 의도를 가지고 동작을 해보라(뒤꿈치를 지면에서 떼라는 말은 아니다. 지면에서 뒤꿈치가 떨어지면 몸무게가 발 앞쪽으로 이동하게 된다. 그냥 단순히 양발 전체가 골반 방향으로 당겨진다는 느낌으로 동작을 하면 된다).

심미적 자세 vs. 기능적 자세

슬프게도 서양 문화권에서 자란 이들은 어린 시절부터 몸통을 움직이지 않고 똑바로 선 자세를 좋은 "경청과 학습" 태도로 간주한다. 고정된 몸을 심미적으로 기쁨을 주는 "좋은 자세"로 착각해 왔다. 이러한 관점은 다양한 영역에 침투해 있다. 예를 들어, 오케스트라 뮤지션들은 이상하게 생긴 악기를 비대칭적인 자세로 들고 몸통을 가만히 고정한 채로 연주해야 청중의 주의력을 분산시키지 않는다고 여긴다. 사무직 여성은 의자에 꼿꼿이 앉아서 근무해야 하며, 그게 바로 효율적인 근무 태도의 상징인 것처럼 오랜 시간 간주되어 왔다. 그렇게 심미적이며 이상적인 자세를 취하기 위해서는 큰 근육을 효율적으로 사용하는 방식을 포기하고 고정된 부위에서 힘을 바깥으로 뻗어내는 형태로 동작을 해야만 한다. 동시에 몸의 안정성을 유지하는 데 관여하는 작은 근육들을 과도하게 움직이는, 한마디로 역행 동작이 발생한다. 몸의 자연스러운 움직임에 반하게 된다는 말이다.

서양인들은 문화적으로, 밖에서 보여지는 이미지를 중시하면서 유연한 힘을 확보할 수 있는 내적인 감각을 무시해왔다. 만성 통증과 반복손상증후군 같은 다양한 신체 문제들이 자세에 대한 이러한 정적인 개념에서부터 비롯되었다고 볼 수 있다.

중심과 말단은 함께 움직인다

잠시 애다Ada의 사례로 되돌아가보자. 리Lee는 애다가 자신의 발을 부드럽게 사용해 머그컵을 든 후 내용물을 한 방울도 흘리지 않고 들어 올린 발을 자유자재로 옮기며 커피를 마시는 모습에 깜짝 놀랐었다. 애다의 놀라운 동작을 통해 우리는 인간이 할 수 있는 움직임 가능성에 대해 고찰해 볼 수 있다. 앞에서 했던 TIY에서는 팔을 단순히 드는 동작만으로도 균형이 변하고, 이 과정에서 몸 전체 시스템이 반응한다는 사실을 알았다. 그러므로 애다가 다리를 부드럽게 들 수 있었던 이유도 몸 전체가 협응했기 때문이다.

애다의 몸에서 일어난 일을 살펴보자. 다리가 충분히 가벼워져야 커다란 원호를 그리며 움직일 수 있다. 인간은 지지기반 없이 지체를 움직일 수 없기 때문이다. 따라서 애다 또한 몸무게를 쉽게 이동시킬 수 있을 만한 지지기반을 확보해야 한다. 다리를 가볍게 드는 동안 밑에서 몸무게를 지지하는 방식이 변해야 하고, 동시에 발가락, 발, 발목으로 정교하게 머그컵을 움직일 수 있어야 하기 때문이다. 테이블에서 입 방향으로 한 발을 쓸듯이 움직이는 과정에서 비대칭적인 움직임이 과도하게 형성되는데, 발이 원호를 그리는 매 순간 중력중심이 변하는 과정에도 몸통이 끊임없이 이를 교정하여 균형을 유지할 수 있어야 한다. 애다에게는 자신의 몸무게를 지탱할 팔이 없다는 사실을 기억하라. 그렇기 때문에 팔 대신 몸통을 지탱하는 강력한 큰 근육들에 의해 발이 들리면, 척추 관절, 갈비뼈, 견갑대, 골반과 머리 주변의 국소 근육들이 역동적 균형dynamic balance을 유지하기 위해 지속적으로 변화에 적응해야 한다. 그 다음으로 얼굴과 발에 있는 보다 섬세한 근육들이 여기에 참여해야 입과 머그컵이 만나게 된다. 물론, 이렇게 훌륭하게 구조화된 동작을 하는 중에도 애다는 이를 계속 의식하지는 않는다. 그냥 친구와 수다를 떨면서 커피를 마실 뿐이다.

애다의 이야기를 요약해 보면 다음과 같다. 애다의 몸이 지닌 힘, 안정성, 정교한 움직임은 반복에 의해 잘 학습된 근육들, 균형을 멋지게 유지하면서도 움직임에 최적화된 골격 구조, 그리고 건강한 신경계의 협응에 따른 결과물이다.

중심에선 힘을, 지체에서는 방향을 담당한다

인체에서 가장 강력한 골격근은 중심부에 있으며 주로 골반에 부착되어 있다(이에 대해서는 OP5에서 다루었다). 말단에 있는 근육일수록 보다 가늘고, 힘을 발생시키기 보다는 움직임의 방향성을 설정하는 데 특화되어 있다. 인간은 근위부의 힘을 활용해 손발을 들고, 원위부의 힘을 활용해 다채로운 방향으로 움직인다.

목수는 근위부 힘을 써서 망치를 들었다 내리지만, 전완과 손에 있는 섬세한 근육으로 망치의 궤적을 잘 조절하며 못의 머리를 맞춘다. 목수 지망생들은 망치를 가볍게 잡고 몸통의 힘을 망치 끝에 전달하는 방법을 반복하며 기술을 연마한다.

List Number	**발을 들어 몸통 방향으로 향하기**
TIY 6-2	Let your foot direct your torso

의자나 벤치에 앉아서 잠시 여러분의 발바닥을 입으로 가져가는 상상을 해본다. 처음 동작의 5~10퍼센트 동안 어떤 일이 일어날 것 같은가?

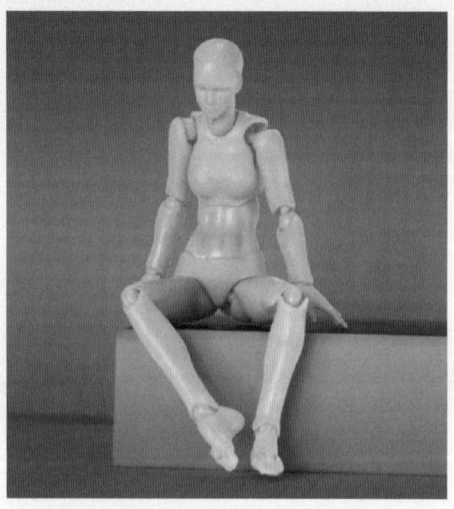

사진 51. 발을 입 방향으로 가볍게 회전시키면서 들기

이제 발을 입으로 가져가는 첫 5~10퍼센트 동작을 해보라. 발이 회전하여 바닥에서 들리며 입 방향으로 움직일 때 무릎이 바깥으로 돌아가는 것을 느낄 수 있는가? 발바닥이 움직이면서 발생하는 무릎의 원호 움직임을 확인하라.

비록 작은 움직임이더라도 힘을 발생시키는 큰 근육이 수축해 다리를 들어 올리면 그 근육 반대쪽 끝에서도 어떠한 변화가 생긴다는 사실을 앞에서 이미 알아봤다. 이렇게 가볍게 발을 움직이는 초기에 몸통에서 무슨 일이 일어나는가? 억지로 변화를 만들지는 말라. 그냥 일어나는 일을 느껴라.

첫 5~10퍼센트 움직임을 여러 번 반복하라. 반복할 때마다 움직임이 단순해지면서 동시에 가벼워진다.

동작을 반복하면서 의식을 다리 위쪽 지나 고관절까지 이동시킨다. 다리를 드는 동작에 의해 무릎이 바깥쪽으로 돌아가고 대퇴골(넙다리뼈) 머리가 고관절 소켓 안에서 회전하는 것까지 느낄 수 있는가? 이러한 회전에 의해 앉아 있는 자세에서 전체 무게 분산 상태가 변한다. 몇 번 더 반복하면서 그 변화를 알아채면, 다리를 드는 것에 몸무게와 골반이 반응하는 형태를 보다 깊게 느낄 수 있다. 이때 다른 쪽 다리가 상호 균형을 이루지 않는다면 어떻게 몸무게를 이동시킬 수 있겠는가?

다리를 들기 시작할 때 허리에 약간의 아치가 생기는 것까지 경험했다면, 이번엔 다리 무게에 집중한다. 작은 움직임 범위 내에서 몇 번 반복한다. 그런 다음 다시 다리를 들면서 골반이 약간 뒤쪽 아래 방향으로 이동하도록 허용한다. 이때 허리에 후만이 생기며 복부 근육이 활용되면서 다리가 좀 더 가벼워진 느낌이 나는지 확인하라. 복부에 있는 큰 근육들은 골반과 흉곽 앞쪽을 이어준다. 그래서 복부 근육들이 수축하면 몸통이 굴곡하고 동시에 등 뒤쪽의 신전근들이 늘어나면서 협응한다(만일 이 동작을 할 때 허리 근육이 짧아지며 아치가 앞쪽으로 발생하면 불필요한 반대 힘이 쓰였다는 증거이다).

다리를 들어 올릴 때 호흡을 내쉬면서 하면 도움이 되는가?

다리를 들면서 무릎과 엉덩이 관절이 돌아갈 수 있도록 하면서 그 움직임 경로를 계속 감지하라. 그러면서 복장뼈가 가볍게 돌아가며 올라오는 발이나 바깥쪽으로 돌아가는 무릎 방향으로 움직이는지 확인한다. 무릎이 바깥쪽으로 돌아가고 흉곽이 움직이는 것 사이에 연결성을 찾을 수 있는가?

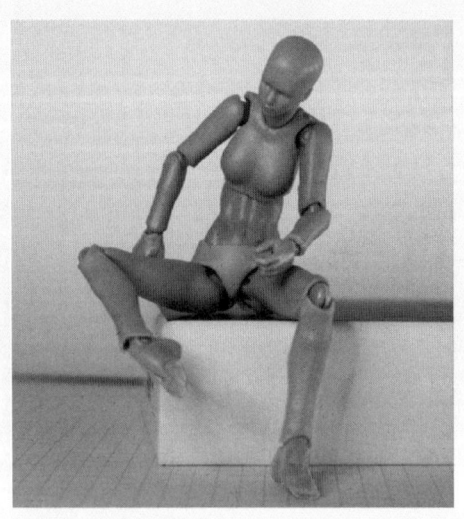

사진 52. 발을 들면 무릎은 바깥쪽으로 돌아가고 흉골은 발 방향으로 움직인다

마지막 동작이 점차 부드럽고 가볍게, 그리고 하면 할수록 단순해지도록 반복하라. 눈, 머리, 흉골이 부드럽게 발 방향으로 돌아가면 흉곽에도 보다 많은 움직임이 생기고 별다른 노력을 기울이지 않아도 머리가 발 방향으로 잘 움직이는 것을 알게 된다.

모두 마친 후엔 일어서서 주위를 걸으면서 동작을 "시행한 쪽"과 "시행하지 않은 쪽"의 차이를 체크한다. 양측에서 일어난 길이, 무게, 또는 안정성 변화를 알아챌 수 있는가? 이 짧은 동작 탐험만으로도 자신의 얼굴 한쪽에서 새로운 감각을 인지한 이도 있다.

OP5에서 눈과 몸통이 서로 협응한다는 이야기했었다. 여기서 소개한 TIY에서는 몸의 끝부분, 즉 발에서부터 접근했다. 발과 발목의 근육과 관절에 존재하는 고유수용기가 아래서부터 위로 순차적인 협응을 촉진하기 시작했다고 볼 수 있다.

여기서 우리는 눈과 발의 협응이라는 측면에 집중했다(여기서 언급하지는 않았지만 손도 마찬가지로 협응의 대상에 포함된다). 이 탐험을 통해 여러분은 팔과 다리와 마찬가지로 머리 또한 몸통을 기준으로 원위부에 위치하며 움직임 협응을 한다는 사실을 알 수 있었다. 이러한 관점에서 머리는 다섯 번째 지체로 볼 수 있다. OP5에서는 머리가 자유로워야 힘을 뿜어내는 골반에서 움직임을 구동시키고 이끌 수 있다는 이야기를 했다. 이번 탐험을 통해 구조적 측면에서 몸통과 다른 레벨에 위치하기는 하지만, 손과 발 또한 몸통과 협응하며 움직임을 이끈다는 사실을 알게 되었다.

지체를 자유롭게 하라

주변 환경을 제대로 살피려면 머리가 자유로워야 하며, 움직임을 이끌려면 지체도 자유로워야 한다. 지체는 몸무게를 지탱하며, 균형을 유지하고, 몸을 이동시키는 역할을 한다. 그러므로 지체의 어느 한쪽으로만 몸무게를 지탱하는 동시에 몸을 들고 방향을 지정해 움직이기가 쉽지 않다. 인간은 태어난 후 처음 기어서 움직일 수 있기까지, 하나의 단계에서 다음 단계로 순차적인 발달 단계를 쌓아 올리면서 그 움직임 패턴을 섬세하게 다듬어 왔다.

OP1에서 우리는 무게 이동과 역동적 균형에 대해 공부했다. OP3에서는 발달 과정의 매 단계마다 무게지지 방식이 복잡하게 발전해 왔다는 사실을 배웠다. 이 모든 과정에 지체, 즉 팔과 다리가 관여하고 있긴 하지만, 우리가 주로 관심을 두었던 부분은 몸통에서 비롯되는 움직임 구조화였다. 그래서 여기서는 잠시 그 관심 영역을 바꿔 보기로 하자.

몸통을 굴곡하고 신전하는 방식이 복잡해지고 협응력이 높아지면 아이는 팔꿈치와 무릎으로 몸을 움직이다가, 손과 무릎, 손과 발, 그리고 마침내 발로만 지탱하며 서는 단계로 나아간다. 이 과정에서 머리를 자유롭게 움직여 주변 환경을 살피고, 손과 발을 적절히 조합하여 몸무게를 지지하며 뻗기, 잡기, 그리고 조작하기 단계로 이행한다. 몸에서 지체는 중심에서부터 발생하는 힘을 전달하는 지렛대 역할을 하며, 손과 발은 주변 환경에 적응하기 위한 다채로운 움직임을 담당한다.

도구 활용하기

마음이 가는 대상을 손으로 잡았다고 해도, 그것을 잘 다루려면 충분한 협응력이 필요하다. 이때 잡은 대상은 도구가 되어 세상을 향해 뻗는 손의 연장선상에 위치한다. 이 도구를 통해 우리는 세상과의 상호작용을 넓힐 수 있다. 몸이 성장하면서 근위와 원위 움직임이 발전할수록 손이 닿는 범위 또한 넓어지는데, 그 과정에서 도구까지 능숙하게 사용하게 되면 움직임의 효율이 높아진다.

도구를 사용하여 닿는 범위를 확장시키려면 지지기반이 확보되어야 한다. 그래야 사지를 활용해 자유롭게 정교한 작업을 할 수 있다. 아이든 어른이든 글자를 쓰기 위해서는 테이블 표면이 손목과 전완을 잘 떠받쳐 주어야 한다. 그래야 손가락을 자유롭게 움직여 섬세하게 글자를 쓸 수 있다. 마우스를 이용해 컴퓨터 작업을 할 때도 마찬가지다. 팔과 마우스를 받쳐주는 테이블 표면 공간이 확보되어야 손가락으로 자유롭게 클릭이나 스크롤 작업을 할 수 있다. 아래 사진에서와 같이 캔버스 사이에 막대를 놓고 거기에 손의 무게를 지지하며 그림을 그리는 예술가도 있다. 움직임이 정교한 일을 할수록, 그 일을 할 때 동작을 지지하는 유동적인 지지기반이 반드시 필요하다.

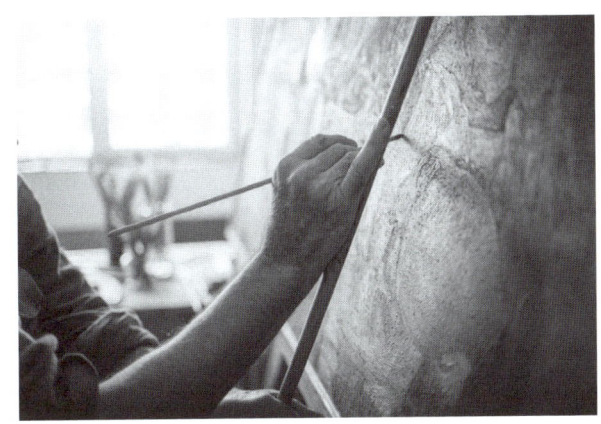

사진 53. 말스틱 Mahlstick 을 활용해 손을 받치며 붓으로 그림 그리기

충분한 지지기반과 다양한 받침점을 확보할 수 없다면, 무게를 분산시키거나 가해지는 부하를 줄이는 방식으로 문제를 해결한다. 미용사나 미술가가 작업을 할 때 어딘가에 손을 지지할 수 없게 되면, 그들은 어쩔 수 없이 몸에 팔꿈치를 대는 방식을 활용한다. 이들은 팔을 굽혀 길이를 줄이며 팔꿈치를 몸통에 대거나 동시에 밟고 있는 받침대나 작업하는 테이블의 높이를 조절한다. 또한 쓰는 도구의 크기를 최소화하여 오랜 시간 팔을 사용할 수 있는 방법을 고안하기도 한다. 이런 식으로 몸의 구조에 기대어 지지기반으로 활용하는 현상은 견갑대, 골반대, 몸통을 지나 다리까지 이어질 수 있다.

힘을 쓰는 것과 그 힘을 정확하게 다루는 것 사이의 균형을 유지하는 행위는 인간이 수렵-채집을 하던 시대부터 이어져 왔을 것이다. 사진 54에 보이는 17세기 바이올리니스트 삽화는 당시에 매우 유행했던 그림인데, 여기에는 지체에 가해지는 부하를 제거하여 자유롭게 연주하기 위한 두 가지 전략이 드러난다. 하나는 팔꿈치로 흉곽을 눌러 몸의 구조를 활용한 지지력을 확보하는 전략이고, 다른 하나는 악기의 길이를 줄여 위팔의 움직임 범위를 제한한 상태에서 반대쪽 손으로 활을 잡아 바이올린을 자유롭게 연주하는 전략이다.

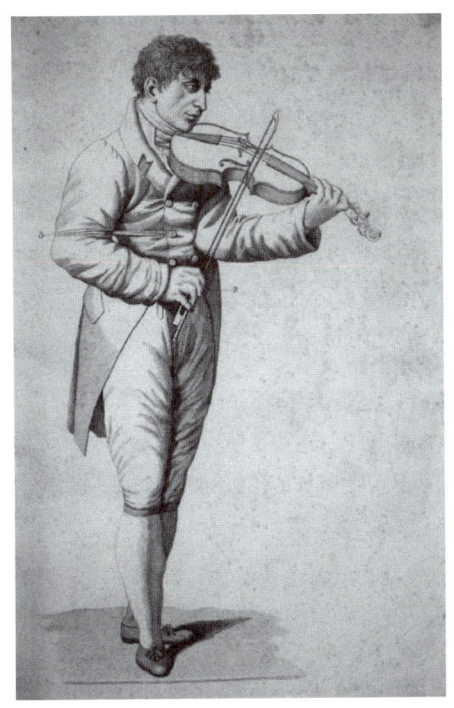

사진 54. 바이올린을 연주하는
바르톨로메오 캄파뇰리 Bartolomeo Campagnoli

받침대나 잘 구조화된 도구를 적절히 활용한다면 피로를 줄이면서도 동시에 관절이 마모되거나 찢기는 불상사 없이 작업 시간을 늘릴 수도 있다. 하지만 습관적으로 환경에 몸을 내맡기면 삶에서 겪을 수 있는 움직임 가능성과 다양성은 대폭 줄어든다. 인간의 몸통 즉 코어는 놀라울 정도로 변화에 잘 적응한다. 그러므로 매일 시간을 내어 다섯 개의 지체(양손, 양팔, 머리)를 이리저리 움직이며 몸통을 자극해보라. 도구와 받침대, 또는 몸에 차고 있는 보조기 등을 풀어놓고 동작 탐험에 집중하는 것도 매우 가치 있는 일이다.

OP7.
압력이 구조에
영향을 미친다

외부 또는 내부에서 압력이 가해지면
잘 구조화된 움직임을 창출하거나
실험할 수 있다

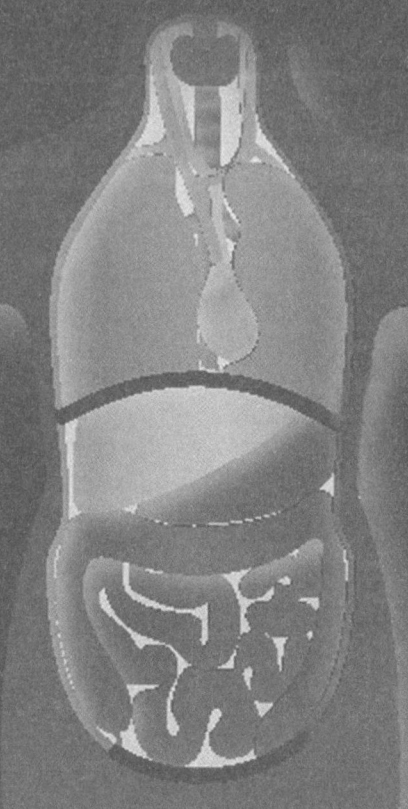

베아~Bea~는 야망은 있지만 능력이 출중한 가수는 아니다. 그녀는 최근에 호기심을 못 이기고 무시무시한 명성을 지녔지만 독특한 성격의 발성 코치가 주관하는 워크숍에 참여하였다. 난감하게도 워크숍 참여자들 앞에서 그녀 혼자서 제일 먼저 노래를 하게 되었다. 그녀는 평소처럼 노래하려고 노력했지만 고음에 도달하자, 아니나 다를까, 호흡이 얕아지고 목소리가 실처럼 얇아졌다. 베아는 호흡력을 높이거나 턱의 긴장을 빼는 방법 또는 일반적인 형태의 발성 "교정" 강의를 받게 되리라 여겼다. 하지만 강사는 베아를 테이블 옆으로 데려가 테이블의 한쪽을 들어보게 했다. 그녀는 테이블이 너무 무거워서 발의 간격을 조절하고 손으로 붙잡을 만한 곳을 옮겨 잡은 후에나 들어 올릴 수 있었다. 그 모습을 보고 강사는 "좋아요"라고 대충 말한 후 아까 불렀던 노래의 고음부를 이번에는 테이블 측면을 들어 올리는 동작을 하면서 부르게 했다. 베아와 그녀를 지켜보던 사람들은 깜짝 놀랐다. 이전과 달리 이번엔 고음부 전체가 말끔하고 선명하게 그리고 쭉 뻗어 나가는 강한 목소리로 흘러나왔기 때문이다. 무언가를 드는 동작을 했을 뿐인데 호흡과 목소리가 변한 것이다. 몸의 특정 부위에 집중하지도 않았고 호흡 메커니즘을 배우지 않았는데도 그런 현상이 일어났다. 이 장에서는 어떻게 그런 일이 일어나게 되었는지 그 이유를 파헤쳐 보도록 하자.

횡격막과 골반기저부의 상호작용

앞에서 소개한 베아의 이야기만으로 구조에 영향을 미치는 압력이라는 주제에 대해 제대로 파악하기는 쉽지 않다. 이에 대해 OP2에서 소개한 두 명의 그레이스$_{Grace}$의 사례를 되새겨 보며 이야기를 시작해보자. 이들은 중력이 가하는 압력 때문에 뼈의 형태가 변했었다. 한편 베아의 경우를 통해서는 인간이 성장하는 과정에서, 압력이라는 요소가 몸의 형태에 얼마나 다양한 영향을 미치는지 살펴볼 수 있다. 인간은 끊임없이 외부에서 가해지는 물리적인 압력, 내부에서 발생하는 감정적 긴장, 정신적 스트레스와 생리학적 자극을 받으며 살아간다. 이런 다양한 자극에 인간이 어떻게 적절히 반응하며 살아가는지 살펴보는 것은 압력을 이해하는 중요한 첫걸음이다.

태어나는 순간부터 인체 구조는 체액, 막, 그리고 밸브 등과 같은 구조물을 통해 압력에 적응해 왔다. 몸 안에 있는 체액(가스, 액체, 그리고 액화된 고체)은 양분을 운반하고, 노폐물을 배출하며, 화학 신호를 전달하는 수송계$_{transport\ system}$에 포함되는 요소로 간주하는 게 보통이지만, 실제로 체액이 하는 역할은 훨씬 광범위하다. 인간뿐만 아니라 사실 모든 동물은 일종의 유압 시스템$_{hydraulic\ system}$을 지니고 있으며, 인체의 형태와 움직임 역시 여기에 기반을 두고 있다.

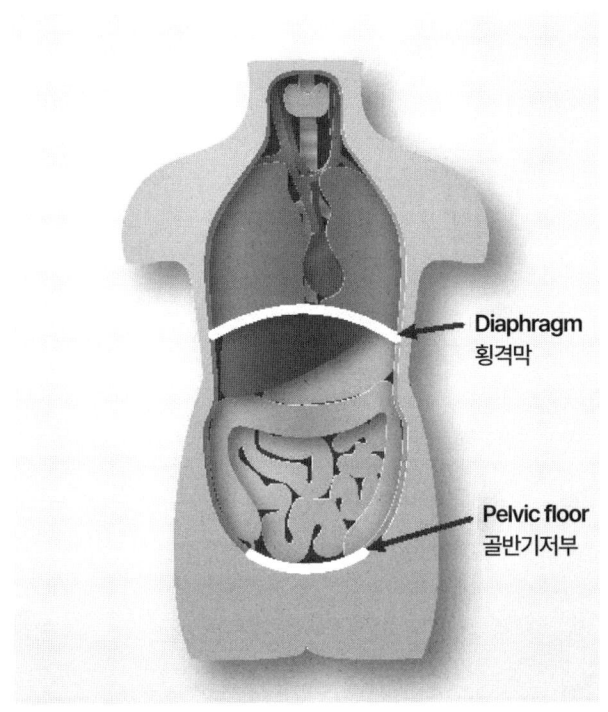

사진 55. 실린더처럼 생긴 몸통

몸통을 뼈, 결합조직, 근육으로 둘러싸인 유동적인 실린더로 생각해보자. 여기서 척추는 꼭대기에서 바닥을 연결하며 수직으로 지지력을 제공한다. 실린더의 위쪽 끝은 갈비뼈로 이루어진 흉곽이 아래쪽 끝은 골반이 차지한다. 복부에는 뼈가 가로지르지 않지만 강력한 대근육으로 보호받는다. 선 자세에서 보면 골반뼈가 인체의 살과 체액을 떠받치는 형국이다.

실린더의 양 끝점엔 일종의 밸브가 있어서 입구와 출구 역할을 한다. 성문(후두부에 있는 발성 장치)과 연구개는 위쪽에서, 그리고 골반기저부에 있는 괄약근은 아래쪽에서 이 실린더의 상하 경계를 이룬다. 이 사이에 복강과 흉강을 나누는 넓은 근육 조직인 횡격막이 있다. 횡격막과 골반기저부는 서로 협력하며 피스톤처럼 움직인다. 횡격막이 수축하면 아래로 내려가 평평해지면서 복부를 채우고 있는 체액을 압박하는데, 이때 그 윗부분은 진공 상태가 된다. 호흡 작용이 일어나면 이 진공 상태의 공간으로 공기가 들어온다. 실린더 바닥에 있는 골반기저부가 수축하면 위로 올라가기 때문에, 횡격막과 골반기저부가 동시에 수축하면 그 사이의 압력, 다시 말해 복강내압$_{\text{intra-abdominal pressure}}$이 증가하면서 견고하게 몸을 지탱하는 힘을 형성한다. 이 둘의 협력으로 가능한 일은 이뿐만이 아니다. 횡격막과 골반기저부가 수축하고 이완하는 타이밍과 강도에 따라 다양한 형태의 작용이 일어난다. 여러분이 깔깔 웃을 때를 상상해보라. 이때는 횡격막이 가볍고도 빠르게 수축/이완한다. 반면 화장실 앞에서 줄을 서며 기다리는 다급한 순간에는 골반기저부를 지속적으로 꽉 수축하고 있어야 한다.

횡격막은 갈비뼈 주변, 복벽, 골반기저부, 목 주변 근육들과 협력하여 몸통을 지나는 체액의 흐름과 압력을 조절하면서 강력한 유압 시스템을 형성한다.

아이는 태어나는 순간부터 빨기, 삼키기, 호흡하기, 울기, 배변 등과 같이 생존 본능과 연계된 동작을 하는데, 이또한 몸통에 형성된 유압 시스템의 의해 도움을 받는다. 아이가 자라면 점차 몸을 구성하는 다양한 시스템들에 가해지는 압력의 크기와 종류도 다양해진다. 이때 발생하는 복강내압에 적응하기 위해 횡격막과 골반기저부는 끊임없이 관계를 맺으며 협력한다.

복압력$_{\text{abdominal pressure}}$과 그것이 몸의 웰빙에 어떤 역할을 하는지 이해하기 위해, 먼저 근육을 살펴보기로 하자.

강한 근육이 약한 구조를
감싸고 있으면 생기는 일

대근육Global muscle과 소근육local muscle의 차이에 대해서는 OP2에서 소개했고, OP5와 OP6에서도 다루었다. 하지만 여기서는 새로운 형태로 접근할 필요가 있다. 중력 안에서 몸이 잘 정렬되어 있다면 소근육(속근육)은 작동하여 구조를 지지하고, 대근육(겉근육)은 공간 안에서 몸의 형태를 변화시키며 다양한 동작이 가능하게 한다. 하지만 지지기반이 불안해지고 정렬이 깨지면 대근육이 구조를 지지하는 데 과도하게 동원되면서 유동적으로 변하는 압력에서 몸을 협응하기 어려워진다. 횡격막과 골반기저부 또한 구조를 지지하는데, 이들 또한 변화에 적응하는 능력이 제한된다. 이 과정에서 호흡이 불안정해지고 다른 형태의 압력 관련 기능pressure-related functions에도 문제가 생기게 된다.

List Number TIY 7-1	**대근육으로 몸을 지탱했을 때 일어나는 일**
	Engage global muscles for support

등받이가 없는 딱딱한 의자나 벤치에 앉는다.

이제 양손을 하복부에 댄다.

그런 다음 몸을 뒤로 기대어 머리가 중력중심의 뒤쪽으로 이동하게 하라. 몸을 뒤로 기댈 때 손 아래에 있는 복부의 큰 근육들이 수축하는 느낌이 들 것이다. 지나치게 몸을 기울이지는 말라. 그냥 복부가 단단해지는 느낌이 날 때까지 한다.

몸을 뒤로 기울일 때 호흡은 어떻게 변하는가? 목 주변이 긴장되거나 목구멍이 좁아지는 느낌이 나는가? 좀 더 의식을 집중하면 복부 근육이 작용하여 갈비뼈를 당기고, 그로 인해 흉곽 확장이 방해받아 호흡이 불편하게 느껴진다.

다시 똑바로 앉은 자세로 되돌아와 복부 근육을 이완한다. 그런 다음 다시 뒤로 몸을 기울인다. 복부 근육이 이완 상태에서 수축 상태로 바뀌며 호흡이 변하는 것을 확인하라. 동작을 여러 번 하면서 무슨 일이 일어나는지 감지한다. 몸이 기울어 지지기반을 벗어날 때 큰 근육이 작용해 몸을 지탱한다. 하지만 지지기반 위에서 몸의 중심이 유지된다면, 소근육은 머리, 척추, 골반 정렬을 유지하는 역할을 하고 대근육은 이완된다.

이번 TIY에서는 지지기반 영역 바깥쪽으로 몸을 이동하면 대근육이 작동하여 몸이 강하게 수축하는 현상을 경험하였다. 이런 현상이 짧은 시간 안에 일어난다면 아무 문제도 없다. 하지만 대근육의 긴장된 상태가 지속되면 다른 문제가 발생한다. 대근육이 수축하여 몸을 오랫동안 지지한다면, 관절을 보호하고 척추를 이어주며 유연한 움직임을 가능케 하는 소근육이 효과적으로 움직이지 못하다가, 결국 약해지기 시작한다.

렉스Lex는 건설 현장에서 일을 하는데, 작업이 있는 날엔 무거운 물체를 기계가 전달할 수 없는 곳까지 직접 운반하는 일을 계속해왔다. 어깨 위에 철근을 지고 나르거나 시멘트 포대를 메고 거친 길을 지나고, 드릴, 톱, 연마기 같이 무거운 장비를 필요한 곳까지 가져가기도 한다. 그는 건축 현장 일을 20년 이상 해왔는데, 겉보기엔 덩치가 큰데다가 건강하고 체력이 좋아 보인다. 그런데 이상하게도 렉스가 집에 있으면 극심한 요통이 발생해서 그의 아내의 걱정이 이만저만이 아니었다. 일을 할 때는 어쨌든 통증이 없어 보였지만 집에만 오면 극심한 통증이 드러났다. 심지어 안락 의자에서 가볍게 일어서려고만 해도 허리가 아팠는데, 쉬려고 이완할수록 몸통 근육의 톤이 떨어지면서 간단한 동작도 할 수 없을 만큼 통증이 발생했다.

렉스의 몸에 있는 대근육은 강력하게 발달되어 그 아래의 약해진 소근육을 포장하듯 덮고 있었다. 그가 바닥에 허리를 세우고 앉을 때 힘겨워하며 몸을 비틀어 바닥에 풀썩 눕는 모습에서 한 가지 단서를 확보할 수 있다. 대근육을 사용해 몸을 좌우로 굽히고, 비틀고, 접는 동작을 오랜 시간 해왔기 때문에, 렉스 몸의 큰 근육들이 한꺼번에 수축되어 있었고, 그렇게 긴장된 몸으로 중력과 싸우는 상태가 오래 지속되었다. 겉모습만으로도 유연성이 떨어진 문제를 확연히 알 수 있다. 소근육이 제 기능을 잃어 관절을 제대로 보호하지 못하면서 통증이 일어나게 된 것이다.

만일 여러분이 대근육만으로 몸을 지탱하여 굽히거나 돌리고 굴리는 동작을 쉽게 하지 못하는 상황이 장기화되면 소근육이 손상되는 지경에 이르게 될 것이다. 가만히 서 있는 자세에서 쇠막대처럼 딱딱한 근육이 느껴진다면 그 아래에 있는 소근육에 문제가 진행되고 있다는 메시지로 받아들여도 좋다.

렉스의 사례에서 근력이라는 주제에 대해 우리가 그동안 간과해왔던 부분을 되짚어 볼 수 있다.

압력과 근력의 관계

유압(가스와 액체 모두 포함)은 강력하다. 기체 압력으로 유지되는 타이어를 장착한 차량이 무거운 것을 싣고 엄청난 속도로 달려도 끄떡 없다. 소형 유압 펌프로도 차의 한쪽을 들어 올려 타이어를 갈아 끼는 장면을 상상해 보라.

유압 시스템에서 내부 압력이 증가하면 외부에서 가해지는 압력에 대응할 수 있다. 인간은 주로 복부에 체액을 가득 담고 있다. 횡격막이 수축하면 복강내압이 높아지는데, 이때 복부 주변 근육은 견고한 실린더 모양의 외벽을 형성한다. 하지만 우리는 대부분 복강내압이 높아지고 낮아지는 현상을 잘 인지하지 못하고 살아간다. 그러다 강하게 힘을 쓰는 일을 했을 때 이 내부 압력이 중요하다는 사실을 깨닫는다.

| List Number
| TIY 7-2 | **대근육이 몸을 지지하지 못하게 하기**
Release global muscles from support |

다시 등받이가 없는 딱딱한 의자나 벤치에 앉는다. 그런 다음 한 손은 하복부에 다른 손은 가슴에 대고 허리를 바로 세운다.

하복부를 부풀려 덮고 있는 손 쪽으로 내밀어라. 액체로 채워진 둥근 공 모양의 복부가 손을 밀어낸다고 상상하라. 그릇 모양의 골반과 뒤쪽의 허리까지도 부풀어 손을 바깥쪽으로 민다고 여기고 동작을 해보라. 복부를 중심으로 둥그런 공 전체가 모든 방향으로 확장된다는 느낌으로 한다. 이제 복부가 확장된 상태에서 그대로 몸을 뒤로 기울인다. 가슴에 대고 있는 손으로는 흉곽이 무너지지 않는지 체크한다. 그래야 복부 상태를 견고하게 유지할 수 있다.

이런 방식으로 몸을 뒤로 기울이면 호흡이 어떻게 달라지는지 확인하라. 뒤로 갔다 돌아올 때 힘은 얼마나 드는지 움직이는 느낌은 어떤지 체크한다. 이때 복부는 의식적으로 밖으로 내민 형태를 유지하고 있어야 한다.

복부 공을 확장시키지 않고 단순히 등을 뒤로 기울였던 **TIY 7-1** 탐험을 다시 해보라. 그렇게 하면 복부 근육이 손과 척추 사이 공간을 압박한다는 사실을 확인할 수 있다. 이 상태에서는 몸을 비틀고, 돌리고, 측굴하는 것이 훨씬 어렵다. 동작을 반복하면서 가슴에 있는 손을 몸에서 뗀 후 머리 위로 들어 올리면서 동시에 그 팔의 무게를 감지해보라.

다시 복부를 손 방향으로 확장하면서 몸을 뒤로 기울이는 동작으로 되돌아온다. 이때 호흡을 유지하면서도 몸을 비틀고, 돌리고, 한쪽으로 측굴하는 것이 좀 더 쉬워졌는지 확인한다. 동작을 하면서 가슴에 있는 손을 몸에서 뗀 후 머리 위로 들어올리면서 팔의 무게도 느껴보라.

들어 올리는 팔이 가볍게 느껴진다면 대근육이 동작을 편하고 쉽게 하는데 관여한다고 볼 수 있다. 하지만 무거우면 여전히 대근육이 동작을 원활하게 하는 것보다 몸의 안전성을 유지하는 데 쓰이고 있다는 의미이다.

구조 대신 체액에 압력 가하기

몸통 실린더의 넓이, 길이, 그리고 유연성이 중요하다는 이야기는 앞에서 상세하게 언급하였다.

복강내압을 제대로 활용한다면 몸통 실린더가 길고, 넓고, 깊게 유지되며 변화하는 환경에 잘 적응할 수 있다. 앞에서 했던 TIY에서는 액체가 가득 찬 둥근 공을 상상하며 탐험했다. 이 둥근 공이 하복부에 놓인 손, 좌우 측면, 허리 등으로 고르게 팽창하여 미는 감각을 유지하면 대근육이 신체 모양 변화에 자유롭게 반응하여 몸을 비틀고, 돌리고, 측굴하기가 용이해진다. 반면 복부를 척추 방향으로 끌어당기며 등을 뒤로 기울이면 몸통의 주된 굴곡근과 신전근이 동시에 수축하여 여러 가지 문제가 발행한다. 몸통의 길이, 넓이, 깊이 감각이 줄어들고, 호흡이 멈추거나 힘들어지며, 유연성까지 감소하게 된다. 이런 방식으로 움직이면 체액뿐만 아니라 골격 구조까지 압박을 받는다.

OP2와 OP7은 서로 밀접하게 이어져 있다. 골격 정렬이 제대로 갖추어지지 않으면 복강내압을 효율적으로 활용하기가 불가능하기 때문이다(반대도 마찬가지다). 액체는 담길 수 있는 삼차원 공간이 있어야 한다. 그러므로 움직일 때 이 삼차원 공간 감각을 유지할 수 있다면 복강내압을 통해 힘을 끌어올리고 피로를 줄일 수 있다.

렉스는 몸통에서 일어나는 역동적인 현상을 재학습하면서 몸을 회복했다. 이미 강한 근육을 가지고 있었기 때문에 근력 강화보다는 몸통에서 느껴지는 압력을 탐구했다. 몸에 부하가 가해지는 상황에서도 몸통을 약간 길고 넓게 유지하는 접근법을 써서 통증을 극복한 것이다.

OP2 초반부에서 소개한 그레이스A도 비슷한 문제를 지니고 있었다. 그레이스 A의 복부 근육은 만성적으로 수축되어 있었는데, 몸을 굴곡하는 근육이 계속 긴장되어 있으니 머리는 앞으로 끌려가고 어깨는 앞쪽, 아래로 말려 있었다. 컴퓨터를 많이 사용하는 이들에게서 이러한 굴곡 체형이 많이 보인다. 구부정한 체형 문제를 즉각 눈으로 확인할 수 있지만 몸통을 순환하는 체액 문제는 쉽게 눈에 띄지 않는다. 하지만 대근육의 긴장으로 몸통 전체가 지속해서 압박받으면 호흡과 가동성에도 제한이 생긴다.

압력과 불안

"복부가 쪼여요!" 라켈Rakel은 재활 세션을 받던 중에 자신 복부가 강하게 조이는 현상을 발견했다. 그녀는 몸에서 느껴지는 신호를 발견하는 훈련을 하는 중이었는데, 무게가 다른 여러 종류의 물체를 드는 간단한 훈련이었다. 6개월 전 라켈은 스키를 타다가 큰 사고를 당했다. 그 이후로 요통이 심하게 일어나 일상에서 하는 보통의 동작도 하기 어려웠다. 그녀는 몸이 보내는 신호를 알아채는 재활 프로그램에 참여했다. 이 훈련을 통해 그녀가 얻은 가장 큰 수확은 몸통 중심부가 안으로 수축하는, 한 마디로 "쪼이는" 감각을 발견하게 된 것이었다.

여기서 몸통 중심부란 흉곽 하단의 뼈 능선에서부터 배꼽 바로 아래 몇 센티미터 정도 구간을 가리킨다. 라켈은 무거운 물건을 당기거나 밀려고 할 때 몸통 중심부에서 마치 압박 붕대를 찬 것 같은 느낌을 받았다. 무서운 영화를 봐도, 고속도로에서 큰 트럭 옆으로 운전할 때도, 그리고 직장에서 불편한 일을 겪는 중에도 비슷한 반응이 나타난다는 사실을 알게 되었다. 그녀는 정말 다양한 상황에서 자신의 몸이 불안해진다는 것을 알아챘는데, 그때엔 호흡이 얕아지고, 복부가 딱딱해지며, 목이 뻣뻣하게 변하는 현상을 관찰할 수 있었다. 사실 이런 쪼임 패턴clenching pattern은 복부 말고도 여러 군데에서 나타났는데, 이전엔 왜 그 사실을 알아채지 못했는지 그녀 스스로도 의아해했다.

알아채는 것이 첫 단계이다. "쪼여요!"라고 그녀가 외치면 코치는 그 순간 멈춰서 복부가 액체로 가득 찬 공과 같다고 상상하라며 조언한다. 그러면 라켈은 횡격막을 수축해 천천히 아래쪽으로 내리며 공의 위쪽을 납작하게 만들고, 그때 생긴 압력이 등, 옆구리 양쪽, 그리고 골반까지 고르게 퍼져 나가는 것을 느낀다. 그렇게 한 상태에서 무거운 물체를 들면 전혀 통증이 없고 호흡도 편안해지며 목도 긴장하지 않아 바른 상태를 유지한다. 하지만 다시 쪼임 패턴이 나타나면 복부가 안으로 빨려 들어가면서 허리에 통증이 나타나곤 했다.

라켈은 과도한 생각만으로도 복부가 당겨지고 가슴이 무너진다는 사실을 알아챘다. 이러한 불안 반응anxiety response으로 인해 "복부가 쪼이는" 현상, 즉 횡격막이 딱딱해지며 호흡이 얕아지는 패턴을 경험하는 이들이 많다.

이 장의 앞부분에서 소개했던 가수 베아Bea 또한 불안 패턴anxiety pattern을 지니고 있었다. 그녀는 고음을 노래할 때면 복부, 가슴, 목에 긴장이 생기고 호흡과 소리가 눈에 띄게 얕아졌다. 테이블을 드는 동작은 일종의 속임수로, 몸에 안정성을 확보해 몸통을 구조화시키는 방식으로 문제를 회피할 수 있게 도와준다. 테이블을 들고 있으면 습관적 패턴habitual pattern이 멈춘다는 사실을 알고, 워크숍이 끝날 무렵엔 이를 개선할 수 있었다. 고음을 내는 것에 대한 불안한 마음이 몸에 문제를 야기했다는 사실을 깨닫게 되었던 것이다.

라켈과 베아는 외부의 부하(무게)를 활용해 몸, 마음, 감정에 가해지는 압력에 반응하는 방식을 점차 재학습해 나갔다. **TIY 4-1**에서 배웠던 내용을 되새겨 보기 바란다. 그 탐험에서는 무언가를 그냥 손으로 잡거나 망치를 움직였을 때보다 주먹을 꽉 쥐었을 때 더 몸이 쉽게 긴장되었다. 무언가를 손으로 쥐는 행위는 같은데도 그런 현상이 일어났었다는 점을 떠올려 보라.

접촉에 의해 생기는 압력

네 발로 기어다니는 포유류는 새끼가 태어나면 어미가 혓바닥으로 온몸 구석구석을 핥아준다. 머리에서 꼬리까지 샅샅이 핥아주는데, 단순히 위생 때문에 그런 것만은 아니다. 몸을 핥는 것은 피부를 통해 연결된 중추신경계에 자극을 주는 행위이다. 인간은 자신의 아이를 이렇게 핥지 않는다. 대신 끊임없이 만져주며 접촉 자극을 준다. 그러면 그 순간부터 피부와 살에 있는 수용기가 데이터를 중추신경계로 전달하기 시작하는데, 이러한 과정은 죽을 때까지 계속된다. 그런 의미에서 19세기와 20세기에 운영되었던 고아원들은 비극적인 실패를 경험했다고 볼 수 있다. 자극을 주고 몸을 성숙시키는 접촉을 받지 못한 아이들의 사망률이 극도로 높았기 때문이다. 이는 유아 생존에 있어 접촉 자극이 정말 중요하다는 사실을 시사한다.

촉각 접촉 Tactile contact은 피부를 통해 신경계에 바로 전해진다. 머리에서 발까지 덮고 있는 외부수용기 exteroceptors가 압력, 질감, 온도, 그리고 움직임 정보를 제공하기 때문이다. 이러한 원리는 압력이 구조에 미치는 영향을 생각할 때 중요하다고 할 수 있다. 이 부분에 초점을 맞춰 이야기를 해보도록 하겠다.

인간은 아주 어린 시기부터 다양한 압력에 반응하며 학습한다. 이러한 반응에 집중한다면, 반응을 통해 얻은 정보를 유용하게 활용할 수 있을 것이다.

List Number	**원위 압력과 근위 구조의 관계**
TIY 7-3	Explore distal pressure and proximal organization

편안한 의자에 앉는다. 앉고 설 때 불편하지 않을 정도로 적당한 높이의 의자여야 한다.

양 손바닥을 마주보게 해서 손가락 끝을 서로 가볍게 모아 붙인다. 손끝이 눌릴 정도로 강하게 모으진 말고 피부를 느낄 정도로 가볍게 댄다. 이렇게 미묘한 수준의 접촉 상태를 유지한 채로 손가락 끝의 감각을 느끼면서 한 발을 바닥에서 약간 뗀다. 그런 다음 다시 원래 자리로 발을 내린다. 손가락 끝을 서로 붙인 채로 발을 약간 들려고 할 때 몸에서는 어떤 준비 상태가 되는지 확인하라. 여기서 말하는 준비에는 다리, 골반, 몸통, 또는 머리의 위치가 변하는 것도 포함된다. 발을 바닥에서 뗄 때 무게감, 힘든 정도, 동작 속도도 확인한다. 이때에도 손가락 끝의 가벼운 접촉은 유지하고 있어야 한다. 전 과정에서 호흡이 편안하게 유지되는가? 또는 앞에서 논의했던 복강내압을 활용하고 있는가? 손가락 끝을 가볍게 붙이고 있는 제한적인 상황에서 발을 드는 동작을 여러 번 반복하면서 가능한 많은 정보를 모은다.

이제 양손 손바닥을 서로 붙인다. 손가락 끝을 붙였을 때처럼 손바닥도 가볍게 붙여 피부와 피부가 맞닿는 것을 느끼며 시작하라. 그런 다음 약간의 압력을 견고하게 가하면 피부밑의 살까지 인지할 수 있다. 살은 스프링처럼 탄력이 있어서 중간 정도 압력만으로도 손바닥 사이에서 맥박을 금방 느낄 수 있다. 이때 복강내압이 변하는 느낌이 나는가? 압력을 유지하면서 다시 한 발을 들어본다. 손끝을 가볍게 접촉하며 탐험했을 때처럼, 이때에도 몸에서 무언가를 준비하는 게 느껴지는가? 무게감, 힘든 정도, 동작 속도가 이전과 같은가? 호흡은 전 과정에서 변하지 않고 그대로 유지되는가? 과정을 충분히 반복하면서 정보를 모은다.

마지막으로 양손을 서로 견고하게 깍지를 껴서 손가락 사이의 뼈가 느껴지게 한다. 손가락이 반대편 손의 너클 부위를 덮도록 한다. 이 자세에서 다시 몸통에서 일어나는 변화를 느껴보라. 깍지를 낀 자세에서도 몸통 실린더 탐험에서 했던 것처럼 그 길이를 길게 유지할 수 있는가? 손가락뼈가 접촉된 상태에서 한 발을 든다. 다시 한번 의식을 집중하여 움직임 준비 상태가 어떻게 변하는지 확인하라. 더 많은 준비가 필요한가 아니면 덜 한가? 무게감, 힘든 정도, 동작 속도가 변하는지 줄어드는지 체크하라. 호흡은 보다 자유로워졌는가? 또는 변하지 않고 그대로인가?

이 세 가지 변형 중 어느 것을 할 때 발이 가장 쉽게 들리는가? 어떤 방식이 다리를 가장 빠르게, 그리고 가장 높게 올라가게 하는가?

무언가를 가볍게 접촉하기 위해서는 섬세한 움직임이 필요하다. 여러분이 만약 동물을 만지는 아이들 모습을 관찰한다면, 그들이 가볍고 부드럽게 어루만지는 법을 익히기 위해 했을 수많은 반복의 시간에 감탄해 마지않을 것이다. 무얼 만지든 거기서 질감과 압력 차이를 구분할 수 있는 섬세한 접촉 능력을 확보하려면 견고한 지지기반과 안정적으로 구조화된 골반을 필요로 한다. 대부분의 사람은 양손을 가볍게 접촉한 상태에서 다리를 들면 처음엔 움직임의 미로에 빠진 느낌을 받곤 한다. 지면에서 한 발을 떼서 가볍게 들면 몸무게가 한쪽으로 크게 이동하는 현상이 발생하는데, 지지기반이 변하는 상태에서 섬세한 접촉을 유지하는 것이 쉽지 않기 때문이다. 취미 생활이나 일을 할 때, 가벼운 접촉이나 섬세한 손동작을 필요로 한다면 발과 골반 영역에서 높은 안정성이 확보되어 있어야 한다. 이러한 지지기반을 외부 도구를 활용해 높이는 것도 좋은 방법 중 하나이다. 이에 대해서는 OP6의 "도구 활용하기" 편에서 가볍게 다루었다.

가벼운 접촉 외에도 딱딱한 물체의 표면에 견고하게 접촉하는 접근법도 있다. 앞의 TIY에서 손가락 "뼈 접촉"을 소개했지만, 머그컵이나 유리병을 손에 쥐고 압력 탐험을 해도 효과는 동일하다. 이렇게 견고한 형태의 접촉을 통해서도 인체는 완전히 다른 형태의 구조화가 진행되며, 몸에서 일어나는 아주 작은 준비 작업만으로도 지체를 가볍고 쉽게 드는 것이 가능하다. 다시 말해, 원위부에서 견고한 접촉이 일어나고 있다는 신호가 전달되면 몸 전체를 상대적으로 편하게 움직일 수 있다.

이러한 개념을 보다 확실히 깨닫고 싶다면 전체 TIY를 반복해서 탐험해보자. 때론 손 사이의 접촉 압력만 사용하지 말고, 깃털이나 비단과 같이 매우 미묘하고도 가벼운 접촉이 가능한 물체를 선택하거나, 중간 정도 압력만으로도 형태가 쉽게 변하는 물질을 활용해도 좋다. 단단한 머그컵을 이용해도 괜찮다. 해당 물체를 손으로 잡고 한 발을 드는 대신 앉은 자세에서 선 자세로 움직여보라. 그러면서 각각의 접촉 압력이 여러분 몸의 움직임 구조화에 어떻게 영향을 미치는지 탐구해보라.

접촉을 활용해 다른 결과 만들기

가벼운 접촉은 이완을 만든다. 본능적으로 인간은 다른 이들의 몸을 가볍고 부드럽게 쓸어주면서 그들의 신경계를 안정시키곤 한다. 자신의 신체 시스템에 쌓인 스트레스를 빼낼 때도 쓸어주기가 동일한 효과를 발휘한다. 고양이를 키우는 이들이라면, 스트레스 가득한 하루를 보낸 후 집으로 돌아와 고양이 몸을 쓸어주면 마음이 안정되는 경험을 해봤을 것이다. 코트에 붙은 털을 부드럽게 쓸어주며 그 질감을 느끼는 단순한 행위만으로도 팔의 긴장이 낮아지며, 결국 몸 전체가 이완되는 효과를 본다. 카펫 위를 맨발로 걸으며 비슷한 효과를 얻는 이들도 있다. 부드러운 섬유, 털, 가녀린 꽃잎, 공기, 또는 손가락이나 발가락 사이를 흐르는 물을 느끼며 손과 발의 긴장을 낮춰도 몸 전체 시스템이 고요하게 가라앉는다. 잔뜩 긴장하거나 과도한 스트레스를 받은 경우 또는 평소처럼 바쁜 일상을 보내는 중에도 잠시 멈춰서 가끔씩 접촉 훈련을 해본다면 긴장을 아주 빠르게 이완시킬 수 있다.

중간 정도의 압력이란 포도 한 송이를 들 때 느껴지거나 맛있는 햄버거 전체를 양손으로 잡았을 때 가해지는 압력을 말한다. 이 정도 압력을 활용하면 호기심을 지니고 동작 탐험을 하면서도 깊은 정보를 획득할 수 있다. 압력을 가하는 물체 표면의 질감을 알아채는 것은 물론이고, 그 물건을 적절히 조작하거나 표면 아래에서 느껴지는 형상을 감지하며, 그때 생기는 근육의 톤까지 파악할 수 있다.

견고한 압력이 바탕을 이루면 행동을 준비할 수 있다. 딱딱한 표면을 잡고 있으면 근긴장이 올라가는데, 이때 소근육이 관절 주변을 견고하게 잡아주어야 힘이 옆으로 흩어지지 않고 제대로 전달될 수 있다. 뼈 깊숙한 곳까지 힘이 전달된다는 말은 이를 뜻한다. 이 상태에서는 의식이 좀 더 각성되고 선명해진다. 이렇게 견고한 접촉 압력이 생기면 복강내압이 증가하게 되고 빠르게 움직이기 위한 지지기반을 확보할 수 있다.

렉스는 건설 현장에서 드릴과 해머건을 사용하고 무거운 물체를 나르는 일을 하면서 무언가를 꽉 잡을 때 발생하는 견고한 압력을 충분히 경험했다. 그는 새장 안에 새를 키우고 있었는데, 이를 통해 이미 가벼운 접촉의 효용 또한 깨닫고 있었다. 자그마한 새를 다치지 않게 조심스레 잡는 일은 공사 일로 딱딱해진 손을 가지고 하기엔 무척 섬세한 작업인 건 사실이다. 하지만 그에겐 오히려 경계가 명확하지 않은 중간 정도의 압력을 파악해서 수련하는 것이 훨씬 어려웠다. 렉스의 삶은 "강하거나" 또는 "약한" 양극단의 압력 사이를 오가고 있었다. 그의 아내는 렉스가 일터에서는 "미친 듯이" 일하고, 집에서는 "퍼져" 있었다고 한탄했다.

삶의 모든 측면에서 이러한 양극단 상황을 경험하는 이들이 많다. 하지만 인체 시스템은 여러 층차를 부드럽게 오갈 수 있어야 한다. 렉스는 중간 층차를 상실해 가고 있었다. 그렇기 때문에 "퍼진" 상태에서 급격히 "미친듯한" 상황으로 이행할 때 통증을 겪었다. 우리는 이러한 층차 전환에 적응하는 법을 배워야 한다. 근육과 뼈는 성장하면서 "적절한" 스트레스 영역에서 강화되는데, 몸 전체에서 그러하다. 중간 영역에서 과하지도 않고 부족하지도 않을 정도의 압력을 다루는 법을 배우는 일은 감정적, 육체적, 정신적 웰빙을 확보하기 위해서 중요한 요소로 작용한다. 이 중간 영역을 매끄럽게 관통해 지나가는 법에 집중함으로써 렉스는 통증에서 벗어날 수 있었다.

인사이드 아웃 방식으로
학습하기

사진 56. 학습과 움직임 모델

이 책의 첫 장에 실린 "집중을 통한 학습" 섹션에서 소개했듯, 여기서 말하는 움직임 학습은 일곱 개의 움직임 구조화 원리를 통해 잘 드러난다. 학습과 움직임은 DNA 이중 나선 구조처럼 얽혀 있다. 이제 이 학습과 움직임의 관계를 직접 다룰 때가 되었다.

인간은 자신의 삶을 주도할 수 있는 잠재력을 지니고 있다. 그러한 잠재력은 학습과 움직임 두 가닥의 주제가 나선 구조처럼 얽혀서 힘을 발휘해야 가능하다.

행동이야말로 학습에 있어 핵심적인 요소라는 사실은 오랜 시간 강조되며 전승되어 왔다. 중국 격언에, "들으면 잊어버리고, 보면 기억하고, 행하면 이해한다"라는 말이 있는데, 행동의 중요성을 잘 드러내는 표현이다. 이 격언과 비슷한 것이 있는데, 서양인들은 공부하는 학생들에게, "그냥 해라 Just do it"라는 표현을 자주 한다. 행동의 중요성을 새기며 이러한 말들을 기억하는 것은 좋은 시작점이다. 하지만 실행을 하는 과정에서 좌절하지 않으면서도 능력을 가속하려면 "어떻게" 할 것인지를 제대로 이해하는 것이 중요하다. 학습의 과정이 우리가 실행하는 방식과 어떻게 맞물려 있는지 이해한다면, 말 그대로 우리가 마음을 두고 행하는 것을 "그냥" 할 수 있다. 그런 이유로 우리는 학습과 움직임이라는 주제가 이중 나선 구조처럼 맞물린 모델을 채택하였다.

과정의 힘

아리Ari는 현재 대학 생활을 잘하고 있지만, 몇 년 전만 해도 이런 일은 전혀 일어나지 않을 것만 같았다. 그의 고등학생 시절은 점차 하향 곡선을 그리고 있었는데, 학년이 거듭될수록 점점 우울함만 커졌다. 그는 특히 수학이 싫었다. 공부 문제로 한 번도 고민을 해본 적이 없었던 그의 아버지는 당혹스러웠다. 그래서 아들의 성적이 떨어지는 것을 막기 위해 큰 결심을 한 후 세스Seth를 가정교사로 들였다. 그는 수학을 잘 가르치기로 정평이 나 있었는데, 남들과는 뭔가 다른 부분이 있었다.

아버지의 당혹스러움과는 별개로, 아리와 세스는 만난 후 4개월 동안 축구를 하며 놀았다. 아리의 얼굴에 다시 미소가 지어졌으며, 덩달아 축구 실력은 일취월장했다. 아리의 축구 기술은 보다 다채로워졌으며 전략적인 플레이를 하게 되었지만 수학 성적은 변하지 않았다. 아버지는 계속 걱정을 했다. 하지만 어느 날, 서로 만난 지 15개월이 막 되어가던 날, 아리가 세스에게 수학 문제 하나를 물어봤다. 이후로 그해의 남은 날까지 아리는 다양한 수학 문제를 풀면서 축구는 가끔만 하게 되었다. 마침내 연말이 되자 아리는 수학 과목에서 A를 맞았을 뿐만 아니라 다른 모든 과목에서 기대치를 훨씬 넘는 결과를 보였다.

아리의 아버지는 그 결과에 기쁨을 참지 못했지만 뭔가 의아한 마음이 들어 세스에게 물었다. 처음에 축구를 하면서 그렇게 오랜 시간을 보내고 수학을 하지 않은 이유를 묻자, 세스는 웃으면서 이렇게 말했다. "전 그가 관심을 갖고 있는 것을 따랐을 뿐이에요. 아리는 축구를 좋아했죠. 그래서 축구 기술을 높이는 데 집중하며 함께 같은 편의 선수들과 경기를 겨루는 팀의 선수들 기량을 분석했어요. 이러한 분석에 유용한 수학적 개념을 아리가 궁금해서 질문을 하면 책을 펼쳤죠." 아리의 질문이 바로 타이밍을 설정했던 것이다.

호기심은 학습에 강력한 내적 동기 부여를 해준다. 그런데 우리는 모두 호기심 없이 학습한다. 이는 많은 이들이 정규 교육 과정에서 경험했던 내용이다. 내적 동기 없이 억지로 배우면 학교생활과 교육 과정에 저항감이 생기고, 심지어 학습한다는 생각 자체도 점차 염증이 생긴다. 상식적으로 봐도 어긋난 교육 방향이 아닌가? 아리는 축구를 하며 멀리 돌아갔다. 하지만 학문적 성취라는 측면에서 보면 그러한 우회 방식이 결국엔 지름길을 제공한 셈이다.

『배움의 기술(The Art of Learning)』이라는 책을 쓴 조쉬 와이즈킨Josh Waizkin은 여기에 대해 또 다른 관점을 제공한다. 조쉬는 6살 때 공원에서 체스를 접했다. 이후로 그는 엄청난 열정을 가지고 체스를 즐기고 수련하였으며 16세가 되어서는 국제체스마스터 타이틀을 땄다. 젊어서 성공한 그의 성공담은 영화로 만들어지기도 했다. 하지만 그는 어려서 얻은 명성과 주변의 과도한 기대로 인해 두뇌를 겨루는 체스 세계에 대한 열정이 식게 된다. 그러다 조쉬는 20대 초반 즈음에 무예에 관심을 가지게 된다. 무예의 세계에 뛰어든 지 10년이 안 되어 세계 타이틀을 또 다시 획득하였는데, 이번엔 그 종목이 태극권이었다. 그의 주된 관심사는 현재 하고 있는 일이 아니었다. 그에게 정말 중요한 것은 바로 자신이 수련하고 마스터하기 위해 사용한 학습 과정이었다.

7가지 학습 과정

아리와 조쉬는 누군가의 도움을 받아 하나의 주제에 있어 육체적, 정신적 훈련을 깊게 하면서 그 심층 구조를 깨달았는데, 그들이 발견한 것은 바로 과정과 관련이 있다. 많은 이들이 특정 주제, 형태, 세부 사항에만 관심을 가지면서 배운 것과 배우는 방법이 구분된다는 사실을 잘 알아채지 못한다.

과정Processes 과정이란 "방법", 방식, 메소드, 또는 전략을 가리키며 여러 분야에 적용 가능하다. 예를 들어, 과학적인 메소드scientific method란 연구를 수행하면서 가설을 세우고, 실험하고, 관찰한 후 평가하는 일련의 과정들의 집합이다. 여기서 메소드는 기존에 연구된 것에 제한받지 않고 수행하는 방법을 뜻하며, 미생물학에서 음악학, 그리고 그 이상의 모든 과학 분야 연구에 적용될 수 있다. 마찬가지로 기업가들도 기업 전략이라는 과정의 힘을 활용해 다양한 경영 영역과 분야에서 사업을 한다.

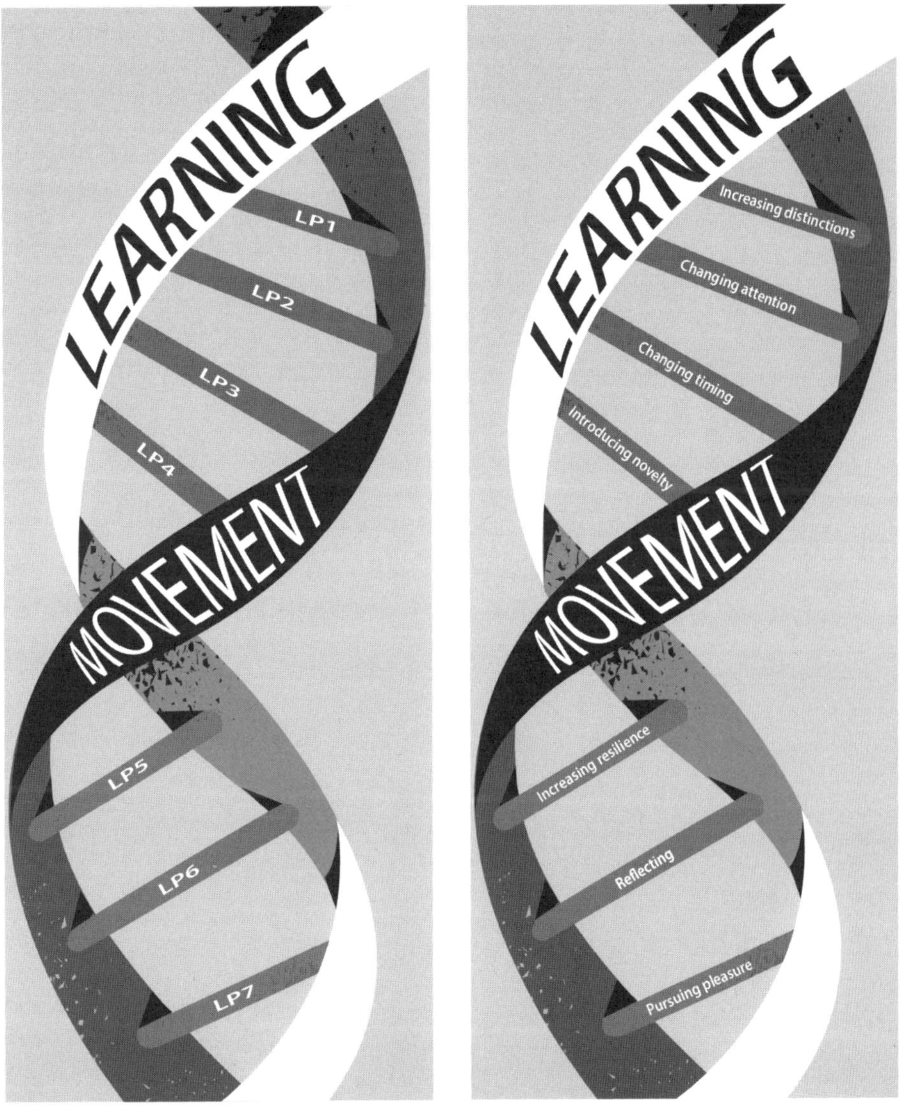

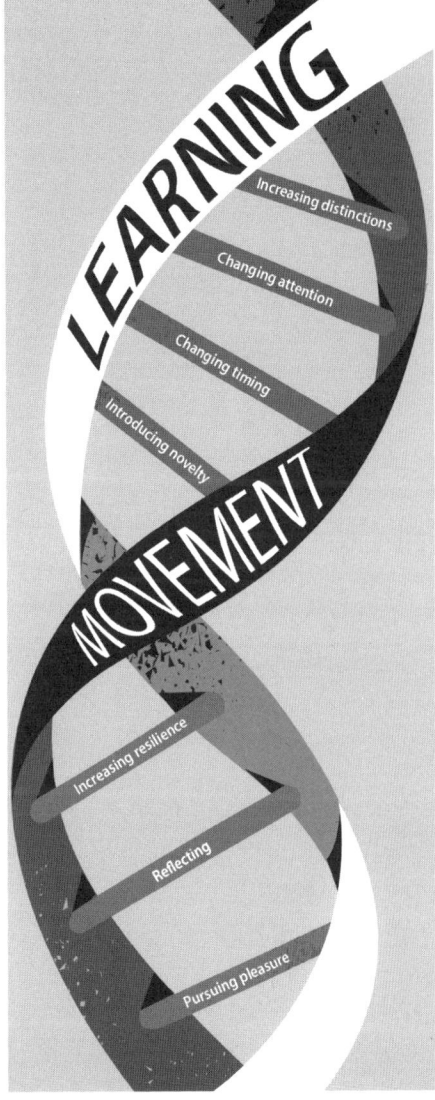

사진 57. 학습 모델. 학습 과정. 그리고 움직임

아리는 겉으로 보기엔 4개월 동안 가정교사와 축구만 했다. 세스가 그런 색다른 접근법을 시도했던 이유는 아리가 좋아하는 축구를 배우기 위해 학습하는 그 과정을 인지할 수 있게 하기 위해서이다. 무언가를 의식적으로 활용하려면 먼저 그것을 인지해야만 한다. 축구하며 시간을 보내면서 아리

인사이드 아웃 방식으로 학습하기

는 관찰하고 분석하며 시도하는 방식이 축구 실력을 증진하는 데에만 활용될 수 있는 것이 아니라 다른 영역, 심지어 수학 공부를 하는 데에도 적용될 수 있다는 사실을 어렴풋이 이해하게 되었다.

학습 과정Learning Processes은 특정 주제나 훈련에 특화된 것이 아니다. 그 과정은 늘 다른 영역에도 적용 가능하다. 조쉬가 그랬듯, 체스와 태극권같이 전혀 다른 분야도 동일한 학습 과정LPs을 적용해 마스터할 수 있다. 저명한 교육자인 가이 클랙스톤Guy Claxton은 그의 책 『와이즈업(Wise Up: The Challenge of Lifelong Learning)』에서 학습을, "무엇을 해야 할지 모를 때에 언제, 어떻게, 무엇을 할지 보다 잘 알게 되는 것"이라고 요약하였다.[1] 이게 바로 과정의 목적the purpose of processes이다. 우리는 여기서 감각 학습 sensory learning을 잘 할 수 있는 7가지 매우 중요한 과정을 요약해 제시하도록 하겠다.

---

1. 클랙스톤은 "학습력(learning power)"이라는 개념을 발전시켰다. 『Wise Up』은 이 개념을 배우고 싶은 이에게 있어 최상의 시작점이 될 것이다.

• LP1. 구별하는 능력을 증진시켜라 •

"시작점" 장에서 구별의 힘에 관해 이야기했다. 구별은 차이를 정의함으로써 나누고, 공통적인 기반을 발견함으로써 통합시킬 수 있는 힘이다. OP4에서는 "신경계가 학습을 통해 받아들인 풍부한 데이터"가 구별을 통해 이루어진다는 설명을 했다. 이 두 가지 관점 모두 구별하는 능력과 함께 시작된다.

특정 분야의 초보자와 전문가는, 먼저 구별한 것을 감지하는 능력에 따라 나뉘고, 다음으로 그렇게 구별하여 얻은 정보를 활용하는 능력에 따라 달라진다. 양궁 챔피언은 바람과 기압 변화를 감지하여 거기에 잘 적응할 줄 알고, 전문 연주자는 음색, 리듬, 속도가 조금만 변해도 거기에 맞춰 정교하게 악기를 조작할 줄 알며, 훌륭한 목수는 끌을 들어 올리지 않고도 지속적으로 나무의 결과 저항에 적응해 짧고, 길고, 구부러진 홈을 팔 수 있다.

초보자들은 대부분 그러한 차이를 잘 알지 못한다. 그러므로 기압, 음색의 떨림, 나뭇결의 저항을 미묘하게 감지하는 법을 배우기 전에 그러한 차이를 인식해야만 한다. 이 책에서 소개한 **TIY**를 통해, 우리는 여러분이 간과하고 넘어가곤 했던 그 차이를 알아채라는 말을 계속해왔다. TIY 7-3에서 배웠던 "원위 압력과 근위 구조의 관계"에서는, 양손 사이의 접촉 압력에 따라 서 있는 느낌이 미묘하게 차이가 나기 때문에 그것을 구별해보라는 요청을 했다. 앞으로 소개할 여러 개의 학습 과정$_{LPs}$과 관련된 설명을 통해, 여러분은 구별의 의미를 명료하게 이해하고, 다양한 상황에서 쉽게 구별하는 방법도 배우게 될 것이다. 하지만 시작점은 바로 그러한 구별이 존재하며, 여러분의 감각을 활용해 그걸 할 수 있다는 사실을 아는 것이다.

감정을 명확하게 구분하는 것은 안목을 높이는 수련에 있어 가장 잠재적 효과가 가장 크다. 무언가를 어떻게 느끼느냐가 접근 방식과 가능성에 엄청난 차이를 가져오기 때문이다. 아리는 수학을 싫어했다. 하지만 4개월이 지난 후 감정에 있어 무언가가 변했다. 그 결과 수학에 호기심이라는 감정이 생기기 시작했다. 리사 펠드만 바렛Lisa Feldman Barrett이 쓴 놀라운 책『감정은 어떻게 만들어지는가(How Emotions Are Made)』에서 섬세한 구별 능력은 "입자화를 높임으로써" 달성된다는 표현을 한다. 그녀는 사진을 예로 들면서, 보다 세밀한 입자화(화소가 보다 많아지는 것)가 보다 선명한 사진을 만든다는 말을 한다. 또 그녀는 놀라운 발견을 한 사람들은 감정들을 섬세하게 구별할 수 있는 다양한 어휘를 지니고 있었는데, 그게 바로 더 나은 학문적, 사회적 성공을 이끌고 건강까지 증진하는 결과로 이어진다는 사실을 알게되었다.

이 책에서 제시한 TIY 끝부분에는 항상 탐험 이후 어떤 느낌이 들었는지 알아채게 하는 지침을 포함시켰다. 그걸 하는 순간이 바로 일상에서는 놓치고 지나갔을 자신의 감각, 감정을 알아채고 그 차이를 경험할 수 있는 시간이다. 구별할 수 있는 감각, 감정, 생각, 행동의 범위와 개수를 확장시키면 훨씬 더 심오한 결과를 이끌어낼 수 있다.

집중하며 피드백하기

세밀하게 구별하는 태도는 필연적으로 "그래서 무엇을?"이라는 질문을 불러일으킨다. 그리고 이 구별의 힘을 해방하려면 피드백이 필요하다.

궁수는 화살이 과녁을 맞추는지 빗나가는지를 보고 바로 피드백을 한다. 하지만 숙련된 궁수는 화살을 놓기 전에 선 자세에서 균형을 잘 잡고 있는지, 활을 "제대로 잡아서" 당기고 있는지, 몸통은 활이 최적의 궤적을 향해 날아갈 수 있도록 준비되어 있는지 등 다양한 형태의 내적 피드백을 한다. 우리의 신경계는 늘 원하거나 필요한 것과 실제로 일어나고 있는 것 사이에서 발생하는 여러 변수를 감지하며 추적한다. 그리고 외부와 내부에서 실시간으로 전해지는 감각을 활용할 뿐만 아니라 이전에 경험하고 습득한 정보와 비교한다. 끊임없이 예측하고, 비교하고, 조정하는 이런 일들이 거의 대부분 의식적 인지conscious awareness를 하지 않은 상태에서 일어나고 있다고 볼 수 있다.

"예측, 행동, 비교, 조정"을 하는 피드백 루프feedback loop는, 그게 수의적voluntary인 형태이든 불수의적involuntary인 형태이든 가리지 않고, 인체 모든 시스템에 존재한다. 후자는 생명을 유지하는 시스템으로 자기균형(항상성)을 유지하며 의식적 통제력이 미치지 않는 영역에서 작동하는데, 걷거나 달리는 것과 같은 의식적인 행동을 하는 동안엔 이러한 모든 시스템이 활성화되어 피드백한 것을 다시 감지하고 증폭하며 상상하기도 어려울 정도로 광범위한 활동을 이어나간다. 노먼 도이지Norman Doidge 박사는 전정계가 심각하게 손상되어 계속 넘어지는 느낌을 받고 있는 셰릴Cheryl이라는 여성의 예를 들어 움직임 훈련의 놀라운 측면을 소개한다. 그녀 몸의 시스템은 똑바로 서서 안정된 상태를 확보할 수 있는 무언가를 끊임없이 찾고 있었다. 전정계 문제로 벽에 기대고 서 있는 동안에도 술 취한 사람처럼 흔들리는 몸을 지탱할 무언가가 필요했기 때문이다. 결국 그녀는 혀를 통한 감각 피드백이라는 아주 기발한 방식으로 균형을 유지하는 법을 학습하게 되었다.[2]

---

2. 여기서 개략적으로 제시한 셰릴의 이야기에 의문이 생긴다면 노먼 도이지 박사의 책에서 신경가소성과 관련된 부분을 읽어보라.

수의적인 기능과 불수의적인 기능 사이의 회색 지대엔 감각 피드백의 보고가 존재한다. OP5에서 소개했던 스테프$_{Stef}$는 족저근막염을 앓고 있었는데, 처음엔 의식적인 감지력을 동원해 파악할 수 없었던 신호들 사이에서 구별의 힘을 크게 발휘해 자신의 문제를 극복하였다. 끊임없는 탐구와 피드백을 통해 자신의 골반과 척추 움직임이 족저근막염과 어떻게 연계되는지 깨닫게 된 것이다.

스테프가 걷는 속도를 줄이자 골반과 하부 척추가 뻣뻣해지면서 힘의 전달이 안 되고, 그로 인해 발로 지면을 "잡는" 형태로 보행하고 있는 자신을 발견할 수 있었다. 지면에 첫발을 떼는 그 미묘한 순간을 감지하는 훈련은 쉽지 않았다. 하지만 점차 골반이 앞쪽으로 지속적으로 미끄러지듯 움직이는 것과 무언가 방해 요소가 있어 골반 움직임이 제한되는 것 사이의 차이를 알게 되었다.

피드백 루프에서 핵심적인 요소는 환경이다. 스테프는 자신의 발이 지면과 접촉하는 감각을 활용해 척추와 골반에서의 일어나는 미묘한 변화를 탐구하였다. 여기서 중요한 환경 피드백 요소는 지면과의 접촉이었다. 인간은 환경과 끊임없이 피드백하며 살아간다. 하지만 그 환경이 항상 물리적인 것은 아니다. 또 그렇게 이루어진 피드백이 반드시 우리에게 도움이 되거나 건강에 좋은 영향을 미치는 것은 아니다. 예를 들어, 어린 시절에 겪은 사건으로 인해 특정한 감각 정보가 들어오면 곧바로 감정적으로 해석하는 피드백 루프가 각인된 사람들이 많은데, 그러한 해석 때문에 특정 자극이 가해졌을 때 거기에 집착하거나 혐오하는 감정이 생기기도 한다. 낯선 사람을 살짝 보기만 해도 긴장하고, "권위" 있는 이에 평가를 받거나 친구에게 칭찬을 받는 것만으로도 원치 않은 감정적 요동을 겪으며 자신의 모든 움직임이 변하기도 하기 때문이다.

우리가 내부와 외부에서 전해지는 자극을 섬세하게 인지하고 구별할 수 있게 되면 보다 다양한 형태의 반응을 선택할 수 있다. 피드백 루프를 활용하면 정보를 정리하고, 선택하여, 활용할 수 있다. 지금 이 순간에서 전해지는 정보를 처리하면서 풍부한 감각 기억에 접근하여 종합한 후 가깝거나 먼 미래 일을 예측할 수도 있다. 또한 현재의 상황을 일반화하거나 또 다른 시나리오를 상상하는 것도 가능하다.

반복과 다양성

"부드럽게 반복하세요." "이것을 여러 번 해보세요." "다시 해보세요." 이런 문구는 이 책에서 소개한 TIY 전반에 걸쳐 계속 확인할 수 있다. 반복은 학습을 할 때 중요한 요소로 작용한다. 이를 신경가소성 이론에서 자주 인용되는 "함께 발화된 뉴런은 함께 연결된다"는 표현으로 대치할 수도 있다.

같은 것을 같은 방식으로 여러 번 반복하는 것은 학습 측면에서 그다지 효율적이지는 않다. 그러므로 운동을 할 때 다양한 방식으로 변화를 주면, 집중력을 유지하여 인지력을 높이고 구별을 잘 하기 위한 비교 포인트 개수를 증가시킬 수 있다. 이게 바로 TIY 6-2에서 접했던, 다음과 같은 지침을 따라야 하는 이유이다.

첫 5~10퍼센트 움직임을 여러 번 반복하라. 반복할 때마다 움직임이 단순해지면서 동시에 가벼워진다.

OP4에서 운동을 좋아하는 리야_{Riya}가 몸의 활력을 높이기 위해 했던 탐험을 살펴보았다. 그녀는 다양한 방식을 시도해보긴 했지만, 특히 중량 운동을 할 때 구별하는 방식과 다양성을 높이는 방식을 활용하진 못했다. 그녀의 친구가 호흡할 때 소리를 내는 부분을 지적한 후에야 리야는 웨이트 리프팅을 하는 방식을 변화시킬 수 있었고, 그 과정에서 호흡과 긴장이 변한 다는 사실을 발견할 수 있었다. 그 결과는 놀라웠다.

리야는 체육관에서 애쓰지 않으며 긴장을 줄이는 방법을 계속 탐구하였다. 대부분의 사람들에게 체육관은 애쓰지 않기를 연습하기에는 다소 무리인 장소처럼 보인다. 하지만 어쩌면 최소의 힘으로 최대의 결과를 얻으며 무게 분산 실험을 할 수 있는 최적의 장소일지도 모른다. 그녀는 다른 사람들이 어떻게 운동을 하는지 몰래 살펴보면서, 그들이 목표를 달성하기 위해 자신을 조율하는 방법과 그녀가 하는 방법을 비교할 수 있었다.

다양성을 유지하면서 반복하면 학습이 가속화된다. 이런 방식으로 운동에 접근하는 것은 마치 과학자들이 호기심을 가지고 가설을 세우고, 실험하고 관찰한 후 되돌아보는 일종의 실험과 비슷하다. 호기심을 가지고 차이를 인지하면서 움직임을 구동하고, 속도, 방향, 또는 몸무게를 쏟는 부위를 약간만 변화시켜도 예상치 못한 결과를 얻을 수 있다. 이때의 느낌을 말로 표현하는 것보다는 변화 안에서 차이를 느끼는 연습이 더욱 중요하다. 언어로 기술하기 훨씬 이전에 이미 미묘한 차이를 감지하고 학습하는 과정이 시작되기 때문이다.

어떤 것을 하든 다양성을 가미하는 방식은 무수히 많다. 추상적 관념에 경도되지 말고 감각운동 영역 안에 생각을 머물게 하라. 다양성은 삶의 조미료일 뿐만 아니라 신경계를 위한 영양제이다.

● LP2. 집중력을 변화시켜라 ●

구별하는 능력은 집중력에 의해 좌우된다. 그러므로 이제 집중을 구별해보도록 하자. 군인들은 "집중"이라는 명령을 듣고, 아이들은 학교에서 "집중하세요"라는 말을 듣는다. 이때의 집중은 몸을 뻣뻣하게 만들어 틀에 잡힌 자세를 취하고 눈은 외부에 있는 무언가에 고정시키게 만든다. 이렇게 외부에서 명령을 내려 행하는 집중은 학습을 위해 하는 자기주도적인 집중과는 매우 다르다. "시작점" 편에서 "우리의 내부/외부 감각수용기를 활용해 흥미를 느끼는 부분에 집중하는 순간"에 대해 이야기했는데, 이때 우리가 집중했던 대상은 외부에 존재한다.

여기서 살펴봐야 할 핵심적인 두 가지 측면이 있다. 하나는 "무엇에 집중할 것인가?"이고, 다른 하나는 "어떻게 집중을 이동시킬 것인가"이다.

우리의 감각 시스템은 특정 순간에 집중했을 때보다 평상시 신경계에 훨씬 많은 정보를 전달한다. 그러므로 집중 훈련을 하지 않으면, 정보 전달이 습관과 환경에 의해 좌우되어 최소한의 것만 선택된다.

인간은 대부분 습관적으로 특정한 감각 정보만을 받아들인다. 누군가는 내부수용기, 전정계, 또는 고유수용기를 통한 내부 세계 정보를 잘 받아들이고, 다른 누군가는 원격수용기나 외부수용기를 통해 외부 세계 정보를 보다 더 잘 받아들인다. 이에 대해서는 OP1에서 이미 설명하였다. 인간은 습관적으로 집중하는 협소한 영역의 감각수용기에 경도되어 있으며, 이는 자신이 살아온 과정과 흥미를 느끼는 대상에 따라 결정된다. 예를 들어, 체조선수들은 관절의 각도(고유감각)를 구분하는 연습을 지속적으로 하지만 호흡(내부감각)은 주의깊게 인지하지 않는 경향이 있다.

자신이 습관적으로 어디에 집중하는지 이해하고, 집중 형태가 동작과 환경에 따라 어떻게 변하는지 알아채면 감각 정보를 놀라운 형태로 다룰 수 있다. OP4에서 우리는 다이앤Dianne의 집중이 변했던 것을 이야기했다. 밖으로 보이는 모습에 신경을 쓰고 음성으로 피드백을 받으면서 자란 그녀가 자신의 집중 범위를 넓히기까지는 시간이 필요했으며, 일련의 수련 또한 해야했다.

그녀는 단 한 번도 훈련을 하면서 자신의 내적 경험에 주의를 기울인 적이 없었기 때문에, 안무가의 이런 지도 방식에 처음에는 당황했다. 사실 그녀는 오랜 시간 훈련을 해오면서, 불편한 느낌을 줄이려고 내면을 바라보는 것을 의식적으로 회피했다. 그리고 그 과정에서 감각에 집중하면서 동작을 하고 거울에 의존하는 방식을 타파하기까지 오랜 시간이 걸렸다. 그녀는 한편으로는 불편함을, 다른 한편으로는 해방감을 느끼기도 했다. 처음에는 의심이 가득했지만, 내부 정보에 귀를 기울이는 법을 배우면서 점점 자신감이 커졌다. 자신의 감각에 대한 신뢰가 커짐에 따라 평소 불확실하고 불안했던 마음 또한 줄어들게 되었다.

하는 일과 환경이 집중력 자체에 영향을 주며, 또한 집중을 이동시키는 방식에도 영향을 미친다. 바쁜 시간에 레스토랑 주방에서 일어나는 일을 잠깐 상상해보라. 그곳에서는 여러 가지 일들이 일어나고 있고, 다양한 냄새가 풍기고 있으며, 여러 방향에서 소리가 들려온다. 주방 안에서 맡은 일에 따라 감지할 수 있는 감각 정보의 양과 형태가 달라질 것이다. 여러분이 하는 일이 주방장, 위생 담당, 또는 접시닦이라면 각각의 역할에 따라 취업 첫날부터 관심을 끄는 대상이 다를 것이다. 그리고 그 주방 안에서 안전을 확보하면서 성공적으로 직업을 유지하는 일은 다양한 정보, 그 중에서도 자신이 하는 일과 관련이 있는 정보를 얼마나 빨리 처리하느냐에 달려 있다.

그렇게 바쁜 환경에서는 외부의 정보를 받아들이는 감각수용기가 주로 활성화되어 내부감각에 집중하거나 그 정보를 반추할 수 있는 여지가 줄어든다. 그러다가 바쁜 일과를 마치고 집에 돌아오면 긴장과 통증이 느껴지기 시작하는데, 이는 하루 종일 외부에 의식을 집중하느라 잊고 있었던 몸의 신호가 감지되기 때문이다.

이렇게 바쁘고 스트레스를 받는 상황에서 억눌렸던 내부수용기를 일깨우려면 인지를 확장해 줄 수 있는 집중력 이동 수련이 필요하다.

Try It Yourself TIY	**자신을 감지하는 수련** Sense yourself

편안한 자세로 선다. 무엇에 의식이 집중되는가? 다른 것과 구별되는 집중 요소는 무엇인가?

원격수용기 Teleceptors   주변에서 보이고, 들리는 것은 무엇이고 어떤 냄새가 나는가? 이 중에서 다른 것보다 더 잘 느껴지는 감각은 무엇인가? 주변을 둘러보고 눈에 보이는 물체 옆에 드리워진 그림자를 확인하면서, 그림자의 길이와 면적을 확인한다. 주변에서 풍기는 냄새도 맡아보라. 돌리는 머리의 각도에 따라 코에 전해지는 향기가 어떻게 변하는지도 확인한다. 이제 소리에 집중한다. 가까이서, 멀리서, 그리고 크거나 부드럽게 들리는 소리를 듣는다. 그리고 머리를 돌리는 방향에 따라 미묘하게 변하는 소리를 확인한다. 이제 바쁜 시간에 레스토랑 주방에 서 있는 자신을 상상해본다. 자신의 관심에 따라, 여러분의 원격수용기가 주방 안에서 가장 집중하는 대상은 무엇인가?

외부수용기 Exteroceptors   발이 지면과 닿는 느낌은 어떤가? 발의 여러 부위로 몸무게가 가하는 압력은 어떻게 분산되어 있고, 균형을 유지하기 위해 몸을 약간 이동시키면 발과 지면이 어떻게 상호작용하는가? 왼발과 오른발에 차이가 있는가? 발의 피부가 지면에 닿는 감촉과 압력 차이를 느낄 수 있는가? 서 있을 때 옷으로 둘러싸인 부분과 공기에 노출된 부위의 온도 차이는 어떻게 다른가? 배의 갑판 위에 서 있다고 상상해보라. 갑판에서 발에 전해지는 감각, 바람이 피부에 닿을 때의 온기, 배의 움직임에 맞춰 균형을 잡으려고 했을 때의 느낌 차이는 어떠한가?

내부수용기 Interoceptors   호흡할 때 몸의 움직임을 감지할 수 있는가? 호흡의 리듬, 들숨과 날숨의 타이밍, 편안함 정도를 감지하려고 하면 어떤 움직임이 느껴지는가? 누군가 여러분을 지켜보고 있다고 생각하면 호흡이 어떻게 느껴지는가? 여러분이 서 있는 곳 주변을 빠르거나 느리게 둘러보았을 때 호흡에서 어떤 부분이 변하는가? 둘러보는 것을 멈추면 내부 감각은 어떻게 느껴지는가?

고유수용기 Proprioceptor   팔다리, 머리, 몸통의 길이와 넓이 그리고 각각의 배열 상태를 감지해보라. 서 있을 때 각각의 부분이 "쌓여 올라가며" 몸을 지탱하는 느낌은 어떤가? 척추와 머리를 잇는 선 1개, 양팔과 다리를 잇는 선 4개, 합쳐서 5개의 선을 상상해보라. 그런 다음 오른손을 뻗어 왼다리로 향하면 이 5개의 선의 배열이 어떻게 변하는가? 어떤 선은 만곡을 이루고 또 어떤 선은 위치가 변하는데, 이때 그 이미지가 다른 곳보다 명료하게 느껴지는 부분은 어디인가? 공중제비처럼 어려운 동작을 하면 인체 각 부위의 변화를 추적하여 감지하는 것이 어려워지는가?

전정계 Vestibular system   머리는 공간 안에서 어디에 위치해 있는가? 머리가 향하고 있는 방향은 어느 쪽인가? 약간 기울어져 있지는 않는가? 기울어져 있다면 위쪽, 아래쪽, 오른쪽, 왼쪽 중에서 어디인가? 머리를 앞/뒤, 상/하, 위/아래, 좌/우로 움직였을 때, 어느 방향이 가장 편한가? 공중제비와 같이 어려운 동작을 한다는 상상을 해보라. 이때 머리는 어떻게 움직일까? 불안하고 균형이 깨진 느낌이 든다면, 그때 머리의 움직임은 어떻게 변할까?

이렇게 다양한 감각 정보에 의식을 집중하는 연습을 한 후에 서거나 걸어보면 어떤 느낌이 드는가? 자기 몸에 대한 이미지가 변했는가? 움직일 때 그 이미지 안에 어떤 요소가 포함되는가? 이렇게 변화된 신체 이미지가 지금 있는 곳의 환경이나 그 환경 안에서의 행동에 영향을 주는가?

환경이 달라지면, 주동적으로 활용되는 감각도 달라진다. 이번 TIY를 통해 자신이 평소엔 습관적으로 지나쳤던 감각에 접근할 수 있었는가? 거의 느끼지 못하고 지나쳤던 감각은 무엇인가? 더욱 다양한 감각 요소에 의식을 집중할수록 그것을 구별하는 힘도 커지고 신경계를 통해 피드백하는 능력도 좋아진다. 결과적으로 자극에 반응할 수 있는 가능성 또한 증진된다. "멈춰서 장미 냄새를 맡아라(Stop and smell the roses)"라는 표현은 단순한 경구가 아니다. 삶의 속도를 늦추고 그 순간에 감사하라는 의미이지만, 보다 의식을 집중하여 주변 환경과 자기 자신을 알아채는 연습을 하라는 의미이다.

인간은 외부 환경과 내부 상태를 동시에 구별할 수 있는 능력을 지니고 있다. 그러므로 집중의 범위를 확장하면 인지력을 더욱 광범위하게 적용시킬 수 있다. 이를 통해 여러 차원의 관점을 지니면서도 보다 의식적으로 선택할 수 있다.

전경, 배경, 그리고 통증

주의 집중을 조절하는 법을 배우는 일은 오래된 전통 명상과 현대의 마음챙김 테크닉 모두에서 핵심적인 요소이다. 이러한 수련법들은 최신 연구에 의해 그 효과가 입증되었으며, 통증 관리 분야에서도 중요한 역할을 한다.

통증이 심해지면 거기에 의식을 뺏길 수밖에 없다. 그러니 생각, 감정, 감각이 온통 그 통증으로 가득 차게 된다. 특히 급성 통증이 일어난 경우 이런 경향성은 더욱 심해진다. 하지만 통증이 만성적으로 변하면 그 통증에 대해 둔감해진다.

인간은 습관적으로 자신의 감각 시스템의 매우 협소한 영역만 활용하는데,

만성 통증이 이 좁은 영역을 차지하고 있으면 삶이 마치 인내력 실험장으로 변한다. 집중력을 넓히고 이동시키는 일은 현재 느껴지는 통증을 부인하거나 억누르는 방식이 아니라, 그 협소한 영역을 차지하고 있는 통증의 강도를 낮추는 데 의의가 있다.

우리는 감각을 전경 foreground, 배경 background의 층으로 구분해서 생각해볼 수 있다. 사진을 보면, 전경, 즉 앞쪽에 있는 사물은 배경에 있는 것보다 크고 밝으며 선명하다. 마찬가지로 통증이 인식의 전경을 차지하고 있으면 강도가 세진다. 감각은 배경으로 멀어지면 질적인 변화가 일어난다. 우리에게서 멀어지는 사물을 생각해보라. 거리가 멀어질수록 그 사물의 상대적 크기는 줄어들고, 색상은 옅어지며, 명료함은 줄어든다. 통증뿐만 아니라 다른 감각도 마찬가지로 주의 집중이 거기서 멀어질수록 줄어드는 경향이 있다.

단일한 감각에 의식을 집중하면 섬세하게 그것을 관찰하면서 많은 것을 구별할 수 있다. 하지만 여러 개의 감각에 집중하려고 하면 초점은 줄어들지만, 감각들 사이의 관계를 파악할 수 있다. 여기서 핵심은 집중을 이동시키는 기술이다.

OP5에서 라오 Lao의 이야기를 소개하였다. 그는 갈비뼈가 부러진 이후에 택시 운전을 하려는 순간 극심한 통증을 경험하였다. 할머니는 접촉 기법을 활용해 라오가 집중하는 위치를 변화시켰다. 그런 방식이 통증을 감소시켰을 뿐만 아니라, 움직임 범위를 확장시켰으며, 라오 스스로 무언가를 발견할 수 있는 길을 열어주었다.

이후 몇 분 동안 그녀는 날카로운 손가락 끝으로 라오의 척추를 여기저기 찌르고 가리킨 상태에서 머리를 그 지점에서부터 돌려보게 했다. 그런 다음 머리를 앞뒤, 좌우로 굽히며 몸통을 움직이는 작업도 같은 방식으로 하게 했다. "길다란 대나무 위에 놓인 접시를 떨어뜨리지 않는다는 상상을 하며 머리를 움직여라. 바로 여기

서부터!" 그러면서 마지막으로 그녀는 라오의 꼬리뼈를 손가락으로 찔렀다. 라오는 그녀가 전하는 메시지를 명확하게 깨달을 수 있었다. 이후에 라오가 다시 운전을 시작했을 때, 운전하는 행위 자체가 통증을 참는 인내심 테스트가 아닌 새로운 가능성을 찾는 과정, 즉 발목까지 이어진 몸의 연결된 부위에서부터 비롯된 움직임을 통해 머리를 굽히고 돌리는 탐험으로 변했다.

통증이나 제한 없이 움직이려면, 척추 만곡이 끊임없이 동작에 맞춰 변해야 한다. 불행히도 부상을 당한 후 회복하는 과정에서 생기는 트라우마에 의해 원래의 건강한 몸에 변형이 생기곤 한다. 그로 인해 무의식적인 움직임 패턴이 몸에 각인되어, 이전과 같은 동작을 했는데도 힘이 더 들거나 불편한 느낌이 올라오곤 한다. 이때 주의 집중 능력은 고정된 상태에서 의식적으로 편안한 상태로 이행할 수 있도록 해주는 일종의 도구이다.

움직임 패턴뿐만 아니라 습관적인 생각, 심지어 감정 상태마저도 고정될 수 있다. 다른 기술들과 마찬가지로 집중하는 능력도 증진시킬 수 있다. 자신의 움직임과 주변 환경을 더 깊게 탐구할 수 있는 방법을 찾아라. 호기심을 가지고 가벼운 마음으로, 하지만 판단은 배제하고 고통스러운 수많은 고정fixations 요소를 풀어놓은 채로 새로운 가능성에 열린 마음으로 접근하라.

집중이 인지로 확장될 때 고요하지만 몰입된 느낌을 받는다. 이 상태에서 계속 살아갈 수는 없다. 하지만 이는 모든 자기 주도적인 배움을 추구하는 이들이 탐구하는 상태이다.

• LP3. 타이밍을 변화시켜라 •

삶, 움직임, 학습에 있어 시간과 결부되지 않은 것은 없다. 그러므로 시간의 길이, 속도, 순서는 모두 학습에 중요한 영향을 미친다.

배우는 데는 시간이 필요하다. 몇 가지 사실을 익히는 데는 별로 시간이 많이 들지 않지만, 그 사실을 다른 방식에 적용하기 위해서는 오랜 시간이 걸린다. 예를 들어, 공을 앞에 둔 아이는 곧바로 차는 법을 배울 수 있다. 하지만 힘과 정확성을 가진 킥을 익히기까지는 오랜 시간이 걸린다. 더구나 공의 방향을 "베컴처럼 구부리려면" 훨씬 더 긴 시간이 걸릴 것이다.[3]

충분한 시간이 주어진다면 생각지도 못했던 수준의 이해에 도달할 수도 있다. 이러한 이치를 표현한 말이 있다. "우리는 1년 안에 달성할 수 있는 것을 과대평가하면서 10년 안에 달성할 수 있는 것을 과소평가한다."[4]

이 문구는 배움에 시간이 걸린다는 점을 강조한다. 하지만 우리가 속한 사회는 정해진 시간표 안에서 주어진 일을 제대로 해내지 못하는 사람에게 "바보", "굼벵이", "무능한 놈", "재능이 부족한 사람"이라는 낙인을 찍는다. 이 부당한 낙인은 일생 동안 이어질 수도 있으며, 자기주도적인 학습을 통해 더 나은 사람이 되는 것을 방해한다.

속도와 리듬은 타이밍Timing을 바라보는 서로 다른 두 개의 관점이다. 무언가를 할 때 우리는 각자 자신만의 속도를 지니고 있다. 호흡, 걷기, 이빨 닦기, 모두 속도가 다르다. 학습에 있어서도 자신만의 최적 속도가 존재한다. 그렇기 때문에 현대 사회에서 누군가를 "굼벵이"라며 낙인을 찍으며 비난하는 행위는 타인의 가치를 심하게 깎아내리면서 동시에 개인의 속도를 무

---

3. "베컴처럼 그것을 구부려라(Bend it like Beckham)." 이 표현은 공을 차서 예측하기 힘든 방향으로 궤적을 변화시키던 유명한 영국 축구 선수 데이빗 베컴(David Beckham)을 다룬 2002년 영국 영화에서 사용된 타이틀 문구이다.

4. 이 문구는 비즈니스와 자기계발 워크숍에서 자주 인용되는데, 마이크로소프트의 창업자인 빌게이츠가 한 것으로 알려져 있다. 하지만 우리는 정확한 출처를 확인할 수 없었다.

시하는 태도이다. 사실 속도를 낮추는 일은, 신경학적 측면에서 봐도, 인지를 계발시키는데 엄청나게 중요한 요소로 작용한다.

OP5에서 스테프_{Stef}의 이야기를 소개했다. 그녀는 발을 내디딜 때마다 척추와 골반이 미묘하게 긴장되는 것을 알아채고 움직이는 속도를 줄여야만 했다. 이렇게 속도를 늦추어 걷는 행위가 족저근막염을 스스로 치료하는 과정에서 전환점이 되었다. 구별할 수 있는 정보를 늘리고 내면에 대한 집중력을 높이려면, 속도를 늦추어야 한다. 뇌의 전전두엽_{prefrontal cortex}에서 이러한 정보를 처리하는데, 이 부위의 처리 속도는 뇌의 다른 영역에서 정보를 처리하는 것보다 속도가 느리다.

속도를 늦추다 보면 결국엔 멈추게 된다. 이 상태에서는 전전두엽의 처리 속도가 늦춰지면서 오히려 에너지가 많이 소모된다. "과거를 청산하고 새 출발하자"라는 표현이 있듯, 말 그대로 멈췄다 다시 시작하기 위해서는 중간 휴식 시간이 필요하다. 강의 중간에 칠판을 닦거나 문단 사이에 여백을 두듯, 무언가를 마치고 새로운 것을 시작하기 위해서는 간극_{gaps}을 두어야 한다. TIY 5-4에서 우리는 내부감각에 의식을 집중하면서 정신적 이미지를 활용하는 탐험을 한 후 간극을 둘 수 있게 했다.

잠시 멈춰서 아무런 이미지도 상상하지 말고 걸어본다. 이후에 다음 탐험으로 넘어간다.

여기서 멈춘다는 것은 완벽히 정지하거나, 제대로 쉬는 것을 뜻한다. 또는 중립적인 활동, 즉 특별한 의도나 집중 없이 걷는 것과 같은 행위를 하는 것도 여기에 속한다.

모든 활동은 정지할 수 있다. 하지만 느리게 해서는 안 되는 활동도 있다. 예를 들어, 나무를 베기 위해서는 모멘텀이 필요하다. 이때 도끼를 느리게 휘두르는 법을 배우거나 집중해서 느리게 반복할 수는 있다. 하지만 나무를 자를 수 있을 정도로 도끼를 휘두를 수 있으려면 일정한 수준의 힘과 모멘텀이 필요하다. 그러니 그 정도 수준의 나무 베기를 하려면 마냥 느리게 연습할 수는 없다.

학습 과정에서 빠른 리듬 또한 중요한 요소이다. "빠른 속도"를 달성하려면 의식으로 통제하는 패턴이 깨지고, 습관적인 긴장이 발생하며, 과도한 집중력이 필요하다. 심지어 그 속도 때문에 두려움이 발생하기도 한다. 진정으로 빠른 동작을 하기 위해서는 억지로 하려는 태도를 멈추고, 생각을 그치며, 단지 "그냥 하는(just do)" 상태에 도달해야 한다. 그래서 그 경지에 도달한 사람은 무언가 각성된 상태를 경험한다.

무슨 일을 하든, 학습 과정에서 좌절을 겪고 있다면 속도를 변화시켜보라. 그 속도 차이를 살피는 일은 항상 긍정적인 결과를 불러온다.

마지막으로 시간을 흐름flow으로 바라보는 방식이 있는데, 이를 학습의 시퀀스the sequence of learning라고 한다. 아리Ari의 경우, 가정교사는 그가 충분한 호기심을 가지고 질문을 던질 때까지 축구 전략을 수학 공부에 적용하기만 했다. 이게 바로 교육과 학습이 어우러지는 최적의 타이밍이다. "걷지도 못하면서 뛰지 말라(Don't run before you can walk)"는 표현과 "제때의 바늘 한 번이 아홉 바느질을 던다(A stitch in time saves nine)"는 속담은 기본적으로 시간을 시퀀스로 바라보는 관점을 잘 나타내준다. 예를 들어, 시간을 들여 동작의 형태를 잘 배운 다음 속도를 올리거나 힘을 더하면 수많은 부상을 예방하면서도 기술 숙련도를 높일 수 있다. 하지만 초보자가 볼 때는 이런 과정이 잘 받아들여지지 않을 수도 있다. 아리의 가정교사였던 세스Seth가 보여주였던 시퀀스 기법은 매우 정교하다. 이를 위해서는 그걸 적용하는 대상에 대해 많은 것을 파악하고 있어야 한다. 힘든 순간을 지나치게 빨리 접하게 하면 학습자는 포기하며, 너무 늦게 거기에 도달하면 풍부한 결과를 얻지도 못하고 중도에 "탈락"할 수도 있기 때문이다.

• LP4. 색다른 것을 도입하라 •

색다른 것을 도입하면 신경가소성을 촉진한다. 이는 "시작점" 장의 "신경가소성" 편에서 소개하였다. 최고의 교사, 트레이너, 코치는 색다름을 도입하여 학생들이나 연습생들의 주의를 끌고 집중도를 높인다. 이건 단지 트릭이 아니라 신경계를 각성시키는 요소이다. 호기심을 유발하고 뇌에 새로운 연결을 만드는 작업이기도 한다.

OP7은 베아_{Bea}의 이야기로 시작했다. 그녀는 고음이 불안한 가수였다. 그녀는 워크숍에서 보컬 훈련을 기대했는데, 갑자기 노래를 하면서 테이블을 들어 올리라는 지시를 받는다. 이런 방식은 놀라운 결과를 가져오기도 했지만, 그토록 색다른 접근법 덕분에 그녀가 이전까지 알고 있던 것과 시도했던 것을 재평가하는 계기를 마련하기도 했다.

베아와 그녀를 지켜보던 사람들은 깜짝 놀랐다. 이전과 달리 이번엔 고음부 전체가 말끔하고 선명하게 그리고 쭉 뻗어 나가는 강한 목소리로 흘러나왔기 때문이다. 무언가를 드는 동작을 했을 뿐인데 호흡과 목소리가 변한 것이다. 몸의 특정 부위에 집중하지도 않았고 호흡 메커니즘을 배우지 않았는데도 그런 현상이 일어났다.

워크숍 리더는 베아가 만났던 다른 어떤 사람보다도 노래에 대해 체계적인 관점을 지니고 있었다. 물론 색다르다고 해서 모든 것이 패러다임을 변화시키는 결과로 이어지지는 않는다. 색다르다는 것은 뭔가 새롭다는 뜻이다. 그리고 새로움은 다양한 방식으로 전해질 수 있다. 하나의 요소를 바꾸거나 위치를 변화시키는 것만으로도 충분히 새로운 경험을 창출할 수 있기 때문이다.

특정 요소 제한하기

습관적으로 하는 행동 중에서 하나의 요소만 제한해도 보다 많은 것들을 발견할 수 있다. 너무도 간단하지 않은가? 이 과정에서 뇌가 새로운 경로를 발견하게 된다. 수 세기 동안 "약시"를 지닌 아이들은 더 잘 보이는 눈을 안대로 가려서 그쪽으로 보는 것을 제한하였다. 이는 잘 안 보이는 눈과의 협응을 맞추려고 시각 시스템을 억압하는 방식이라고 할 수 있다.

TIY 4-6 "비습관적인 방식에서 단서 찾기" 편에서는 평소에 잘 쓰지 않는 손으로 가위질을 해서 종이를 자르는 연습을 했다. 이는 습관적으로 자주 쓰는 손을 제한하는 방식으로 볼 수 있다. 이런 방식으로 종이 자르는 연습을 하면, 이전에 해보지 못했던 움직임 협응 때문에 뭔가 이상하고 낯선 경험을 하게 된다. 익숙하고 효율적인 방식에 적응된 손을 제한하고 평소에 잘 안 쓰던 손으로 가위질을 하면서 의식을 집중하면 많은 것들을 파악할 수 있다.

··· 그쪽 손으로 가위질을 하며 종이를 자를 때의 느낌을 확인하라. 손으로 가위질을 하면 몸의 많은 부위가 관여한다. 팔 전체가 동원되며, 또 머리와 목이 긴장되거나 몸무게도 이동한다. 턱에 긴장이 생기며 호흡을 참는 이들도 많다. 동작을 할 때 자신의 생각과 느낌, 즉 태도까지 알아챌 정도로 깊게 몰입하면 가위를 쥔 손으로 종이를 자르는 일이 다르게 느껴진다.

다양한 환경에서 적용시키기

교육에서 중요하게 다루는 문제 중 하나는 바로 상황성이다. 이는 특정 환경에서 배운 내용이 반드시 다른 환경에도 적용되는 것은 아니라는 뜻이다. 예를 들어, 시험을 잘 보기 위해 열심히 공부했던 내용이 실제 삶에서는 물거품이 된 것 같거나, 새롭게 다시 배우고 연습해야 하는 것처럼 느껴질 때가 많다.

OP5에서 수_Sue_가 야간에 운전을 배우는 이야기를 했다. 그녀는 자전거를 탈 때, 시선을 피하고자 하는 장애물이 아니라 도로에 두어야 한다는 사실을 배웠다. 하지만 차를 운전하는 과정에서 이를 다시 익혀야만 했으며, 그 후에야 이를 일반화시킬 수 있었다.

삼촌의 말에 충격을 받은 수는 예전에 자전거 타는 법을 배웠던 때를 떠올렸다. 그때 수는 피하고자 하는 장애물이 아니라 가고 싶은 방향으로 눈을 돌려야 벽에 부딪히거나 웅덩이에 빠지지 않는다는 것을 몸으로 익혔었다. 그런데 현재 다가오는 차를 향해 운전하는, 다시 말해, 오히려 그녀가 피하기를 원하는 방향으로 운전대를 돌리는 안 좋은 습관이 되살아 나고 있다는 사실을 깨닫고는, 눈앞의 자동차가 아니라 앞쪽 도로 정중앙에 시선을 돌리려고 애썼다. 이렇게 하니 야간 운전에도 익숙해져 곧 운전면허증을 손에 쥐었다. 그녀는 사람들이 살아가는 과정에서 날아오는 공, 목표, 결승선, 상품 등에 자주 시선을 두며, 눈이 가는 방향으로 몸을 향한다는 사실을 알게 되었다. 눈은 움직임을 만드는 근육과 협응한다.

이미 익힌 내용이라도 다양한 환경에서 적용하는 경험을 해야만 한다.

TIY 1-1에서 "빨기와 삼키기 동작 다시 해보기"를 배울 때는 다양한 환경에서 변화를 주면서 해보라고 요청하지 않고, 단지 다음과 같은 말로 마무리했다.

아이가 얼마나 자주 그리고 얼마나 다양한 자세에서 빠는 동작을 연습하는지, 그리고 이를 통해 빠는 힘이 어느 정도나 강하고 효율적으로 변해가는지 한번 상상해 보라.

아이는 다양한 자세에서 음식을 섭취하며 몸 전체를 협응시키는 법을 학습한다. 복부의 움직임, 호흡, 그리고 삼키기 동작이 점점 복잡하게 결합되며, 여러 자세에서, 다양한 조합으로, 그리고 강도를 변화시키면서도 움직이는 법을 배워 나간다.

여러분이 TIY 1-1 탐험을 다시 한다면, 등을 바닥에 대고 누운 자세, 옆으로 누운 자세, 또는 배를 깔고 엎드린 자세에서 다양한 형태로 접근해 보길 권한다. 색다른 탐험 방식을 적용하면 중력과의 관계가 변화되기 때문에 이전과는 다른 근육들이 다른 강도로 활성화된다. 이 과정에서 몸과 환경과의 관계도 변하며 감각수용기가 다른 형태의 정보를 전달하게 된다. 이 책의 맨 앞부분에서 소개했던 일곱 명의 맹인과 코끼리 우화를 떠올려보라. 맹인들은 각각 코끼리의 다른 부위를 경험하였는데, 이를 통해 코끼리(세상)에 대한 각자의 이미지가 크게 변했다. 마찬가지로 세상을 경험하는 방식을 변화시키면서 충분히 여러 번 반복한다면, 신경학적인 측면에서, 새로운 감각과 생각이 자기이미지_{self-image}에 쌓이게 될 것이다.

LP5. 회복탄력성을 증가시켜라

자기 주도적인 학습이 쉬운 일은 아니다. 학습의 동기와 호기심도 필요하며 계속했을 때 합당한 보상도 뒤따라야 하기 때문이다. 배움의 과정에서 좌절을 겪은 후에는 어떻게 그것을 계속 해나갈 수 있을까? 많은 시간을 투자하고 여러 차례 다양한 방식으로 도전을 했는데도 좌절이 찾아온다면, 의식을 분산시키는 이 세상을 헤쳐나가기 위해 어떤 일을 해야만 하는가? 낮은 장애물은 통과할 수 있다지만, 엄청난 트라우마로 인해, 단지 좌절하는 정도가 아니라, 마음이 무너져 내려서 삶의 방향타를 상실한 상태라면, 그때엔 회복탄력성resilience이 필요하다.

우리가 원하는 목적지를 향해 계속 나아갈 수 있도록 회복탄력성을 키우려면 자신의 생각, 행동, 느낌을 인지하고 계발시켜야 한다. 새로운 정보를 언제 가장 잘 인지할 수 있는지 탐구하면, 그 과정을 의도적으로 복제할 수도 있기 때문이다.

호기심이나 욕구를 만족시켜주는 편안한 움직임을 탐구하는 일은 학습에 있어서 중요한 요소로 작용한다. 아이들은 끊임없이 그러한 움직임을 탐구하며, 결국 두 발로 서서 걷는 경지에 이른다. 물론 아이가 움직임 학습을 하는 방식이 이상적인 형태이기는 하지만, 누구나 반드시 그렇게 해야만 하는 것은 아니다. 인간은 다양한 방식으로 학습을 해나갈 수 있기 때문이다. 나이가 어리거나 많거나, 좌절의 경험은 학습 과정에서 엄청난 자극을 가한다. 야망, 경쟁, 충동 또한 학습을 이끄는 강력한 추동력이 될 수 있다. 때론 두려움도 학습을 자극하지만, 이 과정에서 무엇을 얻게 될지는 예측하기 어렵다.

도전 vs. 위협

도전은 흥미롭다. 약간의 새로움과 경계를 살짝 넘는 것 같은 자극, 또는 호기심을 건드리면서 자신 또는 타인과 경쟁하고 있다는 감각이 전해지면 마음이 흥분된다. 도전의 끝자락에서는 어쩌면 "투쟁-도피" 기전을 자극해 생명을 위협하는 것 같은(또는 그렇게 보이는) 상태가 찾아올 수도 있다. 기운을 북돋는 도전과 의지를 꺾는 위협의 차이는 극히 주관적이다. 다시 말해, 누군가에게 그게 도전이냐 위협이냐 하는 차이는 그가 살아온 과정과 현재의 능력이 결정한다.

OP1에서 에스텔Estelle 이야기를 했다. 그녀는 시력을 조금씩 상실해가며, 세상을 점점 자신을 위협하는 장소로 여기게 되었다.

··· 가이드의 팔을 잡는 순간 그녀의 몸은 세상을 못 본다는 두려움으로 완전히 경직되었다. 꽉 움켜쥔 손으로 가이드를 강하게 당기자, 그녀는 자신의 흉곽(가슴우리) 주변 근육이 수축되어 마치 무너질 것만 같았다. 결국 긴장된 자세에서 아무런 반응도 하지 못하고 가이드를 곤란하게 만들었다. 몸이 긴장되어 방어적으로 변하니 그녀의 사회적 관계 또한 그렇게 채색되어 갔으며, 에스텔은 점차 폐쇄적인 사람으로 변모해 갔다.

그녀는 좋아하는 활동을 친구를 통해 다시 소개받은 후엔, 자신에게 주어진 도전을 즐거운 마음으로 포용하게 되었다. 그러한 태도가 세상에 대한 그녀의 반응을 완화시키고 재조정할 수 있는 여유와 동기를 갖게 했다.

이전에 긴장되어 움직임을 방해하던 근육들도 이젠 자유롭게 반응한다. 에스텔의 안전을 위협하던 상황은 변한 게 없지만, 그것을 다루는 그녀의 능력은 변했다.

대부분의 사람들도 에스텔과 마찬가지로, 도전과 위협 사이에 있는 스펙트럼 어느 지점에서, 의식을 집중하여 무언가를 구별하고, 낯선 것을 포용하면서 시도하고 실수하는 행위를 계속해나가고 있다. 비록 외부 환경과 거기에서 오는 위협은 변하지 않았지만, 에스텔은 연극을 통해 이전보다 더 큰 회복탄성력을 가질 수 있었다.

무능력 포용하기

성장하는 과정에서 대부분의 사람들은 자신의 무지와 무능력을 남에게 들키는 불쾌한 경험을 한다. 이때는 "모르겠는데요"라는 말이 새로운 발견을 위한 초대장이 아니라 부끄러운 토로가 되곤 한다. 하지만 자신이 뭘 모르는지 아는 것은 배우는 과정에서 반드시 필요한 단계이다. 사실은 학습 사이클에서 가장 위대한 첫걸음이라고도 할 수 있는데, 자신의 무지를 포용하기 위해서는 감정적인 측면에서 회복탄력성을 지니고 있어야 하기 때문이다.

"능력을 얻는 4단계"는 단순한 학습 위계 모델이다.[5] 이 모델에서는 기술을 마스터하는 데 필요한 중요한 4단계를 제시한다.

---

5. "능력을 얻는 4단계" 모델은 여러 곳에서 확인할 수 있다. 그래서 출처를 따로 밝히지는 않았다.

1. 무의식적 무능력 단계 (Unconscious incompetence, 무엇을 모르는지 모름)

자신이 무지한 부분으로 집중력을 끌어줄 사람 또는 사물이 필요하다. 그 이후에 원하는 곳으로 나아간다.

2. 의식적 무능력 단계 (Conscious incompetence, 무엇을 모르는지 앎)

이 단계에서는 무엇을 배워야 할지 명확해지기 때문에 자세히 살펴서 새로운 기술을 습득하는 데 집중한다. 그러면서 계속 앞으로 나아간다.

3. 의식적 능력 단계 (Conscious competence, 무엇을 아는지 앎)

자신의 능력을 여러 차례 다양한 방식으로 갈고 닦아 "두 번째 본성"이 되도록 한다. 그리고 어딘가에 도달한다.

4. 무의식적 능력 단계 (Unconscious competence, 알고 있는 것을 더 이상 의식하지 않아도 됨)

습득한 능력이 의식층 아래로 잠겨들어 습관이 된다.

이 과정은 주기적(또는 나선형)으로 반복된다. 그래서 어떤 기술이 비록 4단계에 진입했다고 하더라도 다시 무의식적 무능력 단계로 넘어갈 수 있다.

기술과 지식 레벨을 높이기 위해 노력해나가는 과정에서는 인내심이 필요하다. 인내심이란 무능과 무지로 인해 좌절을 겪더라도 참아내는 능력이다. 회복탄성력을 지닌 사람은 자신의 무능을 포용할 수 있다. 그 무능이 영원히 지속되지도 않으며 명확한 경계를 지니고 있지도 않다는 사실을 알고 있기 때문이다. 이는 단순히 학습 과정에서 하나의 단계에 불과할 뿐이다.

우리는 누구나 이 4단계 과정에서 서로 다른 어느 한 부분을 밟아 나가며 기술을 발전시키고 있다. 가면 증후군(imposter syndrome, 자신이 사기꾼이고 모든 사람이 그것을 알게 될 것이라는 불안)을 앓고 있는 사람에게는 이러한 사실이 오히려 마음을 안도시키는 내용일 수 있다. 어떤 이는 상상도 못 하겠지만, 자신의 무능을 느끼는 순간 이를 흥분된 마음과 호기심을 가지고 탐구하여 새로운 영역을 발견할 수 있는 계기로 삼는 사람들도 존재한다.

• LP6. 성찰하라 •

"시작점" 장의 "신경가소성" 편에 다음과 같은 설명이 나온다.

신경가소성은 인간의 뇌가 지닌 속성이지만 그렇다고 좋은 것과 나쁜 것을 구분하는 능력은 아니다. 인간은 지나치게 집중하거나 감정적으로 고양된 상태에서도 반복적으로 멋진 동작을 할 수 있다. 하지만 이러한 행위는 삶에 부정적인 영향을 줄 수도 있다. 반면 우리가 하는 행위나 방식에 명확한 의도를 지니고 인지하면서 하면 좀 더 긍정적이고 최적화된 결과를 이끌어낼 수 있을 것이다.

이 내용을, "긍정적인 결과를 얻기 위한 최선의 방법은 성찰"이라는 형태로 다르게 표현할 수도 있다. 성찰Reflecting하는 것은 선택한 것을 폐기하거나 강화하기 위해 결과를 평가하고 취하게 해주기 때문에 매우 중요한 학습 과정이다.

여기서는 멈추는 것이 핵심이다. 행동에 박차를 가하며 학습하는 과정에서 잠시 벗어나 쉬는 것이 어려운 일은 아니다. 잠시 쉬는 것만으로도 자신이 하는 행동의 방식과 집중 정도를 인식하고 재설정할 수 있다. 좀 더 길게 쉬면 보다 광범위하게 성찰할 수 있는 시간을 가질 수 있다. 몇 시간 또는 며칠 정도 쉬면서 성찰하면 정보가 보다 깊은 시스템 레벨에서 통합될 수 있기 때문에 이 과정은 매우 중요하다.

OP3에 나오는 윌리엄william의 이야기를 통해 우리는 성찰의 순간을 겪으며 삶의 방향이 결정될 수 있다는 사실을 확인했다. 윌리엄은 반 친구들처럼 통나무 위를 서서 걸어가는 것도 힘들어하던 어린 소년이었지만 엎드린 후 엉금엉금 기어서라도 결국엔 목적지에 도달했다.

··· 마침내 통나무를 다 건넜을 때, 윌리엄은 그 누구의 눈도 쳐다보지 못하고 부끄러운 마음으로 통나무에서 일어났다.

··· 캠프의 마지막 날, 모닥불 주위에 전부 모여 앉았을 때 윌리엄에게 놀라운 일이 일어났다. 윌리엄이 가장 용기 있는 사람으로 뽑힌 것이다. 통나무를 건널 때 그가 느낀 고통과 두려움을 친구들 모두 함께 보았고, 그럼에도 불구하고 영리한 방법으로 계속 앞으로 나아간 용기를 주최측이 인정해주었던 것이다. 그날의 경험 덕분에 그는 가르치는 방법의 중요함을 깨달을 수 있었고, 그때의 깨달음이 어쩌면 자신이 가르치는 사람이 되는 선택을 하는 데에도 영향을 미쳤을 것이라고 회상했다

처음에는 부끄러움에 얼굴이 화끈거렸지만 주최측이 격려해준 것이 중요한 계기가 되어 윌리엄은 두고두고 자신의 행위를 깊게 성찰할 수 있었다. 윌리엄은 그것을 계기로 그의 직업 경로 자체가 완전히 바뀌었을 것이라고 믿고 있다.

윌리엄의 이야기를 통해 우리는 장기간에 걸친 성찰의 영향을 살펴볼 수 있었지만, 단기간의 성찰도 중요하다. 이 책의 TIY를 통해 우리는 멈춰서

성찰하라는 제안과 그 성찰을 위한 콘텐츠도 제시하였다. 다른 학습 기술과 마찬가지로 성찰 또한 반복적으로 다양하게 연습할 필요가 있다. TIY 3-1에서 "척추 움직임 탐험하기"를 배웠는데, 여기에 성찰을 위한 "씨앗"이 담겨있다.

잠시 쉬면서 현재 자세가 얼마만큼 편안해졌는지 확인해보라. 수건 위에 누워있을 때의 느낌이 완전히 변했는가?

이 문구는 행동 사이, 그리고 행동 이후에 잠시 멈추어서 "이전과 이후"의 감각을 비교해보도록 제안한다.

이러한 척추 요동 동작들을 부드럽게 할 수 있기까지는 시간이 걸린다. 그러니 하루 중 여유가 있는 시간에, 또는 한가한 요일에 호기심을 갖고 충분히 이 요동 동작들을 탐험해보라. 그러면 인간이 탄생 이전부터 지니고 있던 척추의 프라이멀 무브먼트primal movement**를 발견하는 심미적 기쁨까지 느낄 수 있을 것이다.**

성찰의 더 깊은 형태는 단순히 쉬면서 재설정하는 것이다. 이를 통해 생각을 없애고 오히려 탐험의 영향을 받은 신경계가 알아서 정보를 정리할 수 있는 여지를 준다. 또한 그 정보를 재설정하고 명확하게 해서 새로운 신경 연결을 창출할 수도 있다. 그러면 잠시 후, 몇 시간 또는 며칠 후엔 자신의 움직임이 새롭게 변했음을 자각하게 된다. 또한 편안한 가운데 변화를 살피거나, 난생처음으로 얽힌 정보나 간극 또는 방해 요소까지 알아챌 수도 있다.

질적인 차이, 효율성에 따른 차이에 의식을 집중해 알아차리는 것, 이것이야말로

학습과 운동을 구별하는 결정적인 요소이다.

성찰을 위한 마지막 "씨앗"은 특수한 형태에서 일반적인 형태로 그 범위를 넓히라는 것이다. 앞에서 배웠던 TIY 끝부분에는 대부분 조용히 내면의 감각에 집중해 본능적으로 알아채는 과정이 소개되어 있다. 이를 통해 성찰의 범위를 확장하고 그 결과를 통합시킬 수 있는 여유를 가질 수 있다.

궁극적으로, 학습한 내용을 다른 곳에 전이시키는 일은 행동, 생각, 느낌 사이의 공간에서 일어나며, 스스로를 성찰하는 시간 속에서 진행된다.

• LP7. 즐거움을 추구하라 •

마지막으로, 학습 과정에서 즐거움을 추구하는 것 또한 간과해서는 안 되는 요소다. 즐거움은 뇌에 자극을 주는 중요한 요소이다. 즐거움은 호기심과 동기를 촉발하며, 현재 하는 일을 더 쉽게 만들어 준다. 다양한 환경에서, 여러 가지 방식으로 학습하면서도 그 즐거움을 느끼지 못한다면 그 배움이 확장될 수 있을까?

다시 한번 앞부분에서 소개했던 아리$_{Ari}$와 세스$_{Seth}$의 사례를 살펴보자. 아리는 축구를 좋아했고, 그의 가정교사였던 세스는 이를 학습의 도입부로 활용했다. 축구하며 즐거움을 느낀 아리는 의식적으로 배우고 발전하는 것에 행복을 느꼈다. 그리고 일단 이미 즐거움을 느낀 상태에서 기술이 발전하자 자신감이 생겼으며, 예전엔 어렵게 느껴졌던 학교 공부에서도 새로운 전략을 적용할 수 있게 되었다.

여러분은 학습에 즐거움을 느끼고 탐구하는 아이들을 주변에서 어렵지 않게 볼 수 있을 것이다. 그런 아이들은 놀이하듯 자신이 하는 일에 몰두하며, 난이도에 상관없이 집중하며 탐구하고, 혹독하게 자신을 다그치지 않으면서 호기심이 이끄는 대로 마음을 쏟는다.

되돌아보면 우리도 아이와 같은 탐구를 했던 적이 있으며, 그때 주변에서 충고를 해주었던 사람도 존재했었다. 때로는 목표 지점이 있어도 거기에 언제 어떻게 도달할지 생각지도 않고, 심지어 그 목표를 달성하려는 마음도 없이, 즐거운 마음으로 무언가를 연습하던 때가 있었을 것이다. 특별한 충동 없이도 도전을 기꺼이 받아들이며, 편안한 마음으로 어렵지 않게 반복하며 탐구하는 일은 여전히 가능하다. 우리는 각자가 육체적 능력도 다르고, 감정이나 정신적인 측면에서 차이가 난다. 하지만 집착하지 않고 즐기면서 자신이 원하는 학습해 나갈 수 있다.

학습의 과정에서 즐거움을 추구하는 일은 가능하다. 그러니 그 즐거움이 학습의 이정표가 되게 하라.

원리를 기반으로 수련하기

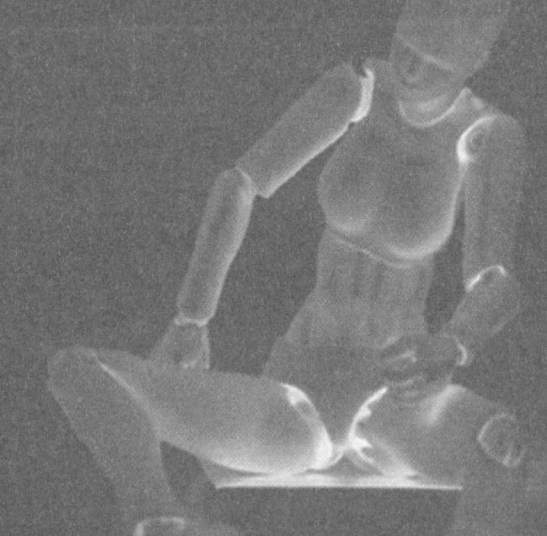

도시 시민들이 수십 년 동안 탐험하는 곳을 여행자들은 며칠 만에 여행한다는 말이 있다. 대부분의 사람들은 비슷한 방식으로 자신의 몸과 움직임을 탐구한다. 우리는 살아가는 과정에서 의사, 치료사, 교사, 강사, 코치 등과 같은 사람들이 내 몸을 탐구하게 허락하지만, 사실 나보다 더 내 몸의 전문가인 사람은 없다. 이 책에서 제시하는 원리는 자기 탐험을 하는 사람들을 위해 고안되었다. 이 책은 움직이며 살아가는 인간으로서 관심 있는 것을 탐색하고, 자신에게서 "보아야 할 것"과 스스로 "해야 할 일"을 탐색할 수 있는 원리를 제공한다. 자기 자신의 전문가가 되기를 원한다면, 여기서 제시한 원리를 시간을 두고 탐험하고, 다시 반복하라. 추천하는 내용을 읽고, 해보고, 탐색하면서 직접 실험하라.

우리는 탐험가의 이야기로 이 책을 시작했다. 원래 있던 맹인과 코끼리 우화에, 타인과는 다른 방식으로 그리고 능동적이고 적극적으로 보다 많은 것들을 탐구하던 일곱 번째 맹인을 등장시켰다.

일곱 번째 맹인을 등장시킨 이유가 다른 여섯 명의 맹인이 틀렸음을 드러내기 위함이 아니다. 집중력을 발휘해 전문적으로 한 분야를 깊게 탐구하는 이에겐 힘과 지혜가 생긴다. 각각의 맹인이 자신이 발견한 것을 이야기했을 때, 대중에게 찬사와 갈채를 받았을 것이다. 우리가 제시한 원리도 각각 단독으로 배울 수 있다. 그러니 독자들은 자신이 관심있는 원리, 보다 쉽게 이해할 수 있고 자신과 타인의 삶에 어렵지 않게 적용할 수 있는 원리를 선택할 수 있다. 여기서 제시한 원리의 다양한 측면을 깨닫기 전까지 자신의 맘에 드는 원리부터 탐구하라.

일곱 번째 맹인은 코끼리 등에 올라타려고 나무 위로 올라갔다. 다른 맹인들처럼 코끼리가 가만히 있는 상태에서, 뭔가 다른 각도에서 탐구를 해보고 싶었기 때문에 그렇게 한 것이다. 하지만 주변 사람들이 소란스럽게 논쟁하는 바람에 의도치 않게 우연히 코끼리 등으로 떨어지게 되었으며, 움직이는 코끼리를 타고 다닐 수 있었다. 결국 그의 호기심이 새로운 가능성의 문을 열어주었다.

낯선 곳에서 탐험을 시작할 때마다 새로운 가능성을 만나게 된다. 그리고 발견과 통합의 기회는 높아진다. 하지만 그 탐험이 때론 재앙으로 이어지기도 한다. 일곱 번째 맹인은 코끼리 등에서 떨어지거나, 몸부림치는 코끼리에 의해 던져질 수도 있었다. 코끼리 등 위에서 경직된 상태로 두려운 감정의 폭풍을 맞으며 아무것도 느끼지 못했을 가능성도 존재한다. 색다른 것을 시도하기 위해서는 용기가 필요한 법이다. 하지만 이 책에서 제시한 질 좋은 움직임을 탐험하고 학습 원리를 체득하는 과정은 안전한 탐험을 기본으로 한다.

코끼리의 몸을 구성하는 각각의 부분들처럼, 7가지 움직임 구조화 원리도 각각 다르게 이해될 수 있다. 이들은 전체에서 분리될 수 없는 부분을 차지한다. 균형이 좋아야 구조를 적절히 활용할 수 있고, 발달 단계가 성공적으로 통합되어야 역동적인 균형이 발생한다. 머리, 골반, 그리고 그 외 다른 인체 부위 사이의 특수한 관계가 제대로 형성되지 못하면, 발달 단계 또한 완료되지 못한다. 모든 원리는 연계되어 있기 때문이다.

펠든크라이스: 학습의 프레임워크

"시작점" 장에서 이야기 했듯, 이 책 안의 내용은 펠든크라이스 전문가를 위한 인터넷 세미나에서 처음으로 소개되었다. 비록 많은 영향을 받긴 했지만, 여기서 소개한 7가지 움직임 구조화 원리는 단지 펠든크라이스 메소드에서만 국한되지 않는다. 여기서는 모세 펠든크라이스라는 사람과 그가 창시한 메소드의 핵심적인 측면을 소개하여 우리의 관점을 명료하게 하도록 하겠다.

모세 펠든크라이스는 건강에 대해서 두 가지 형태로 정의하였다.

먼저, 그는 건강을 트라우마에서 회복할 수 있는 능력으로 보았다. 어느 정도 통제하고 살아가고 있기는 하지만, 인간은 무작위로 일어나는 사고, 예측하기 어려운 공격, 바이러스의 창궐, 주식 시장 붕괴 등과 같은 문제를 제대로 다루지는 못한다. 이런 크고 작은 사건과 그로 인한 트라우마는 모든 사람에게 언제든 일어날 수 있다. 그렇게 생긴 트라우마에 반응하여 회복할 수 있는 능력은 건강의 척도이다. 여기서 회복은 단지 원래 상태로 되돌아가는 것이 아니라, 새로운 환경에 가능한 효율적으로 적응한 후 거기에서부터 앞으로 나아가는 것을 뜻한다.

펠든크라이스가 바라본 건강의 두 번째 정의는 첫 번째와 연계되어 있다. 그는 건강을 명확히 인지했든, 그렇지 못하든, 자신의 꿈을 달성할 수 있는 능력으로 정의했다. 펠든크라이스에 따르면, 건강한 사람은 커다란 장애, 다루기 힘든 질병을 지니고 있더라도 편안한 상태에서 불만을 품고 살아가는 사람들보다 자신의 꿈을 실현하며 살아간다.

그가 말하는 건강을 달성하려면 끊임없이 학습하며 환경에 적응하는 능력이 필요하다. 펠든크라이스 메소드는 계속해서 변화하는 세상에서 삶의 회복탄성력을 획득하고 적응력을 높이기 위한 학습 프레임워크이다. 그러므로 모세와 모든 펠든크라이스 전문가들은 자신과 타인이 트라우마에서 회복하여 자립self-reliance할 수 있게 돕고, 어떤 환경에서도 자신의 꿈을 이루기 위해 의도intentions를 행동actions으로 변화시킬 수 있는 자기주도력self-direction을 갖추길 희망한다.

펠든크라이스 메소드가 전하는 메시지를 가장 단순하게 표현한다면, 집중력, 생각, 감정, 몸을 움직여서 어딘가에 "고정되지 말라"이다. 단순히 몸을 움직이는 것만으로는 부족하다. 호기심과 안목을 가지고 자신과 주변 환경의 모든 측면에서 학습하고 적응하는 능력이 필요하다.

모세는 자신이 처한 힘든 환경과 신체적 부상을 극복하는 과정에서 펠든크라이스 메소드를 개발하였다. 어린 시절에 그가 처한 환경은 혹독했다. 집단 학살의 만행이 빈번하게 일어나던 동유럽의 한 마을에서 태어난 그는 14살이 되던 해 가족을 떠나 영국령 팔레스타인으로 이주한다. 그곳은 아랍인과 유대인이 끊임없이 다투던 곳이라 생명을 지킬 수 있는 무예에 관심을 갖게 된다. 그는 주로 독학으로 공부를 하였으며, 나중에 프랑스 파리의 소르본 대학에 진학해 공학 분야에서 박사 학위를 획득하였고, 퀴리 부부의 연구소에서 엔지니어로 근무하기도 했다. 파리에 있을 때 그는 여유 시간을 활용해 유럽 최초의 유도 수련생이 되었으며, 결국 유도 사범까지 되었다. 그는 심각한 무릎 부상을 앓고 있었고 그의 부인은 선천적으로 고관절 기형을 갖고 있었는데, 2차 세계대전이 발발하자 절뚝거리는 걸음으로 함께 프랑스를 탈출하여 영국으로 건너갔다. 거기서 영국제독부를 위해 일하면서 잠수함용 수중 음파 탐지기 관련 연구를 하였으며, 1950년에 이스라엘로 돌아온다. 이스라엘에 돌아온 이후엔 일단 정부를 위한 일을 하다가, 나중에는 자기 자신을 위한 수련법을 개발하였는데, 그게 결국 펠든크라이스 메소드로 발전하였다.

그는 움직임을 통한 인지를 통해 자기패배적인 습관self-defeating habits 사이클을 끊을 수 있다면, 품위 있고 높은 가능성을 지닌 인간potent human이 될 수 있다고 믿었다. 모세는 펠든크라이스 메소드와 관련해 총 5권의 책을 썼으며, 그 책들 안에는 육체적, 감정적, 그리고 지적 가능성을 높여줄 수 있는 지혜 가득한 정보가 풍부하게 담겨있다.

모세는 추상적인 것을 구체적인 것으로 변화시키는 능력이 탁월했다. 모세와 펠덴크라이스 메소드에서 견지하고 있는 그러한 원칙은 우리가 이 책 내용을 마음에 품고 저술하는 과정에도 그대로 반영되어 있다.

추상적인 내용을 구체적인 경험으로 변화시킬 수 있는 전략은 이 책의 TIY를 통해 확인할 수 있다. 이 TIY는 움직임을 통한 인지ATM, Awareness Through Movement라고 부르는 고전적인 형태의 펠든크라이스 메소드 수업 내용을 간략하게 변형시킨 것이다. 그러므로 ATM과 TIY을 통해 여러분은 주의 집중, 분별력, 새로움, 타이밍, 변화가 가미된 반복, 다시 말해 이 책에서 언급한 모든 종류의 학습 과정을 배울 수 있다. 그리고 교사들은 학생들을 언어로 지도할 때, 그들이 스스로의 움직임을 보다 깊게 탐험할 수 있도록 도움을 줄 수 있다. 이러한 과정은 기능적 인지functional awareness 능력을 높여주며 일상 생활의 모든 측면에 적용할 수 있게 해준다. ATM 레슨은 우리가 아이였을 때 경험했던 심미적인 움직임의 즐거움을 성인이 된 후 다시 체험할 수 있게 디자인되어 있다.

뇌는 추상적인 것을 잘 처리한다. 이런 뇌의 능력을 활용해, 우리는 자신이 지닌 잠재력을 극대화시킬 수 있다. 추상적인 원리를 구체적인 체험으로 바꾸는 것, 그래서 학습과 움직임이라는 두 개의 기본 축을 융합시키는 것이 바로 펠든크라이스의 핵심이다. 이 내용을 매우 단순하게, 하지만 멋지게 표현하고 있는 문장이 있는데, 그것은 다음과 같다.

자신이 하고 있는 것을 이해할 때, 원하는 것을 할 수 있다.

다시 시작하기

우리는 이 책 서두에서 다섯 개의 질문을 던지며 탐험을 시작했다. 책을 읽는 과정에서 여러분은 답을 찾았는가? 그 답을 찾을 수 있는 책 안의 내용을 다음에 제시하도록 하겠다. 필요에 따라 활용하기를 바란다.

복부의 긴장 때문에 발성 문제가 생기곤 하는데, 어떤 과정으로 그런 일이 일어나는 걸까?

OP4의 "가역성의 허용" 장에서 우리는 메이Mei를 소개하였다. 그녀는 공공장소에서 강의할 때 가끔 목소리를 상실하곤 했는데, 동영상을 녹화하여 감각을 집중하는 훈련을 하면서 메이는 자신의 복부 긴장을 유발시키는 연쇄 반응을 발견할 수 있었다.

얼굴이 앞으로 이동하면 목과 목구멍에 긴장이 생기며 목소리도 거칠어진다는 것 또한 알게 되었다.

목을 쉬게 만들었던 불필요한 몸의 긴장을 알아채는 연습이 숙달될수록, 청중이 달라지면 복부가 긴장되는 시기가 얼마나 빨라지는지도 알게 된 것이다. 메이는 점차 청중 수가 적을 때 그들 앞에서 느끼는 불안한 마음과 복부 근육의 과도한 긴장 사이에 연결 고리가 있다는 사실을 체득하게 되었다.

가역성 탐험을 통해 그녀는 복부, 목, 가슴 근육이 불필요하게 긴장되어 호흡과 발성을 제한한다는 사실을 발견하였다. 그것들을 감지하고 수의적으로 통제하여 되돌림으로써, 메이는 목소리를 자유롭게 쓰며 자신이 좋아하는 일을 계속해 나갈 수 있었다.

성인 남자가 도끼를 들고 휘두르는 움직임과 갓난 아기가 몸을 밀고 나가는 움직임 사이에는 어떤 공통점이 있는 걸까?

OP3의 "동족 움직임" 장에는 아이가 강한 힘으로 몸을 앞으로 이동시키기 위해 쓰는 소위 개구리 뛰기 또는 토끼 뛰기 동작에 관해 소개되어 있다. 유아기에 발달한 이 동족 움직임은 성인이 되어서도 강한 힘을 낼 때 사용하는 패턴이다.

동족 움직임 패턴은 엘리트 스포츠 선수 중 빠르게 파워를 향상시키려는 이들에게 적합하다. 스키 선수나 수영 선수가 출발 지점에서 폭발적으로 나아가는 움직임, 투포환 선수가 강하게 다운스윙하는 움직임, 그리고 올림픽에서 역도 선수가 무게를 머리 위로 들어 올리는 움직임처럼 강력한 추진력을 일으킬 때에도 이 동족 움직임 패턴이 활용된다.

욕실에 있는 체중계로 골격계의 정렬을 검사할 수 있을까?

TIY 2-2에서 여러분은 "앉기에서 서기로 몸무게를 이동시키는 탐험"을 했다.

전이_{Transitions}란 근골격계의 효과적인 정렬을 테스트하는 가장 좋은 방법이다. 전이가 일어나려면 대근육과 소근육이 함께 작용하여야 한다. 그래야 손상이나 에너지 손실 없이 골격을 통해 직접적으로 힘을 효율적으로 전달시킬 수 있다.

근골격계를 이상적으로 사용한다면 이와는 다른 결과가 나올 것이다. 완전히 자신의 몸무게에 다다를 때까지 체중계의 바늘은 꾸준히 올라갈 것이며, … 대부분은 이게 불가능한 일이라고 생각할지도 모른다. 또는 이것이 단지 과장이라고 여기는 사람들도 있을 것이다. 하지만 이 움직임 기법은 여러분이 충분히 배울 수 있다.

기린이 균형을 잡는 모습을 통해 배울 수 있는 것은 무엇인가?

OP1에서 우리는 물을 마시는 기린 사진을 보여주며 몸무게를 이동시키고 균형을 잡는 것에 대해 자세히 설명하였다.

기린이 기다란 목을 굽혀 물을 마시려 하면, 중력중심이 아래쪽 그리고 꽤 앞쪽으로 이동한다. 이때엔 중력중심이 지지기반 위에 위치하기 어렵다. 그래서 기린은 앞다리를 매우 넓게 벌려 몸무게를 좀 더 뒷다리 쪽으로 이동시킨 후 코가 바닥으로 박히는 위급한 상황을 피한다.

이 책에서 우리는 동물에서 화가, 느슨한 줄 위에서 균형을 잡는 곡예사와 아이들까지, 다양한 형태의 움직임 학습 자료를 활용해 추상적인 내용을 구체적으로 전하려고 노력하였다.

이 모든 정보를 활용해 어떻게 더 잘 살아갈 수 있을까?

이에 대한 가장 단순한 대답은, 직접 해보라는 것이다. 우리는 이야기의 힘을 활용해 이 책에서 소개하는 7가지 움직임 구조화 원리를 여러분이 깊게 숙달시키고 다양하게 적용할 수 있는 방안을 알려주었다. 그리고 그 원리를 통해 놀라운 결과를 이끌어낸 사례도 제시하였다. 일곱 맹인과 코끼리 우화를 제외한 이 책에 삽입된 모든 이야기는 저자인 레슬리_{Lesley}와 줄리_{Julie}의 삶과 수련, 그리고 주변 동료들의 수련, 또는 모세 펠든크라이스의 기록물에서 가져온 것이다. 소개된 이름과 세부적인 내용은 변화시켰지만, 핵심적인 내용은 그대로이다.

이 모든 이야기에 담겨 있는 공통된 핵심 사항은 "무엇"과 "어떻게"에 집중한다는 점이다. 다시 말해, 무엇을 하고 있고, 어떻게 영향을 줄 것인가, 그리고 어떻게 변했는가가 그 핵심이다.

삶의 이야기는 주로 "왜"에 초점이 맞추어져 있다. 그래서 우리는 왜 이것을 좋아하고, 왜 그런 결정을 내렸으며, 왜 그 일을 할 수 있고 또는 할 수 없는지에 관심이 많다. 과학은 인간의 기억이 쉽게 무너지고, 습관적으로 인과율을 잘못 적용하며, 그러면서도 "왜"라는 질문을 던지며 편안하고 확실해 보이는 무언가를 찾으려는 경향이 있다는 증거를 충분히 밝혀냈다.

7개의 움직임 구조화 원리를 탐구하면, 여러분은 "왜"라는 질문을 넘어 움직임, 행동, 생각, 느낌을 자신이 "어떻게" 하는지 이해할 수 있는 기회를 얻을 수 있을 것이다.

우리는 여러분이 이 책에서 제시한 원리를 기반으로 계속 탐험하며, 자신의 가능성을 지속해서 확장하고 진화시킬 수 있기를 희망한다.

Moving from the Inside Out
인사이드 아웃

참조 문헌

Alexander, Frederick M. *The Use of Self*. London: Orion, 2001. First published 1932.

Bly, Lois. *Motor Skill Acquisition in the First Year: An Illustrated Guide to Normal Development*. San Antonio, TX: Academic Press, 1998.

Bowman, Katy. *Move Your DNA: Restore Your Health Through Natural Movement*. Carlsborg, WA: Propriometrics, 2014.

Butler, David S., and G. Lorimer Moseley. *Explain Pain*, 2nd ed. Adelaide, Australia: NOI Group, 2013.

Claxton, Guy. *Wise Up: The Challenge of Lifelong Learning*. New York: Bloomsbury, 1999.

Doidge, Norman. *The Brain That Changes Itself: Stories of Personal Triumph from the Frontiers of Brain Science*. New York: Viking, 2007.

Feldenkrais, Moshe. *The Case of Nora: Body Awareness as Healing Therapy*.

Moving from the Inside Out
인사이드 아웃

New York: Harper & Low, 1977.

--- *Awareness Through Movement: Health Exercises for Personal Growth*. San Francisco: Harper, 1990. First published 1972.

--- *The Elusive Obvious*. Cupertino, CA: Meta, 1981.

--- *The Master Moves*. Cupertino, CA: Meta, 1984.

--- *The Potent Self: A Study of Spontaneity and Compulsion*. Berkeley, CA: Frog Books/Somatic Resources, 2002. First published 1985.

Feldman Barrett, Lisa. *How Emotions Are Made: The Secret Life of the Brain*. Boston: Houghton Mifflin Harcourt, 2017.

Siegel, Daniel J. Mindsight: *Change Your Brain and Your Life*. Melbourne: Scribe, 2009.

Stukeley, William. *Memoirs of Sir Isaac Newton's Life*. 2004. First published 1972. Retrieved from The Newton Project: http://www.newtonproject.ox.ac.uk/view/texts/diplomatic/OTHE00001.

Thompson, Brad. The Breathing Book: *A Practical Guide to Natural Breathing*. Fitzroy, Australia: Red Dog, 2008.

Waitzkin, Joshua. *The Art of Learning: A Journey in the Pursuit of Excellence*. New York: Free Press, 2007.

Moving from the Inside Out
인사이드 아웃

역자 후기 1

이 책은 다음 5개의 질문을 던지면서 시작됩니다.

1. 복부의 긴장 때문에 발성 문제가 생기곤 하는데, 어떤 과정으로 그런 일이 일어나는 걸까?
2. 성인 남자가 도끼를 들고 휘두르는 움직임과 갓난아기가 몸을 밀고 나가는 움직임 사이에는 어떤 공통점이 있는 걸까?
3. 욕실에 있는 체중계로 골격계의 정렬을 검사할 수 있을까?
4. 기린이 균형을 잡는 모습을 통해 배울 수 있는 것은 무엇인가?
5. 이 모든 정보를 활용해 어떻게 더 잘 살아갈 수 있을까?

5가지 질문에서 시작해 용어를 엄밀하게 정의하는 작업을 하고, 일상에서 일어나는 비근한 움직임의 밑에 존재하는 7가지 원리를 소개하며, 그 원리를 직접 수련을 통해 체화할 수 있는 움직임 탐험(TIY, Try It Yourself, 스스로 해보기) 28개도 함께 제시합니다. 그리고 앞에서 던진 5개의 질문을 7개의 움직임 구조화 원리(7 OPs, 7 Organizing Principles)로 답을 하며 마무리하고 있습니다.

각 챕터마다 로사, 에스텔, 그레이스, 윌리엄, 리야, 지안니, 라오 등과 같이 실제 인물의 사례를 들어 원리 이해를 풍부하게 하는 게 이 책의 장점입니다. 움직임 문제를 겪고 있는 이들이 7가지 움직임 구조화 원리를 통해 회복된 이야기는 두 저자가 살아오는 과정에서 실제로 만났거나, 주변 동료들에게 들었던 내용을 상황에 맞게 편집한 것입니다.

작년(2023년) 3월에 『청소년을 위한 소마틱스』를 내고 거의 1년 만에 새

Moving from the Inside Out
인사이드 아웃

책을 번역/출간하게 되네요. 이 책은 제자 이정우와 함께 번역했습니다. 펠든크라이스 전문가이자 바디워크&소마틱스 전략교정 전문가이기도 한 정우와는 『케틀벨스윙 다이어트』, 『엔들리스 웹』 이후에 세 번째 공동 번역을 하게 되는군요. 함께 토론하며 번역하다 막힐 때, 동해안에 가서 먹었던 물회와 춘선네 곰치국은 아직도 잊혀지지 않습니다. 번역이 어느 정도 마무리되었을 때 베트남에 가서 호치민의 비 오는 공원에서 둘이 먹었던 두리안도 생각납니다. 번역보다는 주로 먹방을 찍었지만, 이 또한 마음을 새롭게 하는 번역의 연장으로 여기기로 했습니다.

내용이 실용적이라 일반인들이 소마틱스 입문서로 활용해도 좋은 책입니다. 저자들이 모두 펠든크라이스 메소드 전문가이기 때문에 펠든크라이스를 배우는 이들에게 특히 도움이 됩니다. 하지만 저자들이 소개하는 7가지 움직임 구조화 원리와 7가지 학습 과정은 몸과 마음의 건강에 관심있는 모든 이들에게 유용합니다. 요가, 필라테스, 피트니스 등 움직임과 관련된 분야에서 활동하시는 분들, 그리고 몸마음 연결성에 관심이 있는 이들에게 필독을 권합니다.

저는 이미 새로운 책 번역에 들어갔습니다. 『소마틱스, 마음을 치유하다』라는 제목으로 몇 달 안에 출간될 예정입니다. 소마틱스와 심리학의 만남을 다룬, 소마테라피(somatic therapy) 분야 입문서입니다. 이 책도 많은 관심 바랍니다.

2024년 4월 24일 수원에서
진성 최광석

Moving from the Inside Out
인사이드 아웃

역자 후기 2

처음 소마틱스 분야를 접하게 된 것은 2011년 가을이었습니다. 그때 케틀벨 관련 워크숍에 참여하게 되었는데, 외국인 강사가 펠든크라이스 박사의 말을 인용한 것을 보고 찾아본 게 첫 인연이 되었죠. 이후 바디워크와 소마틱스 분야를 본격적으로 공부하고 고객도 케어하면서, 15년 가까이 이 길을 걸어오고 있습니다. 또 지난 2018년부터 2022년 사이엔 펠든크라이스 길드 전문가 과정도 이수하였고, 현재는 정식 펠든크라이스 프랙티셔너의 일원으로도 활동하고 있습니다.

펠든크라이스 길드 수업 방식은 원래 개념 하나 하나를 자세히 설명하거나 직접 가르쳐주지 않는 것으로 유명합니다. 선생님은 학생들에게 간접적으로 많은 질문을 던지고 움직임을 통한 인지(ATM, Awareness Through Movement)라는 수행 과제를 통해 감각적으로 움직임을 체득하도록 유도합니다. 이런 수업 방식이 처음에는 여러 부작용을 일으켰지만, 매해 과정이 진행되면서 오히려 장점으로 작용하기 시작했습니다. 학생으로 하여금 더 많은 생각과 능동성을 이끌어낼 수 있기 때문이죠.

이런 이야기를 먼저 하는 이유는, 이 책의 공동 저자인 레슬리 멕레넌과 줄리 펙 모두 오랜 경력의 펠든크라이스 길드 전문가이며, 두 명의 전문가가 공동 작업한 작품인 만큼 그들의 어조와 문체가 펠든크라이스 수업 느낌과 상당히 닮아 있다는 생각이 들었기 때문입니다. 책에 담긴 여러 사례와, 질문, 그리고 수행 과제들을 통해 독자들은 많은 생각을 하게 되고 배움에 있어 능동성을 발휘할 수 있을 것입니다.

이 책에서 가장 중요한 부분은 "움직임 구조화 원리"입니다. 저도 펠든크라이스 전문가 과정을 들을 때, 선생님들이 이 구조화란 단어를 자주 언급하셨는데, 그걸 이해하느라 상당한 어려움을 겪었습니다. 움직임 구조화란 무엇일까요? 얼핏 이해는 되지만 막상 정의를 내리자면 머뭇거리게 되는

Moving from the Inside Out
인사이드 아웃

방대한 주제입니다. 이런 방대한 주제를 7가지 카테고리로 정리하고 원리로 제시했다는 점에서, 전 이 책이 지닌 소마틱스적 가치를 매우 높게 평가합니다. 더욱이 저자가 책 초반에 제시한 움직임 구조화 원리의 세 가지 기준은 움직임 전문가라면 늘 머릿속에 두고 되새겨 볼 필요가 있습니다. 그 세 가지 기준은 다음과 같습니다.

1) 그 움직임이 효과적effective인가? 자신의 의도intentions와 부합되는가?
2) 그 움직임이 효율적efficient인가? 자신의 신체 구조와 현재 능력을 최적으로 활용하는 움직임인가?
3) 그 움직임이 지적, 감정적, 신체적, 그리고 영적으로 지속 가능하면서 수행할 수 있는 것인가?

이 책에는 각 챕터마다 주제에 맞는 움직임을 스스로 감지하고 인지할 수 있도록 움직임 탐험(TIY, Try It Yourself, 스스로 해보기)이라는 실천 과제가 있다는 점에도 주목할 필요가 있습니다. 펠든크라이스 기법 중 ATM과 비슷한 방식인데, TIY는 좀 더 단순하고 감각적으로 움직임을 체험해볼 수 있다는 점에서 초보자도 활용 가능합니다. 소마틱스를 전혀 알지 못하는 제 고객들에게도 부담 없이 제공할 수 있는 좋은 프로그램인 것 같습니다. 그렇기 때문에 움직임에 관심이 있는 분이라면 영역 불문하고 필독을 권합니다. 소마틱스의 새로운 경험을 하실 수 있을 겁니다.

이 책은 저의 스승이신 최광석 선생님과 함께 번역하였습니다. 개인적으로 펠든크라이스 전문가 과정에 참여하며 배웠던 내용을 정리한다는 마음가짐으로 번역에 임했죠. 하지만, 『엔들리스 웹』 이후 오랜만에 다시 시작한 번역이다 보니 시간을 내서 뭘 한다는 게 그리 녹록치 않았습니다. 결국 틈날 때마다 일을 잠시 쉬고 선생님과 함께 공기 좋은 곳으로 떠나 며칠씩 유랑하며 조금씩 진도를 나가다, 베트남 여행까지 하며, 결국 번역 완료 지점

Moving from the Inside Out
인사이드 아웃

에 이르게 되었습니다. 팔도를 유랑하며 먹었던 고단백의 식사보다, 베트남에서 느닷없이 쏟아지는 비를 피하며 먹었던 눈물 젖은(?) 두리안의 쿰쿰하고 달달한 맛이 개인적으로는 아직도 뇌리에 선합니다.

다시 이런 기회가 올 지는 모르겠으나, 이번 기회를 자양분 삼아 새로운 책으로 다시 찾아 뵙도록 노력하겠습니다.

2024년 4월 24일
서울 홍대 소마앤바디(힘의집) 센터에서

이정우

역자 후기

Moving from the Inside Out
인사이드 아웃

저자 소개

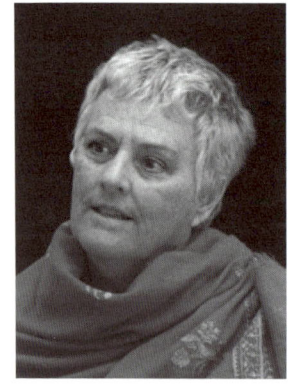

레슬리 멕레넌 LESLEY MCLENNAN

1983년 런던에서 마임을 배우고 공연하고 있던 레슬리는 매우 난이도가 높은 동작을 완성시키기 위해 고군분투 중이었다. 그녀가 지닌 문제는 모니카 빠뉴 Monika Pagneux 라는 아담하고 호기심 많은 여성이 진행하는 수업에 참가한 후에야 해결될 수 있었다. 레슬리는 모니카가 지도하는 방식에 따라 작은 고무공을 몇 분간 한 발로 굴리고나서 다시 자신의 균형 감각을 체크해본 후 정말 깜짝 놀랐다. 짧은 시간 별로 어렵지도 않은 동작 탐험을 했을 뿐인데 균형 감각이라는 복잡한 문제가 쉽게 해결되었기 때문이다. 게다가 몸을 구부려 발가락 닿기를 해보니, 공 굴리기를 했던 쪽은 손바닥이 바닥에 완전히 닿았지만, "탐험을 하지 않은 쪽"은 겨우 손가락 끝만 바닥에 닿았던 것이다. 한쪽 발바닥으로 공을 겨우 2분 정도만 굴렸는데 어떻게 균형이 좋아지고, 근육의 길이가 늘어나며, 유연성이 개선될 수 있었을까? 레슬리는 이 놀라운 탐험이 전하는 지혜에 매료되어 그날 오후를 몰입하며 보냈다. 이를 통해 그녀는 인간의 몸에 대해 완전히 다른 방식으로 이해할 수 있고, 인간 존재가 지닌 잠재성에 대해서도 다른 각도에서 바라볼 수 있다는 사실을 알게 되었다.

모니카는 펠든크라이스 메소드에서 영감을 받았는데, 레슬리 또한 그러했다. 레슬리는 펠든크라이스 전문가 과정을 이수한 뒤 파트타임 강사로 일했다. 이후 누구나 그렇듯, 그녀 또한 다른 분야에 뛰어들어 삶의 소용돌이를 겪으며 경험을 쌓았다. 다른 영역에서 오랫동안 여러 가지 일을 하고 나서 다시 펠든크라이스 수련으로 돌아온 그녀는 모니카와는 매우 다른 성향을 지녔지만 지식과 숙련도에 있어 충분히 뛰어난 펠든크라이스 티쳐를 만나서 많은 배움을 얻게 된다.

Moving from the Inside Out
인사이드 아웃

줄리 펙 JULIE PECK

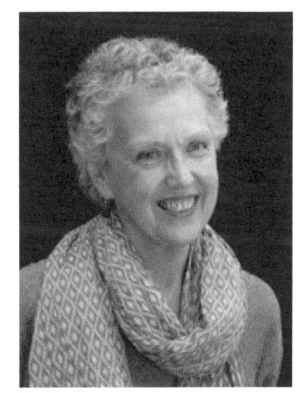

줄리는 물리치료사로 일하다 펠든크라이스 메소드에 호기심을 가지고 트레이닝을 하였으며, 이를 계기로 그녀의 전문 분야와 인생의 방향 모두가 바뀌었다. 이 책은 줄리 자신이 신체적인 문제를 극복하기 위해 했던 움직임 탐험, 개인 수련, 대중에게 했던 교육, 관련 자료 학습, 동료와의 대화, 그리고 오랫동안 생각하며 행동하고, 광범위하게 독서를 하면서 깊게 성찰한 시간과 노력의 산물이다. 그녀는 어른과 아이뿐만 아니라 재능이 뛰어난 사람들과 매우 심각한 장애를 지닌 사람들에게도 펠든크라이스 메소드를 가르쳤다. 그 과정에서 점차 다양한 치료 사례가 늘어나게 되면서, 자신의 경험을 토대로 좀 더 교육적으로 의미 있는 내용을 추출하여 정리하게 되었다. 그녀가 평생을 바쳐 탐구하고 발견한 움직임 구조화 원리가 이 책 안에 담겨 있다. 여기에는, "모든 아이들은 성장하면서 움직임 잠재력이 드러나야만 하고, 이성이 있는 성인은 아이 때 발전시켰던 움직임 원리를 활용해 자신의 잠재력을 확장시킬 수 있다"는 내용이 담겨있다.

이 책은 협력의 결과물이다. 레슬리는 줄리가 가르치는 모습을 보고 인간의 움직임 패턴 밑바탕에 흐르는 단일한 원리를 발견하였다. 그리고 줄리는 레슬리가 지니고 있는 호기심과 참신한 사고 능력을 신뢰하였다. 하지만, 이 둘의 목소리와 생각을 분리시키면 독자에게 혼란을 주어 이 책의 가치를 떨어뜨릴 우려가 있기 때문에, 책 안에서는 줄리와 레슬리를 "우리"로 표현하였다.

엡사 APSSA

APSSA, Analysis of Postural Somatotype and Strategic Adjustment

자세-체형 분석과 전략교정

* 엡사 소개

소마틱스와 바디워크 이론&실습에 기반한 통합 전략교정 강좌

* 강의 공지

강의 "날짜/시간/비용/대상/장소" 등과 관련된 자세한 정보는 강사(최광석)가 운영하는 블로그(https://blog.naver.com/claozi13), 소마코칭 강의 링크사이트(https://litt.ly/somacoaching), 그리고 인스타그램(https://www.instagram.com/claozi)을 통해 공지합니다.

엡사 커리큘럼

(* 다음 커리큘럼은 수강생과 강의 진행과정에 따라 가감이 있을 수 있습니다)

1/2주차 (Basic, 개론, 견갑대, 목)

이론

- 바디워크와 소마틱스 역사, 움직임 중심으로 교정 바라보기
- 전략교정 기초 개념(바디, 소마, 고정, SMA, DMP, ART, 보상, 적응, 항중력 스프링 메커니즘, 세션과 레시피 전략, 구조통합과 기능통합)
- 수정된 일반 자세모델(M-GPM, 구조, 기능, 자세, 구조의 과정/과거/대과거 요인, 소마의 시간성/공간성/주도성, 소마고정/소마편향/소마위축, 빨간등반사/초록등반사/트라우마반사/다크바이스)
- 감지와 감각, 인식과 인지, 고유수용감각 분석
- 펜디큘레이션, 연동(구동, 확산, 추동)
- 견갑대분석(AT/AS, PT/PS, SC/ST/AC/GH 관절의 가동성과 안전성)
- Arm Line 분석(근막, 스테이션과 트랙, Fascia Bias와 Bony Bias)
- 전방머리증후군(FHS), 흉곽출구증후군, 후두하부와 미주신경, 흉곽붕괴와 호흡성알칼리증, 교차증후군

엡사 APSSA

APSSA, Analysis of Postural Somatotype and Strategic Adjustment

자세-체형 분석과 전략교정

실습

1) 목 플랫폼 확보 전략(Touch Work for Suboccipital Release, 1st Rib-Ring Horizontalization, Scalene Space and Acromion Touch, CST of Head Traction and CV4)
2) 견갑대 AT/AS 교정 전략(MFR for Levator Scapular, Upper Trapezius and Subscapularis, Septum Division, Arm Traction and Hand Open)
3) 전방머리증후군 교정 전략(Cervical Balance, MMS for mid-cervical region, TM jt. Balance, SCM septum, MET for Suboccipital Area, Occulo-motor Reflex)
4) 11동작 기본 소마 연동시퀀스, 팬디큘레이션 실습, 눈자각 실습

3/4/5주차(Intermediate, 골반대, 척추, 호흡)

이론

- 일반자세모델(CCP, Common Compensatory Pattern), L/R/L/R Fascial Rotation, Cranio-sacral Tilt 가설, Vestibular Dominant/Cranial Dominant
- 골반대(AT/PT, AS/PS, LS/RS), LLD와 Pelvic Obliquity 분석, 3차원 공간에서 Line-Model 분석(SFL/SBL, LLL/RLL, LSL/RSL), IP-Complex와 Mid-Line Monitoring 근육(LD, SCM, Scalene)
- 6가지 체형론: 배엽분화, 두개천골, Sultan's IN/EX typology, Flury's 4-type, Tonic/Phasic Typology, Flexor/Extensor & Neuro-Biological Body Type of Robert Schleip)
- 이족직립보행(호미니드와 진화 과정에서 중요한 자세 요소), 발달 움직임패턴 기본(척추, 동족, 동측, 대측 움직임패턴),
- 척추 분석(천골 토션 분석, Fixation 분석, Coupling Motion 분석)

엡사 APSSA

APSSA, Analysis of Postural Somatotype and Strategic Adjustment

자세-체형 분석과 전략교정

- 호흡 분석(Basket Handle Motion, Pump Handle Motion, 호흡성 알칼리증)

실습

1) 천골수평화 전략(Piriformis, ST-ligament, QL, IL-ligament, Tendon of Hamstring, MET for Sacrum)
2) 골반 교정 전략(Achilles' Tendon, Retinaculum, Psoas, TFL, QL)
3) 척추 교정 전략(L5 PLI/PRS, Lumbar Targeting through QL & Psoas, MET for Sacral torsion)
4) 상호침투, 요동, 차별화(움직임 가운데 움직임 인지) 기법 체화를 위한 소마틱스 실습
5) 척추파동(골반기저부 수축을 통한 심층 파동) 기법 체화를 위한 소마 레이어링 전략
6) 보행을 위한 6가지 움직임 분석과 실습(리칭, 진자, 스크류, 토네이도, 락킹, 워킹)
7) 호흡을 개선시키는 바디워크 테크닉과 흉곽탄성 호흡교정 전략
8) 복부중심 호흡, 흉곽중심 호흡, 펌핑호흡, 파동호흡을 통한 호흡 자기교정 전략.

6주차(Advanced, 전체 복습과 전략교정 실습)

- 1~5주 동안 배운 내용에 대한 총복습, 소마코칭 기반의 전략교정론 소개, 질의&응답
- 1~5주 동안 배운 내용을 기반으로 파트너의 자세와 체형을 분석하고 30분짜리 구조통합 세션을 한 후 기능통합으로 피드백
(* 엡사 정규 6주 과정이 끝난 이후에도 이수생 대상으로 실습 워크숍이 수시로 열릴 수 있습니다.)

역자 프로필

최광석

연세대학교에서 재활학(물리치료 전공)을, 서울디지털대학에서 경영학과 중국학을 배웠다. 2002년부터 물리치료사로 병원에서 근무한 후 독립하였고, 2010년까지 서울 성북구에서 카이로프랙틱&바디워크 교정센터를 운영하였다.

2006년부터는 강사로 활동하며 KS바디워크소마틱스연구소(현, 소마코칭연구소)를 설립해 근육학, 운동학, 생체역학, 근막이완요법, 두개천골요법, 테이핑요법 등을 가르쳤다. 2017년부터는 소마코칭(연구소, 스튜디오, 출판사)을 설립하여 소마틱스, 바디워크, 명상, 건강 관련 콘텐츠를 생산하고 대중과 전문가 대상으로 교육하고 있다. 현재는 선앤숨에너지명상 수련을 하며, 주로 전략교정 강좌(APSSA, 자세체형 분석과 전략교정)와 소마틱스 워크숍을 진행하고, 수원에서 번역과 집필에 매진하고 있다. 또한 온라인 강의도 제작해서 강의 플랫폼에 올리고 있다.

SNS & Web & E-mail
인스타그램 : instagram.com/claozi
유튜브 : youtube.com/@somacoaching
온라인&오프라인 강의 링크 사이트 : litt.ly/somacoaching
소마코칭 블로그 : blog.naver.com/claozi13
소마코칭 카페 : cafe.naver.com/bodywork
이메일 : claozi13@naver.com

역저
『소마틱스』, 『소마지성을 깨워라』, 『코어인지』, 『15분 소마운동』, 『케틀벨스윙 다이어트』(공역), 『엔들리스 웹』(공역), 『근육재훈련요법』(공역), 『감정해부학』(공역), 『앉기서기걷기』(공역), 『바디마인드센터링 입문』, 『펠덴크라이스의 ATM』, 『근막이완요법』, 『청소년을 위한 소마틱스』

저술
『선앤숨: 바른숨을 통한 에너지명상』(공저)

역자 프로필

이정우

인하대학교에서 인문학(독일어문학)과 법학을 전공하였는데, 학업시절 약해진 몸과 마음의 건강을 다잡고자 움직임의 세계를 탐구하게 되었다. 2010년부터 소마코칭연구소에서 최광석 선생님으로부터 인체의 움직임, 바른 자세와 체형, 그리고 전략교정과 관련한 여러 이론과 테크닉들을 사사 받으면서 본격적으로 임상 활동을 시작하였다. 지난 15년 동안 바디워크와 소마틱스 분야의 다양한 전문가들과 소통해 왔으며, 여러 유형의 고객을 만나며 임상 경험을 쌓았다.

번역을 통해 움직임 분야를 좀 더 깊게 공부하고 싶어서, 2014년엔 『케틀벨스윙다이어트』, 2015년엔 『엔들리스웹』을 번역하였다. 2018년부터 2022년 사이엔 한국펠든크라이스® 길드 전문가 과정을 이수하였으며, 소마코칭연구소 수석 연구원, 한국펠든크라이스길드 이사, 소마앤바디 이사, 더원운동과학센터 바디워크 실장으로 활동하고 있다. 현재는 선앤숨에너지명상을 꾸준히 수련하며 몸과 마음을 다스리면서 소마틱스, 바디워크, 명상 관련 컨텐츠를 기획/제작하고 있다.

Web & E-mail
한국펠든크라이스®: koreanfeldenkrias.modoo.at
소마앤바디: somaandbody.com
이메일: jklsoma@naver.com

역저
『케틀벨스윙 다이어트』(공역), 『엔들리스 웹』(공역)

**펠든크라이스 기반의
인사이드 아웃**
Moving from the Inside Out

초판 1쇄 2024년 5월 31일
초판 발행 2024년 5월 31일
지은이 : **레슬리 맥레넌&줄리 펙**
옮긴이 : **최광석&이정우**
교정&교열 : **박제인**
디자인 : **권정열**
인쇄 : **북크림**
펴낸곳 : **소마코칭출판사**
출판등록 : **2017년 3월 15일 / 제 2021-000018호**
주소 : **경기도 수원시 장안구 파장천로 54 금강빌딩 3층**
전화 **010-9686-4896** / 메일 **claozi13@naver.com** / 홈페이지 **somacoaching.kr**

ISBN 979-11-966815-9-3